人体解剖学导学

主编◎黄耀平　张俊峰　郝丽亚

郑州大学出版社

图书在版编目(CIP)数据

人体解剖学导学 / 黄耀平，张俊峰，郝丽亚主编. — 郑州：郑州大学出版社，2021. 3(2024.7 重印)

ISBN 978-7-5645-7698-1

Ⅰ. ①人…　Ⅱ. ①黄…②张…③郝…　Ⅲ. ①人体解剖学 - 教材
Ⅳ. ①R322

中国版本图书馆 CIP 数据核字(2020)第 272609 号

人体解剖学导学

RENTI JIEPOUXUE DAOXUE

策划编辑	李龙传　陈文静		封面设计	曾耀东
责任编辑	陈文静		版式设计	曾耀东
责任校对	张彦勤		责任监制	李瑞卿

出版发行	郑州大学出版社		地　址	郑州市大学路 40 号(450052)
出版人	孙保营		网　址	http://www.zzup.cn
经　销	全国新华书店		发行电话	0371-66966070
印　刷	郑州宁昌印务有限公司			
开　本	850 mm×1 168 mm　1 / 16			
印　张	14.75		字　数	359 千字
版　次	2021 年 3 月第 1 版		印　次	2024 年 7 月第 2 次印刷

书　号	ISBN 978-7-5645-7698-1		定　价	39.00 元

作者名单

主 审　郑新华　白现广

主 编　黄耀平　张俊峰　郝丽亚

副主编　（按姓氏笔画排序）

　　　　王中林　王文哲　刘光甫　高红艳

编 委　（按姓氏笔画排序）

　　　　王中林　王文哲　刘光甫　张俊峰

　　　　郝丽亚　高红艳　黄耀平

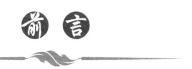

前　言

　　根据国家教育部、卫生健康委员会高等教育改革精神,结合我校新人才的培养方案、教学大纲和教学计划的贯彻落实,我们组织基础医学系专业教师编写本教材。本教材充分考虑医学本、专科相关专业的年龄层次、认知基础和心理特点,结合近年来医师资格、护士资格及专升本考试实际,内容选择上突出针对性和实用性;文字描述上力求简明扼要、通俗易懂。

　　为帮助使用者学习、理解、掌握教材的基本内容,达到教学目标的要求,本教材的编写设置了内容简要、学习指导(或目标)、临床应用、自我测试和参考答案等内容。内容简要部分将教材中的重点、难点内容进行了归纳、总结;学习指导部分按章节内容的特点介绍学习方法,并以简明的语言和实例阐释教材中的重点、难点;临床应用部分针对教材内容中与医疗、护理和人群保健密切相关的知识,阐述其应用,供使用者阅读、参考;测试题主要有名词解释、填空题、选择题、问答题等题型,帮助大家复习、巩固相关医学知识,各种题型均附有参考答案。

　　由于编写时间仓促,书中疏漏之处在所难免,敬请使用者多提意见与建议。

编　者

目 录

第一篇　系统解剖学

第二篇　组织学与胚胎学

第一篇　系统解剖学

绪　论

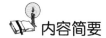内容简要

(一)解剖学及组织胚胎学的定义

解剖学:是研究正常人体形态结构的科学。

组织学:是研究正常人体细胞、组织、器官微细结构的科学。

胚胎学:是研究人体在发生、发育过程中,形态结构变化规律的科学。

(二)人体的组成

细胞→组织→器官→系统

内脏:消化、呼吸、泌尿和生殖系统的大部分器官都位于体腔内,并借一定的孔裂与外界相通。

(三)解剖学常用方位术语

解剖学姿势:身体直立,两眼平视,上肢下垂,下肢并拢,手掌、足尖向前。

方位术语:上和下、前和后、内侧和外侧、内和外、浅和深、近侧和远侧。

轴和面:垂直轴、矢状轴、冠状轴;矢状面、冠状面、水平面。

学习指导

(一)学习方法

本章基本概念和名词较多,加之同学们初次接触,理解起来较为困难。学习时对一些基本要领和基础知识可采用机械记忆方法,反复背诵,直到能熟练说出一些重要概念和内容,如人体分部、人体形态结构常用术语、细胞、组织、器官、系统等。还可结合活体,在理解的基础上达到熟练记忆。

(二)学习目标

在了解正常人体解剖结构研究对象、内容、目的和学习方法的基础上,重点掌握人体的组成、分部和人体形态结构的常用术语;细胞、器官、系统、内脏的概念。

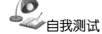自我测试

一、名词解释

1. 细胞　2. 组织　3. 器官　4. 系统　5. 内脏　6. 人体解剖学姿势　7. 矢状轴
8. 矢状面

二、填空题

1. 人体由_____、_____、_____和_____构成。

2. 人体分_____、_____、_____、_____、_____、_____、_____
__、_____和_____九大系统。

3. _____、_____、_____和_____系统的大部分器官都位于体腔内,并
借一定的孔裂与外界相通,故又称内脏。

4. 按照人体的形态,可将人体分为_____、_____、_____和_____四
部分。

三、单项选择题

1. 以解剖学姿势为准,近头者为

A. 上　　　　　　　　B. 下　　　　　　　　C. 近侧

D. 远侧　　　　　　　E. 内侧

2. 四肢近躯干者称为

A. 内侧　　　　　　　B. 外　　　　　　　　C. 近侧

D. 远侧　　　　　　　E. 上

3. 下列**不属于**内脏的是

A. 心　　　　　　　　B. 肾　　　　　　　　C. 肺

D. 子宫　　　　　　　E. 胃

四、简答题

1. 举例说明人体常用的轴有哪些。

2. 简述人体的分部。

参考答案

一、名词解释

1. 细胞:细胞是构成人体最基本的结构和功能单位。

2. 组织:是许多形态结构相似、功能相近的细胞借细胞间质结合在一起构成的细
胞群体。

3. 器官:几种不同的组织构成的具有一定形态、能完成一定功能的结构叫器官。

4. 系统:形态不同、共同完成一种连续功能的器官组合,称系统。

5. 内脏:消化、呼吸、泌尿和生殖系统的大部分器官都位于体腔内,并借一定的孔
裂与外界相通。

6.人体解剖学姿势:身体直立,两眼平视,上肢下垂,下肢并拢,手掌、足尖向前。

7.矢状轴:为前、后方向的水平线,与人体长轴垂直。

8.矢状面:指沿前、后方向将人体分为左、右两部分的纵切面。

二、填空题

1.细胞、组织、器官、系统

2.运动系统、消化系统、呼吸系统、泌尿系统、生殖系统、脉管系统、感觉器、神经系统、内分泌系统

3.消化、呼吸、泌尿、生殖

4.头、颈、躯干、四肢

三、单项选择题

1.A　2.C　3.A

四、简答题

1.人体常用的轴有冠状轴、矢状轴和垂直轴。人体的关节有规律地沿一定的轴进行运动,完成各种活动。如肘关节沿冠状轴做屈、伸运动,肩关节沿矢状轴做内收和外展运动等。

2.按照人体的形态,可将人体分为头、颈、躯干和四肢。头的前面称面;颈的后面称项;躯干的前面分为胸部、腹部和盆部,躯干的后面分为背和腰,躯干的下部分为会阴;四肢分为上肢和下肢,上肢分为肩、臂、前臂和手,下肢分为臀、股、小腿和足。

第一章
运动系统

第一节　骨

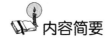内容简要

（一）骨的形态和分类

$\begin{cases} 长骨：长管状，分一体两端，常见于四肢骨 \\ 短骨：立方状，如跗骨和腕骨 \\ 扁骨：板状，构成体腔的壁，如颅盖骨、胸骨、肋骨 \\ 不规则骨：形态不规则，有的有含气空腔，如上颌骨 \end{cases}$

（二）骨的构造

$\begin{cases} 骨膜：致密结缔组织，对骨有营养、生长和修复作用 \\ 骨质 \begin{cases} 骨密质：分布于骨的表层，骨干处较厚 \\ 骨松质：分布于骨的内部，呈海绵状 \end{cases} \\ 骨髓 \begin{cases} 红骨髓：具有造血功能，髂骨、胸骨、椎骨等不规则骨及长骨骨骺，\\ \qquad\qquad 终生保留红骨髓 \\ 黄骨髓：无造血功能，但有造血潜能，6岁开始骨髓腔内的红骨髓 \\ \qquad\qquad 逐渐变成黄骨髓 \end{cases} \end{cases}$

（三）躯干骨的重要骨性标志

1. **颈静脉切迹**　在胸骨柄上缘，左、右锁骨内侧端之间，与第2胸椎体下缘线平齐。

2. **胸骨角**　是胸骨柄与胸骨体相连结处微向前凸的角，两侧连接第2肋软骨，是计数肋骨的重要标志，与第4胸椎体下缘齐平。

3. **肋弓**　由第8~10肋软骨依次连于上位肋软骨，形成左右肋弓，是临床上腹部触诊的重要标志。

4. **骶管裂孔**　在骶骨背面正中的下端，左右两骶角之间，为骶管向下的开口，平齐脊髓硬膜外腔的终点，是临床麻醉的部位之一。

5. **第7颈椎棘突**　头向前屈时，在项下部正中最突出处，可作为确定椎骨棘突序

数的标志。

（四）上肢骨的重要骨性标志

1. 肩峰　在肩部的最高点,是测量上肢长度的定点。

2. 肩胛下角　对应第7肋或第7肋间隙,是确定肋骨序数的标志。

3. 肱骨下端　肱骨下端的内上髁、外上髁与尺骨上端的鹰嘴,三者在伸肘时同在一直线上,而屈肘时三者连线成等腰三角形。肘关节脱位时,三点的位置关系便发生改变。

4. 尺、桡骨茎突　在腕部内、外侧。桡骨茎突较尺骨茎突低 1 ~ 1.5 cm。

（五）下肢骨的重要骨性标志

1. 髂嵴　是髂骨的游离缘,其前、后端有髂前上棘和髂后上棘,是骨盆测量的标志。髂骨最高处向后平对第4腰椎棘突。

2. 坐骨结节和股骨大转子　两者做测量骨盆之用,两者连线中点为坐骨神经经过的位置。

3. 腓骨头　在小腿上端的外侧,稍下方有腓总神经通过。

（六）颅骨的重要骨性标志

1. 颞骨乳突　在耳郭后方,内有乳突小房。

2. 颧弓　由颧骨颞突与颞骨颧突结合而成。在弓的上缘线后端即耳郭前方可触及颞浅动脉的搏动。颧弓中点上方约 4 cm 为翼点,相当于脑膜中动脉经过之处。颧弓的下方一横指处,腮腺导管横过咬肌表面。

学习指导

全身有 206 块骨,借骨连结形成骨骼。学习中有大量的新知识、新名词出现,尤其是骨性标志多,需要理解、记忆,为此必须掌握一定的学习方法。

1. 文、图、标本三对照　依据教材,参照图谱,寻找相应标本。

2. 活体、临床相结合　在辨认标本的基础上,充分利用活体的资源优势,在自己身上或同学之间相互指认骨的位置,寻找和触摸与临床有关的骨性标志,说出其名称及意义,可增强学习兴趣,将知识学活,达到学以致用的目的。

3. 寻找规律,加深理解

（1）分析掌握命名规律:一般骨学名词由两部分组成,前部多为骨的名称,后部多为骨学术语。因此,同一骨上的骨学名词,前部大多相同,如椎骨上有椎体、椎弓、椎孔、椎管等;不同骨上同类结构,其骨学名词后部相同,如胫骨粗隆、三角肌粗隆等。学习中应注意分析骨学名词的组成特点,掌握命名原则,以利于骨学名词的理解记忆。

（2）归类排列有关名词:运用联想方法记忆,四肢骨上有些名词,是由一些基本名词派生出来的,抓住基本名词,然后将有关名词分类,可帮助记忆。如股骨下端的内、外侧髁,内、外上髁,髁间窝及髋骨上的髂嵴、髂前上棘、髂后上棘与髂结节等。

4. 依据教材,认真辨认各骨结构　注意教材中的描述方法,如在顺序上,通常由大到小,由上到下,由前到后。在描述某一部分结构时,往往以某一点为中心加以说明,如面颅各骨,是以上颌骨为中心,描述其周围面颅骨的名称和位置,学习时,一定要认真对照标本,辨认主要结构,注意训练自己对方位术语的反应能力。

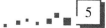

笔记栏

 自我测试

一、名词解释

1. 板障　2. 骺线　3. 椎间孔　4. 骶角　5. 翼点　6. 外科颈　7. 髋臼　8. 胸骨角

9. 骨髓　10. 椎管

二、填空题

1. 运动系统由_____、_____和_____三部分组成。

2. 根据骨的基本形态将其分为_____、_____、_____和_____四类。

3. 骨由_____、_____和_____构成。

4. 骨髓分为_____和_____2种。临床需检查骨髓时常用的穿刺部位是_____和_____等处。

5. 躯干骨包括_____、_____和_____，它们借骨连结构成_____和_____。

6. 椎骨由前方的_____和后方的_____构成。

7. 椎体与椎弓共同围成_____。相邻椎骨的上下切迹共同围成_____，有_____和_____通过。

8. 颈椎横突有_____孔，第2~6颈椎棘突末端_____。

9. 胸椎椎体后外侧上、下缘各有一个半圆形_____，胸椎棘突_____而伸向_____。

10. 骶椎前面有4对_____孔，它们均与_____管相通。

11. 肋由_____与_____组成。

12. 胸骨可分为_____、_____和_____3部分，胸骨角两侧平对_____。

13. 翼点位于_____、_____、_____和_____四骨在颞窝中部汇合处，受外力打击骨折，可能会伤及深面的_____。

14. 不成对的面颅骨是_____、_____和_____。

15. 成对脑颅骨包括_____和_____。

16. 既参与颅盖构成，还参与构成颅底的骨有_____、_____和_____。

17. 鼻腔外侧壁有3个骨片，自上而下为_____、_____和_____。

18. 位于两顶骨与额骨之间的颅囟称_____，位于两顶骨与枕骨之间的颅囟称_____。

19. 颅顶面可见3条缝，额骨与两顶骨之间的缝叫_____，左右顶骨之间的缝叫_____，两顶骨和枕骨之间的缝是_____。

20. 颅底内面观，在蝶骨体外侧有三对孔，由前内向后外依次是_____、_____和_____。

21. 骨性鼻腔的顶借_____与颅腔相隔，底以_____与口腔分隔，两侧壁由_____和_____构成。

22. 鼻腔周围颅骨内含气的空腔称_____，包括_____、_____、_____和_____。

23. 肩胛骨有三个角,外侧角膨大称_____,上角与_____对应,下角与_____对应。

24. 尺切迹位于_____下端内侧面,桡切迹位于_____上端外侧面。

25. 腕骨近侧列由桡侧向尺侧依次为_____、_____、_____和_____。

26. 腕骨远侧列由桡侧向尺侧依次为_____、_____、_____和_____。

27. 髋骨由上方的_____、前下方的_____和后下方的_____融合而成,三骨融合处的深窝称_____。

28. 股骨上端朝向内上方球形膨大为_____,其下外侧的狭细部分称_____。

三、单项选择题

1. 下列骨中属于长骨的是
   A. 胸骨   B. 肋骨   C. 肩胛骨
   D. 下颌骨   E. 指骨

2. 下列除哪块骨外,终生都有红骨髓
   A. 椎骨   B. 髂骨   C. 胸骨
   D. 肋骨   E. 肱骨干

3. 每块椎骨均有
   A. 横突   B. 横突孔   C. 末端分叉的棘突
   D. 上、下关节突   E. 肋凹

4. 围成椎孔的是
   A. 上、下相邻的椎弓根   B. 椎弓根与椎弓板   C. 上、下相邻的棘突
   D. 椎体与椎弓   E. 上、下相邻的椎弓

5. 胸椎的特征
   A. 有横突孔   B. 棘突分叉   C. 椎体侧方有肋凹
   D. 没有明显的上、下关节突 E. 锥体大而粗壮

6. 关于肋的描述,正确的是
   A. 上6对肋直接与胸骨相连故称真肋   B. 呈长条形属长骨
   C. 第8~12肋组成肋弓   D. 肋结节与椎体肋凹相关节
   E. 第2肋平对胸骨角

7. 下列哪一结构**不在**颅中窝
   A. 垂体窝   B. 圆孔   C. 卵圆孔
   D. 内耳门   E. 棘孔

8. 关于胸骨的描述,正确的是
   A. 由胸骨柄和胸骨体组成   B. 胸骨角平对第4肋
   C. 胸骨角向后平对第4胸椎下缘   D. 胸骨体外侧缘接2~8肋软骨
   E. 上7对肋骨与胸骨之间均为滑膜关节

9. 胸骨角平对
   A. 第1肋软骨   B. 第2肋软骨   C. 第3肋软骨
   D. 第4肋软骨   E. 第7肋软骨

10. 关于上颌窦的描述,正确的是
   A. 在上颌骨体内   B. 窦顶为颧弓   C. 底通口腔

笔记栏

D. 窦口低于窦底部 　　　　　E. 开口于下鼻道

11. 筛窦后群开口于
　A. 蝶筛隐窝 　　　　B. 上鼻道 　　　　　C. 中鼻道中部
　D. 中鼻道后部 　　　E. 下鼻道

12. 额窦开口于
　A. 上鼻道 　　　　　B. 中鼻道 　　　　　C. 蝶筛隐窝
　D. 眉弓 　　　　　　E. 下鼻道

13. 属于脑颅骨的是
　A. 上颌骨 　　　　　B. 下颌骨 　　　　　C. 筛骨
　D. 舌骨 　　　　　　E. 泪骨

14. 属于面颅骨的是
　A. 额骨 　　　　　　B. 下鼻甲 　　　　　C. 蝶骨
　D. 颞骨 　　　　　　E. 枕骨

15. 具有乳突的骨是
　A. 额骨 　　　　　　B. 枕骨 　　　　　　C. 颞骨
　D. 顶骨 　　　　　　E. 蝶骨

16. 关于肩胛骨的描述,正确的是
　A. 属自由上肢骨 　　　　　　　B. 下角平第7肋
　C. 两侧下角连线经第7胸椎棘突 　D. 喙突向前内侧突出
　E. 前面上部有横行的骨崎称肩胛冈

17. 肩胛骨下角平对
　A. 第4肋 　　　　　B. 第5肋 　　　　　C. 第6肋
　D. 第7肋 　　　　　E. 第8肋

18. 肱骨体后面中份的斜行沟是
　A. 尺神经沟 　　　　B. 桡神经沟 　　　　C. 椎动脉
　D. 结节间沟 　　　　E. 无上述结构

19. 有尺切迹的骨是
　A. 肩胛骨 　　　　　B. 肱骨 　　　　　　C. 桡骨
　D. 尺骨 　　　　　　E. 胸骨

20. 有桡切迹的骨是
　A. 胸骨 　　　　　　B. 肩胛骨 　　　　　C. 肱骨
　D. 桡骨 　　　　　　E. 尺骨

21. 能在体表摸到的肱骨骨性标志是
　A. 大结节 　　　　　B. 内上髁 　　　　　C. 小结节
　D. 肱骨小头 　　　　E. 肱骨滑车

22. 关于股骨的描述,正确的是
　A. 股骨头朝向内上方 　　　　　B. 大小转子后面有转子间线
　C. 下端2个向后的膨大称内、外上髁 　D. 大小转子后面有转子间嵴
　E. 股骨体前面有粗线

23.关于胫骨的描述,正确的是

    A.上端两髁间凹陷称髁间窝　　　　　B.外侧髁的后下方有腓切迹

    C.下端外侧膨大称外踝　　　　　　　D.下端内侧面有腓切迹

    E.上端与体移行处的前面有胫骨粗隆

24.属于足骨的是

    A.月骨　　　　　　　　B.大多角骨　　　　　　　C.距骨

    D.三角骨　　　　　　　E.头状骨

25.下列哪一结构在体表**摸不到**

    A.大转子　　　　　　　B.腓骨头　　　　　　　C.坐骨棘

    D.坐骨结节　　　　　　E.内踝

四、多项选择题

1.关于长骨的描述,正确的是

    A.分布于四肢　　　　　B.在运动中起支撑作用　C.分一体两端

    D.体内有髓腔　　　　　E.两端的内部为松质

2.关于颈椎的描述,正确的是

    A.有横突孔　　　　　　B.所有棘突分叉　　　　C.第1颈椎有齿突

    D.第2颈椎有齿突　　　E.第6颈椎棘突最长

3.关于腰椎的描述,正确的是

    A.椎体厚而粗壮　　　　　　　　　　B.椎孔大,呈三角形

    C.关节突关节面呈冠状位　　　　　　D.棘突宽短呈板状,水平向后

    E.棘突间的间隙较窄

4.肱骨上端的主要结构有

    A.大结节　　　　　　　B.三角肌粗隆　　　　　C.肱骨头

    D.小结节　　　　　　　E.肱骨小头

5.关于下颌骨的描述,正确的是

    A.分一体两端　　　　　　　　　　　B.下颌体下缘为牙槽突

    C.体的前外侧面有颏孔　　　　　　　D.下颌支后缘与下颌体相交处是下颌角

    E.下颌支外侧面有下颌孔

6.尺骨的结构有

    A.滑车切迹　　　　　　B.桡切迹　　　　　　　C.尺切迹

    D.冠突　　　　　　　　E.鹰嘴

7.开口于中鼻道的鼻旁窦有

    A.额窦　　　　　　　　B.上颌窦　　　　　　　C.筛窦前群

    D.筛窦后群　　　　　　E.蝶窦

8.属颅中窝的结构有

    A.视神经孔　　　　　　B.眶下裂　　　　　　　C.垂体窝

    D.棘孔　　　　　　　　E.颈静脉孔

9.不成对的脑颅骨包括

    A.额骨　　　　　　　　B.顶骨　　　　　　　　C.枕骨

    D.颞骨　　　　　　　　E.蝶骨

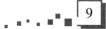

10. 成对的面颅骨包括

A. 腭骨　　　　　　　B. 鼻骨　　　　　　　C. 舌骨

D. 犁骨　　　　　　　E. 上颌骨

五、简答题

1. 简述骨的形态、结构和功能。

2. 椎骨的共同特征及颈椎、胸椎和腰椎有何差异？

3. 颅中窝有哪些孔裂？各通过的结构有哪些？

4. 骨性鼻腔如何构成？

5. 为什么颞窝翼点处易骨折，有何严重后果？

6. 从体表如何确定棘突和肋骨的序数？

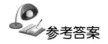 参考答案

一、名词解释

1. 板障：颅盖骨表层为密质，分别称为内板和外板，两板之间的松质，称板障，有板障静脉经过。

2. 骺线：长骨骨干与骺相邻的部分称干骺端，幼年时有骺软骨，成年后骺软骨骨化，骨干与骺融为一体，其间遗留一线，称为骺线。

3. 椎间孔：相邻椎骨的上、下切迹共同围成椎间孔，有脊神经和血管通过。

4. 骶角：骶骨背面骶管裂孔两侧有向下突出的骶角，常可作为椎管麻醉的标志。

5. 翼点：颅骨侧面颞窝内，在额、顶、颞、蝶骨会合处常构成"H"形的缝，称翼点，其内面有脑膜中动脉前支经过(常有血管沟)，骨折后可导致硬膜外血肿。

6. 外科颈：肱骨上端与体交界处稍细，称外科颈，较易发生骨折。

7. 髋臼：由髂、耻、坐三骨的体合成的深窝。

8. 胸骨角：胸骨柄与胸骨体相连结处形成微向前突的角，两侧连第2肋软骨，为计数肋的重要标志。

9. 骨髓：位于骨髓腔和骨松质的间隙内，分红骨髓和黄骨髓2种。

10. 椎管：由椎骨的椎孔连接起来构成的，容纳脊髓。

二、填空题

1. 骨、骨连结、骨骼肌

2. 长骨、短骨、扁骨、不规则骨

3. 骨质、骨膜、骨髓

4. 红骨髓、黄骨髓、髂骨、胸骨

5. 椎骨、胸骨、肋、脊柱、胸廓

6. 椎体、椎弓

7. 椎孔、椎间孔、脊神经、血管

8. 横突、分叉

9. 肋凹、长、后下方

10. 骶前、骶

11. 肋骨、肋软骨

12. 胸骨柄、胸骨体、剑突、第 2 肋

13. 额骨、颞骨、顶骨、蝶骨、脑膜中动脉前支

14. 犁骨、下颌骨、舌骨

15. 顶骨、颞骨

16. 额骨、枕骨、颞骨

17. 上鼻甲、中鼻甲、下鼻甲

18. 前囟、后囟

19. 冠状缝、矢状缝、人字缝

20. 圆孔、卵圆孔、棘孔

21. 筛板、腭骨、上颌骨、筛骨

22. 鼻窦、额窦、筛窦、蝶窦、上颌窦

23. 关节盂、第 2 肋、第 7 肋

24. 桡骨、尺骨

25. 手舟骨、月骨、三角骨、豌豆骨

26. 大多角骨、小多角骨、头状骨、钩骨

27. 髂骨、耻骨、坐骨、髋臼

28. 股骨头、股骨颈

三、单项选择题

1. E　2. E　3. A　4. B　5. C　6. E　7. D　8. C　9. B　10. A

11. A　12. B　13. C　14. B　15. C　16. B　17. D　18. B　19. C　20. E

21. B　22. D　23. E　24. C　25. C

四、多项选择题

1. ABCDE　2. AD　3. ABD　4. ACD　5. ACD　6. ABDE　7. ABC　8. ACD

9. ACE　10. ABE

五、简答题

1.（1）骨的形态分为四类：长骨、短骨、扁骨和不规则骨。长骨呈长管状，分布于四肢，分一体两端。短骨呈立方形，如腕骨和跗骨。扁骨呈板状，主要构成颅腔、胸腔和盆腔的壁。不规则骨的形状不规则，如椎骨。

（2）骨的结构：包括骨膜、骨质和骨髓。骨膜位于除了关节面以外的骨表面，分内、外两层，含有丰富的神经和血管，对骨的营养、再生和感觉起重要作用。骨质分骨密质和骨松质，骨密质在骨表面，骨松质在骨内部。骨髓充填于骨髓腔和松质间隙内，分为红骨髓、黄骨髓，只有长骨的骨干 5 岁后开始出现黄骨髓，其余部位终生为红骨髓，具有造血功能。

（3）骨的功能：①支持、保护作用，生长发育；②参与钙、磷代谢；③造血功能。

2.（1）共同特征：椎体、椎弓、椎孔、椎弓发出 7 个突起。

（2）不同点：颈椎椎体小，椭圆形，有椎体钩。关节突呈水平位，横突上有横突孔。其中寰椎呈环状，无椎体、棘突和关节突。枢椎有齿突。第 2～6 颈椎棘突末端分叉。隆椎棘突最长。胸椎棘突长，斜向后下。关节面呈冠状位，椎体上有椎体肋凹，横突上

笔记栏

有横突肋凹。腰椎椎体粗壮,椎孔呈三角形,关节面呈矢状位,棘突宽而短,呈板状,水平向后。

3.①视神经孔,有视神经及眼动脉通入眶腔。②眶上裂,有Ⅲ、Ⅳ、Ⅴ、Ⅵ脑神经入眶。③破裂孔,孔续于颈动脉管内口,有颈内动脉通过。蝶鞍两侧由前内向后外依次有圆孔、卵圆孔和棘孔。

4.骨性鼻腔顶主要由筛板构成,底由骨腭构成,由犁骨和筛骨垂直构成的骨性鼻中隔构成其内侧壁,其外侧壁由上、中、下鼻甲和上、中、下鼻道构成。

5.翼点由顶、额、颞、蝶四骨相接,骨质最薄弱,故易骨折。其内面的脑膜中动脉前支通过,若骨折碎片刺伤,易形成硬膜外血肿。

6.(1)体表确定棘突:肩胛冈内侧端连线处为第3胸椎棘突;两侧髂嵴最高点连线处为第4腰椎棘突;髂后上棘连线处为第2骶椎棘突;后正中线上棘突最突出处为第7颈椎棘突。

(2)体表计数肋:胸骨角平对第2肋;乳头平对第4肋间隙或第5肋;肩胛骨上角平对第2肋;肩胛骨下角平对第7肋或第7肋间隙。

第二节　骨连结

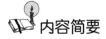
内容简要

一、关节的结构

$$
基本结构
\begin{cases}
关节面:表面覆盖关节软骨 \\
关节囊:由纤维层和滑膜层组成 \\
关节腔:关节囊滑膜层与关节软骨所围成的腔隙
\end{cases}
$$
辅助结构:韧带、关节盘等

二、躯干骨及其连结

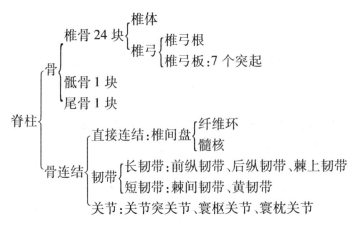

胸廓 {
组成:12 块胸椎、12 对肋、胸骨
形态 {
上口:由第 1 胸椎、第 1 肋和胸骨柄上缘组成
下口:由第 12 胸椎、第 12 肋、第 11 肋前端、肋弓和剑突围成
}
作用:支撑、保护、参与呼吸运动
}

三、颅骨及其连结

颅骨的组成(23 块,不包括听小骨)

1.颅骨的组成 {
脑颅骨(8 块) {
不成对:额骨、枕骨、蝶骨、筛骨
成对:顶骨、颞骨
}
面颅骨(15 块) {
不成对:下颌骨、犁骨、舌骨
成对:鼻骨、泪骨、颧骨、腭骨、上颌骨、下鼻甲
}
}

2.颅的整体观 {
颅顶面:冠状缝、矢状缝、人字缝
颅底内面 {
颅前窝:筛板、筛孔
颅中窝:垂体窝、视神经管、圆孔、卵圆孔、棘孔、眶上裂
颅后窝:枕骨大孔、颈静脉孔、舌下神经管、内耳门、颈静脉孔
}
颅底外面 {
前部:骨腭、鼻后孔
后部:枕髁、颈动脉管外孔、茎乳孔、下颌窝、关节结节
}
颅的侧面:颧弓、乳突、翼点、颞窝
颅的前面 {
眶:眶上孔、眶下孔
骨性鼻腔:梨状孔,鼻中隔,上、中、下鼻甲和鼻道
鼻窦:开口于鼻腔,额窦、筛窦、蝶窦、上颌窦
}
}

3.颅骨间的连结:颅骨之间多借缝、软骨或骨直接连结,十分牢固。颞下颌关节是唯一可动的连结。

颞下颌关节:

(1)组成:由颞骨的下颌窝、关节结节与下颌骨的髁突构成。

(2)特点:关节腔内有关节盘。关节囊较松弛,外侧有颞下颌韧带加强。

(3)运动:此关节能使下颌骨做上提、下降、前进、后退以及侧方运动。

四、四肢骨及其连结

(一)上肢骨及其连结

1.上肢骨 {
上肢带骨:锁骨、肩胛骨
游离上肢骨 {
肱骨:肱骨头,外科颈,三角肌粗隆,桡神经沟,
　　　内、外上髁,尺神经沟
尺骨:鹰嘴、滑车切迹、茎突
桡骨:桡骨头、茎突
腕骨:手舟骨、月骨、三角骨、豌豆骨、大多角骨、小多角骨、
　　　头状骨、钩骨共 8 块
掌骨:5 块
指骨:14 块
}
}

笔记栏

2. 上肢骨连结

（1）肩关节

组成：由肱骨头与肩胛骨的关节盂构成，是典型的球窝关节。

特点：①肱骨头大，关节盂小。②关节囊松弛，囊的上方附着于关节盂周缘，下方附着于肱骨解剖颈，囊的上、前、后方有肌肉加强，下壁薄弱，肩关节脱位时，肱骨头常从此脱出。③肩关节囊内有肱二头肌长头腱通过。④关节囊的上方有喙肩韧带，防止肩关节向上脱位。

运动：十分灵活，能做屈、伸、收、展、旋内、旋外和环转运动。

（2）肘关节

组成：肘关节是由肱骨下端与桡骨、尺骨上端构成的复合关节，它包括 3 组关节。

肱尺关节：由肱骨滑车与尺骨滑车切迹构成。

肱桡关节：由肱骨小头与桡骨头关节凹构成。

桡尺近侧关节：由桡骨头环状关节面与尺骨桡切迹构成。

特点：①上述 3 个关节包在同一关节囊内。②囊的前、后壁薄弱，两侧有桡侧副韧带和尺侧副韧带加强。③在桡骨环状关节面周围有环状韧带。

运动：肘关节可以做屈、伸、旋前与旋后运动。

（3）桡腕关节：由桡骨下端的关节面和尺骨头下方的关节盘与手舟骨、月骨、三角骨构成。该关节可做屈、伸、收、展和环转运动。

（二）下肢骨及其连结

1. 下肢骨
- 下肢带骨：髋骨，由髂骨、坐骨、耻骨组成
- 游离下肢骨
  - 股骨：股骨头，大、小转子，内、外上髁
  - 髌骨：形似栗子
  - 胫骨：内侧髁、外侧髁、胫骨粗隆、内踝
  - 腓骨：腓骨头、外踝
  - 跗骨：7 块（楔骨、骰骨、足舟骨、距骨、跟骨）
  - 跖骨：5 块
  - 趾骨：14 块

2. 下肢骨的连结

（1）骶髂关节：由骶骨和髂骨的耳状面构成。其前、后面分别有骶髂前韧带、骶髂后韧带加强。

（2）耻骨联合：由两侧的耻骨联合面借纤维软骨构成。其上、下方均有韧带加强。

（3）骶结节韧带和骶棘韧带：前者连在骶骨和坐骨结节之间，呈扇形；后者连在骶骨和坐骨棘之间。这 2 条韧带将坐骨大、小切迹围成坐骨大孔和坐骨小孔。

（4）骨盆：是由骶骨、尾骨和两侧髋骨及其连结构成。骨盆被骶骨的岬、弓状线、耻骨梳、耻骨嵴和耻骨联合上缘所围成的界线分为上方的大骨盆和下方的小骨盆。小骨盆上口为界线，下口由尾骨尖、骶结节韧带、坐骨结节、坐骨支、耻骨下支和耻骨联合下缘围成。骨盆的主要功能是支持体重和保护盆腔脏器。在女性，骨盆还是胎儿娩出的产道。

3. 髋关节

（1）组成：由髋臼和股骨头构成。

（2）特点：①股骨头关节面约为球形的 2/3，几乎全部纳入髋臼内。②关节囊厚而坚韧，上端附于髋臼周缘，下方前面附于转子间线，后面包被股骨颈内侧 2/3，颈的外侧 1/3 在囊外，故股骨颈骨折有囊内、外之分。③关节囊上、后及前壁均有韧带加强，唯有下壁较薄弱，故股骨头脱位常发生在此处。④在关节腔内有股骨头韧带。

（3）运动：髋关节可做屈、伸、收、展、旋内、旋外和环转运动，但其运动幅度远不及肩关节。

4.膝关节

（1）组成：由股骨和胫骨的内、外侧髁及髌骨构成。

（2）特点：①关节囊松弛，附于各关节面周缘，前面有髌韧带加强，两侧有胫侧副韧带和腓侧副韧带加强。②膝关节腔内有前、后交叉韧带。前、后交叉韧带可防止胫骨前、后移位。③关节囊内有内、外侧半月板，可加深关节窝，增强关节的稳定性。④关节囊内有一对翼状襞。⑤在膝关节的周围，特别是在肌腱附着处有许多滑膜囊，如髌上囊。

运动：膝关节主要做屈、伸运动，在半屈位时可做小幅度的旋内和旋外运动。

5.踝关节

（1）组成：由胫、腓骨的下端与距骨滑车构成。

（2）特点：①关节囊前后壁薄而松弛，内侧有三角韧带加强，外侧有 3 条韧带：距腓前韧带、距腓后韧带和跟腓韧带，跟腓韧带较薄弱，易造成韧带"扭伤"。②距骨滑车前宽后窄，跖屈时易扭伤。

运动：主要可做背屈和跖屈的运动，在踝关节高度跖屈时，还可做轻度的侧方运动。

6.足弓　跗骨和跖骨连成的凸向上的弓称为足弓。分为前后方向上的内、外侧纵弓和内外方向上的横弓。横弓由骰骨、3 块楔骨和距骨构成。足弓可增加稳固性和减小震荡等。

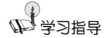

一、学习方法

1.打好基础　骨连结中以关节最重要，关节是由 2 块以上相邻骨的关节面组成，故应在骨学知识的基础上进行学习。学习骨连结前，应复习相应骨的形态结构。

2.掌握共性　关节虽比骨的结构复杂，但有一定共性，即均由关节面、关节囊、关节腔构成。因此，首先要掌握关节的基本结构，在此基础上，分析、区别每一关节的结构特点。

3.学习重点　骨连结学习的重点是躯干骨的连结和四肢的大关节，学习中应对关节的构造逐一进行观察分析。

（1）关节面：参与组成关节的各骨，其关节面的名称、形状，彼此是否适合，局部结构特点等。

（2）关节囊：松紧及厚薄程度，是否存在局部松紧、厚薄不一的情况。

以上两点与关节的活动范围（即运动轴）及脱位方向有关。

（3）关节腔：关节腔的大小，有无关节盘。

（4）关节的辅助结构：有哪些辅助装置，有何作用。

（5）关节运动：根据关节面的形状及关节囊、韧带的松紧程度，分析说明关节所具有的运动轴，并在自身进行演示。

二、重点、难点解析及临床应用

（一）主要骨性标志的应用

1. 确定手术切口，寻找血管、神经的标志　如以坐骨结节与股骨大转子连线中点确定坐骨神经的位置；内踝前上方有大隐静脉通过，此处可用作大隐静脉穿刺或切开。

2. 计数椎骨和肋骨的顺序，判断深部器官的位置和病变部位　如第 7 颈椎棘突是计数椎骨序数的常用标志；胸骨角平对第 2 肋，是计数肋骨序数的骨性标志，可用于确定听诊部位。

3. 确定穿刺、注射部位　如肩胛骨下角平第 7 肋，可用于胸腔穿刺定位；两髂嵴最高点的连线平对第 4 腰椎棘突，是腰椎穿刺时的定位标志。

4. 体表划分区域的标志　如腹部分区通常经左、右肋弓最低点和两侧髂结节做两条水平线，把腹部分成上、中、下三部分。

（二）小儿易发生桡骨头脱位的解剖学原理

在肘关节的关节腔内，桡骨头被桡骨环状韧带固定。桡骨环状韧带两端附着于尺骨桡切迹的前后缘，它与桡切迹共同组成一个完整的骨纤维环，此环上口大而下口小，容纳桡骨头，故桡骨头能在环内沿纵轴旋转而不易滑脱。该韧带在 4 岁以后才发育完善。

临床上桡骨头半脱位多发于 4 岁以前的幼儿，此时桡骨头尚在发育之中，环状韧带松弛，因此，当肘关节伸直位时用力牵拉前臂，桡骨头易从环状韧带滑脱，临床上称为桡骨头半脱位。

（三）椎间盘的结构与功能

颈、腰部椎间盘前厚后薄，胸部则相反，这与整个脊柱的弯曲度相适应。椎间盘坚固而富有弹性，既可承受压力，运动时又可缓冲震荡，以保护脑及内脏器官。但成年人可因椎间盘发生退行性改变，在过度劳累、体位骤变、动作过猛或暴力撞击时，会使纤维环破裂，导致髓核突出，而压迫脊髓或脊神经根，临床上称椎间盘突出症。

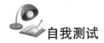自我测试

一、名词解释

1.关节　2.滑膜囊　3.关节唇　4.椎间盘　5.肋弓　6.胸骨下角　7.骨盆界线
8.坐骨大孔　9.足弓　10.滑膜襞　11.黄韧带　12.关节腔

二、填空题

1.关节的基本结构包括_____、_____和_____，关节的辅助结构有_____和_____。

2.关节的运动形式有_____、_____、_____和_____。

3.椎骨间借_____、_____和_____等连结。

4.连结椎骨的韧带分长、短两类,长韧带有_____、_____和_____,短韧带有_____和_____。

5.脊柱侧面观有4个生理弯曲,其中_____和_____凸向前,_____和_____凸向后。

6.颞下颌关节由下颌骨的_____与颞骨的_____和_____构成。

7.肩关节由_____和_____构成。

8.肩关节的特点是:_____大,_____小而浅,_____薄而松弛。

9.肘关节包括_____、_____和_____,它们被包在一个关节囊内。

10.正常伸肘时,_____、_____和_____三点在一条直线上。

11.髋骨的上缘称_____,两侧最高点的连线平_____棘突,临床上作为腰穿定位的标志。

12.在坐骨与骶骨之间连有2条韧带,分别是_____和_____,它们将_____和_____围成坐骨大孔和坐骨小孔。

13.骨盆以_____为界分为大骨盆和小骨盆,骨盆上下口之间的腔称_____。

14.骨盆的界线由_____、_____、_____和_____等围成。

15.髋关节由_____和_____组成,关节囊内有_____韧带。

16.膝关节由_____、_____和_____构成,在关节囊内有_____、_____和_____、_____。

17.踝关节由_____、_____和_____构成。

18.膝关节周围有韧带加强,前方有_____韧带,内侧有_____韧带,外侧有_____韧带。另外囊内还有_____韧带和_____韧带,前者限制胫骨向_____移位,后者限制胫骨向_____移位。

19.存在关节盘的关节有_____、_____、_____和_____。

三、单项选择题

1.滑膜关节的基本结构是
　A.关节面、关节囊、关节内韧带　　　B.关节面、关节囊、关节内软骨
　C.关节腔、关节囊、关节内软骨　　　D.关节面、关节囊、关节腔
　E.关节面、关节腔、关节软骨

2.滑膜关节的辅助结构是
　A.韧带、关节盘、关节唇　　　　　　B.关节囊、关节软骨、关节盘
　C.关节囊、囊内韧带、囊外韧带　　　D.关节软骨、关节盘、关节唇
　E.滑膜囊、关节唇、关节软骨

3.对关节的描述,正确的是
　A.关节面表面的关节软骨多数为纤维软骨构成
　B.关节囊的纤维膜与滑膜之间腔隙称为关节腔
　C.关节腔内为负压,并有少量滑液
　D.所有关节均有关节盘
　E.所有关节均有囊内韧带

4. 对椎骨连结的描述,正确的是
    A. 所有椎体之间均有椎间盘　　　　B. 所有椎弓之间均有黄韧带
    C. 前纵韧带较后纵韧带宽而坚韧　　D. 关节突关节为滑膜关节
    E. 关节突关节属于多轴关节

5. 对椎间盘的描述,正确的是
    A. 所有椎体之间均有椎间盘　　　　B. 中央为髓核,周围部为纤维环
    C. 纤维环由透明软骨构成,富有弹性　D. 椎间盘与前纵韧带结合不紧密
    E. 椎间盘不参与脊柱的运动

6. 关于椎间盘的描述,正确的是
    A. 共有 24 个　　　　　　　　　　B. 在中胸部最厚
    C. 髓核易向前外方突出　　　　　　D. 由髓核和纤维环构成
    E. 椎间盘突出症常见部位在胸部

7. 连结相邻椎弓板的结构有
    A. 前纵韧带　　　　　　　　　　　B. 后纵韧带
    C. 黄韧带　　　　　　　　　　　　D. 棘间韧带
    E. 项韧带

8. 关于颞下颌关节的描述,正确的是
    A. 由下颌骨的下颌头和颞骨下颌窝构成
    B. 关节囊内有韧带加强
    C. 关节囊外有内侧韧带加强
    D. 下颌关节易向后脱位
    E. 关节囊内有关节盘

9. 对胸廓的描述,正确的是
    A. 胸廓上口由第 1 胸椎、第 1 肋、胸骨上缘及锁骨连结而成
    B. 胸廓下口由第 12 胸椎、肋弓和剑突围成
    C. 正常成年人的胸廓横径与前后径长度相等
    D. 胸廓只起保护胸腔脏器作用,无运动功能
    E. 相邻两肋之间称为肋间隙

10. 关于胸锁关节的描述,正确的是
    A. 是上肢骨与躯干骨之间的唯一关节
    B. 由锁骨的胸骨端与胸骨的锁切迹构成
    C. 关节囊松弛,韧带少
    D. 关节腔宽大
    E. 只可做升降和前后运动

11. 对肩关节的描述,正确的是
    A. 是典型的球窝关节　　　　　　　B. 关节盂容纳肱骨头的 2/3
    C. 关节盂缘由透明软骨构成　　　　D. 肱骨头韧带与关节盂连结
    E. 关节囊厚而坚韧,保持肩关节的稳定性

12. 关于肩关节的描述,正确的是
    A. 关节窝较深,能容纳肱骨头的 2/3～3/4　　B. 关节囊薄而松弛

C.有囊内韧带加强　　　　　　　　　D.运动范围较小

E.关节囊紧张

13.对肘关节的描述,正确的是

A.由肱骨下端与尺骨上端构成　　　B.由肱骨下端与桡骨上端构成

C.关节囊内有桡骨环状韧带　　　　D.桡尺近侧关节不在关节囊内

E.只能做屈、伸运动

14.关于肘关节的描述,正确的是

A.由肱骨和尺骨构成

B.由肱骨和桡骨构成

C.关节囊前后有韧带加强

D.桡骨的环状韧带附着于尺骨桡切迹的前后缘

E.可做屈伸、内收、外展运动

15.对腕关节的描述,正确的是

A.近侧关节面由桡骨、尺骨下端构成

B.囊内有关节盘,位于桡骨下端的下面

C.远侧关节面由舟骨、月骨、三角骨及豌豆骨的近侧面构成

D.远侧关节面由大多角骨、小多角骨、头状骨及钩骨的近侧面构成

E.可做屈、伸、收、展及环转运动

16.对骶髂关节的描述,正确的是

A.由骶骨和髂骨的耳状面构成,关节面平滑

B.关节囊松弛,运动幅度大

C.身体重力由此传向下肢

D.有骶结节韧带加强

E.有骶棘韧带加强

17.人体最大最复杂的关节是

A.肩关节　　　　　　　　　　　　B.肘关节

C.髋关节　　　　　　　　　　　　D.膝关节

E.踝关节

18.对膝关节的描述,正确的是

A.是人体最大最复杂的关节　　　　B.关节囊厚而坚韧

C.关节前方的髌韧带向下止于腓骨头　D.内侧半月板呈"O"形

E.腓侧副韧带与关节囊紧密相贴

19.对髋关节的描述,正确的是

A.关节囊包绕股骨颈全部　　　　　B.半月形的髋臼关节面紧抱股骨头

C.关节囊坚韧致密,向上附着于髂嵴　D.轮匝带是关节囊的浅层纤维增厚形成

E.有骶结节韧带加强

20.关于前交叉韧带的描述,正确的是

A.起自股骨内侧髁外面　　　　　　B.伸膝时最松弛

C.起自胫骨髁间隆起的后面　　　　D.限制胫骨向前移

E.止于胫骨髁间隆起的后面

笔记栏

21. 对踝关节的描述,正确的是
    A. 由胫骨下端与距骨滑车构成　　　　B. 由腓骨下端与距骨滑车构成
    C. 关节囊内有关节盘　　　　　　　　D. 外侧韧带坚韧,呈扇形,称三角韧带
    E. 可做背屈、跖屈和轻度侧方运动

22. 关于距小腿关节的描述,正确的是
    A. 由胫骨下端和距骨滑车构成　　　　B. 又叫距跟关节
    C. 四周均有韧带加强　　　　　　　　D. 内侧韧带较强又叫三角韧带
    E. 能做屈、伸、收、展运动

23. 关节腔内有关节盘的关节是
    A. 肩关节　　　　　　　　　　　　　B. 膝关节
    C. 肘关节　　　　　　　　　　　　　D. 髋关节
    E. 踝关节

24. 具有关节唇的关节是
    A. 颞下颌关节　　　　　　　　　　　B. 肘关节
    C. 肩关节　　　　　　　　　　　　　D. 桡腕关节
    E. 拇指腕掌关节

25. 对关节的描述,**错误**的是
    A. 关节面上有关节软骨　　　　　　　B. 关节囊外层称纤维膜
    C. 关节囊的内层称滑膜　　　　　　　D. 内、外两层之间的腔隙称关节腔
    E. 关节腔内有少量滑液,腔内呈负压

26. 对关节的辅助结构,下列说法哪项**错误**
    A. 关节盘位于两骨的关节面之间,其周缘附于关节囊
    B. 有些关节盘将关节腔分为两部分
    C. 关节唇由纤维软骨环构成
    D. 滑膜重叠卷折并突入关节腔形成滑膜襞
    E. 所有关节均有囊内韧带和囊外韧带

27. 关于椎间盘,下列说法哪项**错误**
    A. 中央为髓核,周围部为纤维环
    B. 椎间盘以中胸部较薄,颈部较厚,而腰部最厚
    C. 颈腰部的椎间盘前厚后薄,胸部的则与此相反
    D. 椎间盘既韧又富有弹性
    E. 当纤维环破裂时,髓核易向前脱出

28. 关于前纵韧带,下列说法哪项**错误**
    A. 是椎体前面延伸的一束坚固的纤维束
    B. 牢固地附于椎体和椎间盘
    C. 有防止脊柱过度后伸和椎间盘向前突出的作用
    D. 上自第 1 颈椎椎体前缘,下达第 5 骶椎椎体
    E. 为一束坚固的结缔组织纤维束

29. 关于后纵韧带,下列说法哪项**错误**
    A. 位于椎管内椎体的后面　　　　　　B. 比前纵韧带宽而坚韧

C.上自枕骨大孔后缘,下达尾骨 　　D.与椎体的上下缘和椎间盘紧密相连

E.有限制脊柱过度前屈的作用

30.下列哪条韧带**不参加**椎弓的连结

A.黄韧带 　　　　　　　　　　　B.棘间韧带

C.棘上韧带和项韧带 　　　　　　D.横突间韧带

E.后纵韧带

31.关于脊柱,下列说法哪项**错误**

A.从第1颈椎到第2骶椎,从上至下逐渐加宽

B.大部分胸椎棘突细长,斜向后下方,呈叠瓦状

C.从侧面观,颈曲、腰曲凸向前,胸曲、骶曲凸向后

D.脊柱所承担重力从骶髂关节传至下肢

E.脊柱可做屈、伸、侧屈、旋转和环转运动

32.关于胸廓,下列说法哪项**错误**

A.由12块胸椎、12对肋、1块胸骨连结而成

B.上窄下宽,前后扁平

C.胸廓上口由锁骨、胸骨柄上缘、第1肋和第1胸椎椎体围成

D.胸廓下口宽而不整,由第12胸椎、第12肋、第11肋前端、肋弓和剑突围成

E.胸廓的运动只能上提和下降

33.关于下颌关节,下列说法哪项**错误**

A.由下颌骨的下颌头与颞骨下颌窝构成

B.其关节面表面覆盖的纤维软骨

C.关节囊松弛

D.关节囊内有纤维软骨构成的关节盘

E.关节盘将关节腔分为上、下两部分

34.关于胸锁关节,下列说法哪项**错误**

A.是上肢骨与躯干骨连结的唯一关节

B.由锁骨的胸骨端与胸骨的锁切迹构成

C.属于多轴关节

D.关节囊内有纤维软骨构成的关节盘

E.关节盘可把关节腔分为外上和内下两部分

35.关于肩关节,下列说法哪项**错误**

A.由肱骨头与肩胛骨的关节盂构成

B.头大盂小,运动灵活

C.关节囊内侧附着于关节盂缘,外侧附着于解剖颈

D.肱二头肌长头肌腱穿入关节内

E.关节囊的上壁有喙肱韧带

36.关于肘关节,下列说法哪项**错误**

A.关节囊内有3对关节面

B.关节囊前、后壁薄而松弛,两侧壁厚而紧张

C.桡骨环状韧带位于关节囊外,防止桡骨头下脱位

笔记栏

D.关节囊两侧有尺、桡侧副韧带加强

E.桡尺近侧关节不能单独使前臂做旋前和旋后运动

37.对腕关节,下列说法哪项**错误**

A.为典型的椭圆形关节

B.舟骨、月骨、三角骨和豌豆骨的近侧面构成腕关节近侧面

C.尺骨头下方有关节盘

D.关节囊松弛,运动灵活

E.可做屈、伸、展、收及环转运动

38.对拇指腕掌关节,下列说法哪项**错误**

A.由舟骨与第1掌骨底构成

B.属于鞍状关节

C.为人类和灵长目动物所特有

D.拇指的屈和伸运动发生在冠状面上

E.除做屈、伸、收、展运动外,还可做对掌运动

39.下列韧带,哪条与髋骨和脊柱的连结**无关**

A.髂腰韧带   B.骶结节韧带

C.骶棘韧带   D.骶髂前韧带、骶髂后韧带

E.前纵韧带

40.关于骨盆,下列说法哪项**错误**

A.由左、右髋骨和骶、尾骨连结而成

B.人体直立时,两侧髂前上棘与耻骨结节位于水平面上

C.界线将骨盆分为大、小骨盆

D.界线由骶骨岬、弓状线、耻骨梳、耻骨结节和耻骨联合上缘围成

E.骨盆下口由尾骨尖、骶结节韧带、坐骨结节、坐骨支、耻骨下支和耻骨联合下缘围成

41.关于髋关节,下列说法哪项**错误**

A.髋臼唇由纤维软骨环构成   B.股骨头韧带内含有血管

C.股骨头韧带,当大腿半屈并内收时紧张 D.关节囊包裹整个股骨颈

E.股骨头深藏于髋臼窝内

42.下列韧带,哪条与髋关节无关

A.髋臼横韧带   B.轮匝带

C.髂股韧带   D.骶结节韧带

E.坐骨韧带

43.关于膝关节,下列说法哪项**错误**

A.是人体最复杂的关节

B.由股骨下端与胫、腓骨上端构成

C.前交叉韧带附着于股骨外侧髁的内侧

D.胫侧副韧带与关节囊和内侧半月板紧密结合

E.半屈膝关节时,可做少许旋内和旋外运动

44.对膝关节的韧带,下列说法哪项**错误**

    A.髌韧带为股四头肌腱的中央部纤维索

    B.胫侧副韧带与内侧半月板紧密结合

    C.腓侧副韧带与外侧半月板紧密结合

    D.后交叉韧带附着于股骨内侧髁的外侧面

    E.腘斜韧带起于胫骨内侧髁,止于股骨外上髁

45.关于膝关节的半月板,下列说法哪项**错误**

    A.内侧半月板形似"O"形,外侧半月板形似"C"形

    B.半月板上面凹陷,下面平坦

    C.与股骨髁一起对胫骨做旋转运动

    D.胫侧副韧带与内侧半月板紧密结合

    E.屈膝时,半月板滑向后方

46.关于膝关节囊,下列说法哪项**错误**

    A.关节囊薄而松弛,附于各关节面的周缘

    B.胫侧副韧带与关节囊紧密结合

    C.腘斜韧带部分纤维与关节融合

    D.髌上囊与关节腔不相通

    E.滑膜层突向关节腔形成翼状襞

47.关于踝关节,下列说法哪项错误

    A.由内踝和外踝与距骨滑车构成   B.关节囊的前、后壁厚而紧张

    C.内侧韧带为坚韧的三角形纤维索   D.外侧韧带较为薄弱

    E.当跖屈时,足能做轻微的侧方运动

四、多项选择题

1.下列关节中,有囊内韧带的关节是

    A.肩关节   B.肘关节   C.髋关节

    D.膝关节   E.踝关节

2.下列关节中,具有关节盘的关节是

    A.颞下颌关节   B.肩关节   C.桡腕关节

    D.肘关节   E.胸锁关节

3.关于椎间盘的描述,正确的是

    A.为纤维软骨盘   B.坚韧而无弹性   C.连结相邻2个椎体

    D.由纤维环和髓核构成   E.位于椎弓板之间

4.连结椎体的结构是

    A.黄韧带   B.前纵韧带   C.棘上韧带

    D.后纵韧带   E.椎间盘

5.椎弓间的连结包括

    A.前纵韧带   B.后纵韧带   C.黄韧带

    D.棘间韧带   E.棘上韧带

6.脊柱可做的运动有

    A.屈   B.伸   C.侧屈

D. 旋转   E. 环转

7. 关于肩关节的描述,正确的是
   A. 由关节盂和肱骨小头构成   B. 关节囊内有关节盘
   C. 关节囊松弛   D. 囊内有肱二头肌长头腱经过
   E. 关节窝周围有关节唇附着

8. 关于膝关节的描述,正确的是
   A. 由股骨下端和胫骨上端及髌骨构成   B. 腓侧副韧带与关节囊愈合
   C. 外侧半月板较大呈"C"形   D. 关节囊松弛
   E. 关节囊前面及两侧均有韧带加强

9. 关于髋关节的描述,正确的是
   A. 由髋臼及股骨头构成   B. 股骨头关节面约为球形 1/4
   C. 关节囊广阔而松弛   D. 可做屈、伸、收、展和环转运动
   E. 关节腔内有股骨头韧带

10. 关于足弓的描述,正确的是
    A. 由纵弓和横弓组成   B. 内侧纵弓最高点为距骨
    C. 外侧纵弓最高点为骰骨   D. 外侧纵弓高于内侧纵弓
    E. 横弓最高点也在骰骨

五、简答题

1. 骨连结有几种方式?滑膜关节的基本结构有哪些?
2. 脊柱有哪些弯曲和韧带,有何意义?
3. 椎间盘的结构和功能如何?何谓"椎间盘突出症"?
4. 试述肩关节的组成、特点和运动。
5. 试述肘关节的组成、特点和运动。
6. 从肘关节的结构特点说明其最容易脱位的方式,如何鉴别肘关节的脱位和骨折?
7. 试述髋关节的组成、特点和运动。
8. 简述膝关节的组成、特点,并分析为什么内侧半月板易损伤。
9. 试述踝关节易扭伤的解剖学基础。
10. 骨盆界线是怎样围成的?何谓大、小骨盆?
11. 试述颞下颌关节的组成及结构特点。

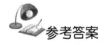

参考答案

一、名词解释

1. 关节:全称为滑膜关节,是骨连结的最高分化形式。相对关节面间有滑液腔隙,充满滑液,一般以具有较大活动性为其特点,关节面间相互分离,仅借其周围的结缔组织相连结。

2. 滑膜囊:在关节某些部位,滑膜从纤维膜缺如处或薄弱处作囊状膨出,充填于肌腱与关节面之间,形成滑膜囊,可减少肌肉活动时与关节面之间的摩擦。

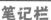

3. 关节唇:是附着于关节窝周缘的纤维软骨环,起到加深关节窝,增大关节面的作用,可增加关节的稳定性,如髋臼唇等。

4. 椎间盘:是连结相邻2个椎体的纤维软骨盘,由中央髓核和周围纤维环构成,既坚韧又富有弹性,具有"弹性垫"样缓冲作用,并允许脊柱做各个方向的运动。

5. 肋弓:第8～10对肋骨的前端借肋软骨依次连于上位肋软骨,形成左、右肋弓。

6. 胸骨下角:两侧肋弓在中线构成向下开放的胸骨下角。

7. 骨盆界线:由骶骨的岬向两侧经弓状线、耻骨梳、耻骨结节至耻骨联合上缘构成的环行线,为大、小骨盆的分界线。

8. 坐骨大孔:骶棘韧带与坐骨大切迹之间围成坐骨大孔,有肌肉、血管和神经等经此达臀部和会阴。

9. 足弓:跗骨和跖骨借其连结而形成的凸向上的弓形结构,称为足弓,可分为前后方向的内、外侧纵弓和内、外方向的一个横弓;增加了足的弹性,足成为具有弹性的"三足架"。

10. 滑膜襞:某些关节的滑膜折叠突入关节腔形成滑膜襞。

11. 黄韧带:由弹性纤维构成,连接相邻的2个椎弓板之间。

12. 关节腔:是由关节软骨和关节囊滑膜层共同围成的腔,内含少量滑液。

二、填空题

1. 关节面、关节囊、关节腔、韧带、关节盘

2. 屈和伸、内收和外展、旋转、环转

3. 椎间盘、韧带、关节

4. 前纵韧带、后纵韧带、棘上韧带、棘间韧带、黄韧带

5. 颈曲、腰曲、胸曲、骶曲

6. 下颌头、下颌窝、关节结节

7. 肱骨头、关节盂

8. 肱骨头、关节盂、关节囊

9. 肱桡关节、肱尺关节、桡尺近侧关节

10. 肱骨内上髁、肱骨外上髁、尺骨鹰嘴

11. 髂嵴、第4腰椎

12. 骶结节韧带、骶棘韧带、坐骨大切迹、坐骨小切迹

13. 界线、骨盆腔

14. 骶骨的岬、弓状线、耻骨梳、耻骨结节、耻骨联合上缘

15. 髋臼、股骨头、股骨头韧带

16. 股骨下端、胫骨上端、髌骨、内侧半月板、外侧半月板、前交叉韧带、后交叉韧带

17. 胫骨下端、腓骨下端、距骨

18. 髌侧副韧带、胫侧副韧带、腓侧副韧带、前交叉、后交叉、前、后

19. 胸锁关节、桡腕关节、颞下颌关节、膝关节

三、单项选择题

1. C　2. A　3. C　4. D　5. B　6. D　7. C　8. E　9. E　10. A

11. A　12. B　13. C　14. D　15. E　16. C　17. D　18. A　19. B　20. D

21. E 22. D 23. B 24. C 25. D 26. B 27. E 28. D 29. C 30. E

31. A 32. C 33. A 34. B 35. C 36. C 37. B 38. A 39. E 40. B

41. D 42. D 43. B 44. C 45. A 46. D 47. B

四、多项选择题

1. CD 2. ACE 3. ACD 4. BDE 5. CDE 6. ABCDE 7. CDE 8. ADE

9. ADE 10. ACE

五、简答题

1. 骨连结分为纤维连结、软骨和骨性连结、滑膜关节三类。滑膜关节的基本结构包括关节面、关节囊、关节腔。

2. 脊柱有4个生理弯曲,即凸向前的颈曲和腰曲,凸向后的胸曲和骶曲。其生理意义是增加弹性,缓冲震荡,维护身体重心稳定,增加胸、盆腔容积。

脊柱的韧带:(1)椎体间韧带(前、后纵韧带)——防止脊柱过伸或过屈。

(2)椎弓间韧带(黄韧带)——协助围成椎管并限制过屈。

(3)棘间韧带,棘上韧带——限制脊柱前屈。

(4)横突间韧带——连结相邻横突。

3. 椎间盘的结构包括中央的髓核和周围的纤维环。功能为连结相邻椎骨,起"弹性垫"作用,缓冲震荡并允许脊柱在各个方向运动,参与形成脊柱弯曲。髓核向后外侧脱出,突入椎管或椎间孔,压迫脊髓和脊神经,称为椎间盘突出症。

4. 肩关节

(1)组成:由肱骨头与肩胛骨的关节盂构成,是典型的球窝关节。

(2)特点:①肱骨头大,关节盂小。②关节囊松弛,囊的上方附于关节盂周缘,下方附着于肱骨解剖颈,囊的上、前、后方有肌肉加强,下壁薄弱,肩关节脱位时,肱骨头常从此脱出。③肩关节囊内有肱二头肌长头腱通过。④关节囊的上方有喙肩韧带,防止肩关节向上脱位。

运动:十分灵活,能做屈、伸、收、展、旋内、旋外和环转运动。

5. 肘关节

(1)组成:肘关节是由肱骨下端与桡骨、尺骨上端构成的复合关节,它包括三组关节。

肱尺关节:由肱骨滑车与尺骨滑车切迹构成。

肱桡关节:由肱骨小头与桡骨头关节凹构成。

桡尺近侧关节:由桡骨头环状关节面与尺骨桡切迹构成。

(2)特点:①上述3个关节包在同一关节囊内。②囊的前、后壁薄弱,两侧有桡侧副韧带和尺侧副韧带加强。③在桡骨环状关节面周围有环状韧带。

(3)运动:肘关节可以做屈、伸、旋前与旋后运动。

6. 脱位方式:肘关节囊前、后壁薄而松弛,两侧壁厚而坚韧,并有韧带加强,囊的后壁最薄弱,故常见桡、尺二骨向后脱位。

肘关节脱位与骨折的鉴别:肱骨内、外上髁及尺骨鹰嘴在伸肘时位于一条直线,屈肘90°时呈等腰三角形。骨折时三者位置关系不变;脱位时位置关系改变。

7. 髋关节

组成:由髋臼和股骨头构成。

特点:①股骨头关节面约为球形的 2/3,几乎全部纳入髋臼内。②关节囊厚而坚韧,上端附于髋臼周缘,下方前面附于转子间线,后面包被股骨颈内侧 2/3,颈的外侧 1/3 在囊外,故股骨颈骨折有囊内、外之分。③关节囊上、后及前壁均有韧带加强,唯有下壁较薄弱,故股骨头脱位常又发生在此处。④在关节腔内有股骨头韧带。

运动:髋关节可做屈、伸、收、展、旋内、旋外和环转运动,但其运动幅度远不及肩关节。

8. 膝关节

组成:由股骨和胫骨的内、外侧髁及髌骨构成。

特点:①关节囊松弛,附于各关节面周缘,前面有髌韧带加强,两侧有胫侧副韧带和腓侧副韧带加强。②膝关节腔内有前、后交叉韧带。前、后交叉韧带可防止胫骨前、后移位。③关节囊内有内、外侧半月板,可加深关节窝,增强关节的稳定性。④关节囊内有一对翼状襞。⑤在膝关节的周围,特别是在肌腱附着处有许多滑膜囊,如髌上囊。

内侧半月板最易损伤:位于膝关节上、下关节面之间,且内侧半月板与关节囊及胫侧副韧带紧密连结,膝关节运动时,容易受到挤压而损伤。

9. 踝关节由胫、腓骨下端和距骨滑车构成,囊前、后壁薄而松弛,两侧有韧带加强,能做屈伸运动。

距骨滑车前宽后窄,伸时较宽的前部嵌入关节窝内,关节较稳定;而屈时较窄的后部进入关节窝,此时足能做轻微侧方运动,关节不够稳定易扭伤。

10. 骨盆界线由骶骨的岬、两侧弓状线、耻骨梳、耻骨嵴和耻骨联合上缘共同围成。此界线以上为大骨盆,以下为小骨盆。

11. 颞下颌关节由髁突与颞骨的下颌窝和关节结节构成。结构特点是关节囊前后壁松弛,囊内有一关节盘,将关节腔分为上、下两部分。

第三节　骨骼肌

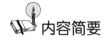内容简要

(一)肌的形态和构造

肌按形态分长肌、短肌、扁肌和轮匝肌;其基本结构为肌腹和肌腱。

肌的辅助结构包括筋膜、滑膜囊和腱鞘,具有保持肌的位置、减小摩擦和保护的作用。

1. 筋膜　分为浅筋膜和深筋膜。浅筋膜位于真皮之下,由疏松结缔组织构成。深筋膜由致密结缔组织构成,位于浅筋膜的深面。

2. 滑膜囊　为封闭的结缔组织小囊,位于肌腱与关节面接触处。

3. 腱鞘　是包于长肌腱外面的鞘管,位于肌腱活动度较大的部位。分为纤维层和滑膜层,滑膜层又称为腱滑膜鞘。

笔记栏

（二）躯干肌

躯干肌包括胸肌、背肌、膈、腹肌和会阴肌。

1. 背肌　背肌位于躯干后面,分为浅、深两群。浅群主要有斜方肌、背阔肌。深群主要为竖脊肌。

（1）斜方肌　①位置:位于项部和背部。②起止:起自上项线、枕外隆凸、项韧带、第 7 颈椎和全部胸椎棘突,止于锁骨外 1/2,肩峰和肩胛冈。③作用:收缩时可使肩胛骨向脊柱靠拢;上部肌束可上提肩胛骨,下部肌束可使肩胛骨下降。

（2）背阔肌　①位置:位于背下部和胸后外侧。②起止:起自下 6 胸椎的棘突、全部腰椎的棘突、骶正中嵴和骶嵴后部等处。止于肱骨小结节嵴。③作用:可使肱骨内收、旋内和后伸,当上臂上举固定时,可引体向上。

（3）竖脊肌　①位于背面棘突两侧(背侧沟内)。②起止:起自骶骨背面及髂嵴后部,向上分出许多肌束,沿途止于椎骨和肋骨,并到达颞骨乳突。③作用:收缩时可使脊柱后伸和仰头。

2. 胸肌　胸肌包括胸上肢肌和胸固有肌。胸上肢肌起自胸廓外面,止于上肢带骨或肱骨,包括胸大肌、胸小肌和前锯肌。胸固有肌主要为肋间内、外肌,参与构成胸壁,位于肋间隙内。

（1）胸大肌　①位置:位于胸廓的前上部。②起止:起自锁骨内侧半、胸骨和第 1~6 肋软骨等处,止于肱骨大结节嵴。③作用:收缩时可使臂内收、旋内和前屈。

（2）前锯肌　①位置:位于胸廓侧壁。②起止:起自上 8~9 肋,肌束斜向上内方,止于肩胛骨内侧缘和下角。③作用:拉肩胛骨向前和紧贴胸廓,另有举臂和提肋的作用。

（3）肋间肌　位于肋间隙内,分为浅层的肋间外肌和深层的肋间内肌,前者可向上提肋助吸气,后者可降肋助呼气。

3. 膈　膈是位于胸、腹腔之间的穹窿形的阔肌,起自胸廓下口的周缘,止于中央的中心腱。膈上有 3 个裂孔。

（1）主动脉裂孔　位于第 12 胸椎体的前方,有主动脉和胸导管通过。

（2）食管裂孔　在主动脉裂孔的左前上方,约平第 10 胸椎,有食管和迷走神经通过。

（3）腔静脉孔　在食管裂孔的右前上方中心腱之上,约平第 8 胸椎,有下腔静脉通过。

膈为重要的呼吸肌,收缩时圆顶下降,胸腔容积扩大,以助吸气;松弛时相反,助呼气。

4. 腹肌　腹肌包括前群、外侧群和后群肌,均上附着于胸廓,下附着于骨盆。腹前壁肌为腹直肌;两侧为腹外斜肌、腹内斜肌和腹横肌;后群有腰大肌和腰方肌。

（1）腹直肌　位于腹前壁,腹直肌鞘内,为长形多腹肌,上有 3~4 条横行的腱划。

（2）腹外斜肌　位于腹前外侧壁浅层,肌束斜向前下方。其腱膜下缘增厚卷曲形成腹股沟韧带。

（3）腹内斜肌　位于腹外斜肌的深面,肌纤维斜向前上方。

（4）腹横肌　位于腹内斜肌的深面,肌束横行向前。

腹前外侧群肌具有保护、固定腹腔脏器的作用。收缩时可增加腹压,协助排便、呕吐、排尿、分娩和呼吸,还可使脊柱前屈、侧屈和旋转。

(5)腹直肌鞘 是腹前外侧群三层扁肌的腱膜包裹腹直肌而成的腱膜鞘。其中腹内斜肌腱膜的前层与腹外斜肌腱膜结合构成鞘的前层;腹内斜肌腱膜后层与腹横肌腱膜结合构成鞘的后层。在脐下 4~5 cm 以下,鞘后层转至腹直肌前面,参与构成鞘的前层。此处后层下缘形成一凹向上的游离缘,称弓状线或半环线。

(6)白线 位于腹前壁正中线上,腹直肌鞘之间,由腹直肌鞘纤维交织而成。

(7)腹股沟管 位于腹股沟韧带内侧半的上方,是腹前壁下部的肌肉之间的斜行裂隙,由外上斜向内下,长 4~5 cm,男性的精索或女性的子宫圆韧带由此通过。腹股沟管有两口、四壁:内口称腹股沟管深环或腹环,位于腹股沟韧带中点上方一横指处,是腹横筋膜随精索向外突出而形成的一个卵圆孔,即精索由腹腔进入腹股沟管的入口;外口称腹股沟管浅环或皮下环,是腹外斜肌腱在耻骨嵴外上方的三角形裂隙;管的前壁为腹外斜肌腱膜,在外 1/3 处有腹内斜肌的起始部;后壁为腹横筋膜,在内 1/3 处有联合腱;上壁为腹内斜肌与腹横肌的弓状下缘;下壁为腹股沟韧带。腹股沟管是腹壁的薄弱区,如果腹腔内容物经过此管脱出坠入阴囊,称为腹股沟斜疝。

(三)颈肌

1.浅群 主要为胸锁乳突肌,位于颈的两侧。一侧收缩时使头向同侧倾斜,面部转向对侧。两侧同时收缩,可使头后仰。

2.中群 舌骨上下肌群。

3.深群 主要有前、中、后斜角肌,前、中斜角肌与第 1 肋围成斜角肌间隙,锁骨下动脉和臂丛神经由此进入腋窝。

(四)头肌

头肌分为面肌和咀嚼肌。

1.面肌 面肌又称表情肌,绝大部分位于皮下附着于皮肤,收缩牵动面部皮肤参与调节面部表情,分布于面部孔裂的周围。位于颅顶的有枕额肌,位于眼裂、口裂的周围有眼轮匝肌、口轮匝肌和颊肌等。

2.咀嚼肌 咀嚼肌位于颞下颌关节周围,可运动该关节,主要有咬肌、颞肌、翼内肌和翼外肌。

(五)上肢肌

1.上肢带肌 包括三角肌、冈上肌、冈下肌、小圆肌、大圆肌和肩胛下肌。

三角肌位置:位于肩关节周围。起止:起于锁骨外侧段、肩峰、肩胛冈,止于肱骨三角肌粗隆。作用:收缩时可使肩关节外展、屈、伸、旋内和旋外。

2.臂肌 臂肌分前、后两群。前群为屈肌群,后群为伸肌群。

(1)前群:有三块,即肱二头肌、肱肌和喙肱肌。肱二头肌可屈肩、屈肘和使前臂旋后。肱肌可使肘关节屈。喙肱肌可使肩关节内收和前屈。

(2)后群:为肱三头肌,收缩时可伸肘关节,内收肩关节。

3.前臂肌

(1)前群:主要由屈腕、屈指和前臂旋前的肌构成。主要有尺侧腕屈肌、桡侧腕屈肌、指浅屈肌、指深屈肌、旋前圆肌和旋前方肌等。

(2)后群:主要由伸腕、伸指和前臂旋后的肌构成。主要有尺侧腕伸肌、桡侧腕长伸肌、桡侧腕短伸肌、指伸肌和旋后肌等。

4.手肌

(1)内侧群:称小鱼际。

(2)外侧群:称鱼际。

(3)中间群:由蚓状肌和骨间肌组成。

(六)下肢肌

1.髋肌

(1)前群:有髂腰肌和阔筋膜张肌。

(2)后群:位于臀部,主要有臀大肌、臀中肌、臀小肌和梨状肌。

臀大肌:位于臀部浅层,主要可使髋关节后伸和旋外。

梨状肌:位于臀大肌深面和臀中肌下方,通过坐骨大孔,形成梨状肌上、下孔,孔内有血管、神经通过。

2.大腿肌

(1)前群:有股四头肌和缝匠肌。

股四头肌:位于大腿前部,其肌腱向下形成髌韧带,是有力的伸膝关节肌。其中的股直肌有屈髋关节的作用。

缝匠肌:是人体最长的肌,起自髂前上棘,止于胫骨上端内侧。屈髋关节和膝关节。

(2)内侧群:位于大腿内侧部,主要有长收肌、大收肌和股薄肌等,主要作用是内收髋关节。

(3)后群:位于大腿的后面,有股二头肌、半腱肌、半膜肌。3块肌可屈膝关节和伸髋关节。

3.小腿肌

(1)前群:有胫骨前肌,趾长伸肌和蹈长伸肌,3块肌可使足背屈,胫骨前肌可使足内翻,趾长伸肌可伸2～5趾,蹈长伸肌可伸蹈趾。

(2)外侧群:有腓骨长肌和腓骨短肌,能使足外翻并跖屈。

(3)后群分浅、深两层。浅层有小腿三头肌,即腓肠肌和比目鱼肌,此肌可使足跖屈。深层有胫骨后肌、蹈长屈肌和趾长屈肌。3块肌使足跖屈,胫骨后肌可使足内翻,蹈长屈肌可屈拇趾,趾长屈肌可屈2～5趾。

学习指导

肌是运动系统中的动力部分,学习中应密切联系已有的骨学与骨连结的知识,将运动系统作为一个整体来认识。

一、学习方法

1.分清主次,明确要求　肌数目多,起点复杂,不易记忆。学习时要分清主次,明确要求,将临床上常用的、表浅的、可作为体表标志的肌,根据不同的情况,分别掌握其名称、位置。

2.熟悉命名原则　体内的肌均按一定的原则命名。根据形态命名的如斜方肌、三角肌,根据功能命名的如屈肌、伸肌、旋前肌、旋后肌等,根据肌纤维走行方向命名的如直肌、斜肌等。体内的肌多数采用综合命名法,如腹肌。

3.充分利用标本　直观地在标本上学习和记忆肌的位置、起止点、形态、纤维走向,比单纯死记教材内容和观察图谱效果更好。初学者应尽量克服恐惧心理,主动接触标本,提高辨认能力。

4.分析理解记忆　肌肉的主要功能是收缩,每块肌肉所产生的特定作用,主要取决于肌肉作用的条件,如起止点、纤维走向、与关节的关系等,根据这些来理解肌肉的作用。

二、重点、难点及其解析

(一)腹肌及其形成的结构

1.腹前外侧群肌　见表1-1-1。

表1-1-1　腹前外侧群肌的解剖位置

名称	位置	肌纤维走向
腹直肌	腹前壁正中线两侧	纵行
腹外斜肌	腹前外侧壁浅层	外上—前下方
腹内斜肌	腹外斜肌深面	呈扇形分布
腹横肌	腹内斜肌深面	横行向前

2.腹肌形成的结构

(1)腹直肌鞘

前层:腹外斜肌腱膜、腹内斜腱膜前层。

后层:腹横肌腱膜、腹内斜肌腱膜后层。

(2)腹股沟管

位置:位于腹股沟韧带内侧半的上方。

形态:为腹肌间的斜行裂隙,长4～5 cm,有四壁两口。内口称腹股沟管深环(腹环),外口为腹股沟管浅环(皮下环)。

内容物:男性有精索,女性有子宫圆韧带通过。

(二)全身主要的肌性标志

1.胸锁乳突肌　当面部转向外侧时,在颈前部可看到胸锁乳突肌呈条索状隆起。

2.胸大肌　在胸壁上部,可看到呈扇形的肌性隆起。

3.三角肌　在肩部形成圆隆的外形。

4.肱二头肌　当曲肘握拳时,此肌收缩,可在臂前面见到明显的膨隆,在肘窝中央,可摸到此肌的肌腱。

5.股四头肌　在大腿前部,4个头汇成股四头肌肌腱,向下延续为髌韧带。

6.臀大肌　在臀部形成圆隆外形。

7. 小腿三头肌　在小腿后面,可明显看到该肌隆起的肌腹,并向下形成粗大的跟腱。

临床应用

1. 肌可作为体表标志　体内某些肌位置表浅,可以在体表看到或触摸到,这些肌常常被用来作为肌性标志,确定内脏器官及血管、神经的位置,穿刺、注射、针灸和手术切口的选择。如利用胸锁乳突肌作为确定颈部血管、神经的位置,用腹直肌作为腹部选择手术切口的标志。

2. 肌的功能在诊断神经病变中的应用　肌的活动是在神经系统支配下进行的,当神经有病变或损伤时,肌的活动就会减弱或丧失。因此,通过检查肌的活动,可以了解神经功能是否正常。如桡神经支配前臂伸肌,当桡神经受损时,前臂伸肌功能丧失,致腕关节不能伸(垂腕)。肌与骨、关节的作用互相影响,但肌的作用是主动的。当肌萎缩时,骨质退化;相反,骨和关节的疾病也可能引起肌的萎缩。

3. 肌的层次与手术的关系　位于躯干部的肌常常分成许多层次,在不同的区域,肌及筋膜的层次又不一样。例如经腹白线、腹直肌前面或腹直肌外缘以外做手术时,其层次和肌纤维方向都不一样。因此,在躯干某部位进行手术时,要准确了解肌及筋膜的层次、肌纤维方向,才能准确地到达手术部位,避免损伤血管、神经等。

4. 体壁薄弱点与疝的关系　在体壁的某些部位,肌肉、筋膜较为薄弱,有一些部位又存在有自然孔裂,先天性发育不良或因腹内压增加,腹腔内的某些脏器可由这些薄弱部位或自然裂孔突出,形成疝。

自我测试

一、名词解释

1. 腱鞘　2. 斜角肌间隙　3. 腹股沟韧带　4. 腹直肌鞘　5. 腹股沟管　6. 半环线

二、填空题

1. 骨骼肌依其外形不同可分为_____、_____、_____和_____。

2. 肌腱主要由平行的_____构成,位于肌的两端并附着于_____。长肌的肌腱呈_____,扁肌的肌腱称_____。

3. 肌的辅助结构有_____、_____和_____。

4. 枕额肌有两个肌腹,两肌腹之间以_____相连。

5. 一侧胸锁乳突肌收缩,使头向_____侧倾斜,面转向_____侧,两侧同时收缩可使头_____。

6. 膈有 3 个裂孔,分别是_____、_____和_____,各孔主要有同名结构通过。

7. 膈是重要的呼吸肌,收缩时膈顶_____,胸腔容积_____,助_____。

8. 参与平静呼吸运动的主要肌是_____、_____和_____。

9. 腹前外侧壁的三层扁肌由浅入深依次是_____、_____和_____,三层扁肌的腱膜包绕腹直肌构成_____。

10.腹肌收缩,可使脊柱做_____、_____和_____运动。

11.参与构成腹股沟管的肌肉是_____、_____、和_____。

12.腹股沟管位于_____内侧半的上方,管内男有_____,女有_____通过。

13.肱二头肌的主要作用是_____,肱三头肌的主要作用是_____。

14.手肌分为_____、_____和_____。

15.股四头肌位于_____,有_____髋关节的作用,但它主要是_____膝关节。

16.临床肌内注射常用的部位是_____和_____。

17.小腿三头肌由_____和_____合成,向下续为粗大的_____,止于跟骨结节。

18.使足内翻的肌肉有_____和_____,使足外翻的主要肌肉是_____和_____。

三、单项选择题

1.关于骨骼肌,下列选项中正确的是
  A.可分为随意肌和不随意肌   B.均起于骨骼止于骨骼
  C.常跨过至少一个关节   D.起点叫肌腹,止点叫肌腱
  E.每一块肌的外面都有浅、深筋膜包裹

2.对骨骼肌的描述,正确的是
  A.每块肌都是由两头的肌腱和中间的肌腹组成
  B.肌腱比肌腹具有更强的收缩力
  C.肌腱多位于关节或有摩擦的地方
  D.多头多腹多腱是骨骼肌的普遍现象
  E.肌的附着点也称止点

3.深筋膜
  A.包被全身各部   B.其内含有血管、神经
  C.常作为肌的止点   D.可随肌而分层
  E.不与骨膜相连

4.滑膜囊
  A.为封闭的结缔组织囊   B.多位于腱与骨摩擦处
  C.可与关节腔相通   D.内有滑液,起减少摩擦的作用
  E.以上都对

5.腱鞘
  A.是包裹在肌肉外面的鞘管
  B.腱滑膜鞘可分为纤维层和滑膜层
  C.手指的长期运动可导致腱鞘损伤,称腱鞘炎
  D.滑膜层对肌腱具有滑车和约束作用
  E.多位于活动性较大的部位

6. 面肌
   A. 局限于面部
   B. 可分为咀嚼肌和表情肌
   C. 起止于不同的颅骨
   D. 主要分布于面部孔裂周围,有环形肌和辐射肌 2 种
   E. 枕额肌不属于表情肌

7. 枕额肌
   A. 为二腹肌　　　　　　　　　　B. 中间的腱膜称为帽状腱膜
   C. 与皮肤及皮下组织合称头皮　　D. 收缩时可以提眉
   E. 以上都对

8. 一侧翼内肌收缩可使下颌骨
   A. 上提并向同侧运动　　　　　　B. 上提并向对侧运动
   C. 上提并向后方运动　　　　　　D. 下降并向同侧运动
   E. 下降并向对侧运动

9. 使下颌骨上提和后退的肌是
   A. 颞肌　　　　　　　　　　　　B. 咬肌
   C. 翼内肌　　　　　　　　　　　D. 翼外肌
   E. 二腹肌

10. 使下颌骨向对侧运动的肌是
   A. 同侧的翼内肌和对侧的翼外肌　　B. 对侧的翼内肌和同侧的翼外肌
   C. 同侧的翼内肌和翼外肌　　　　　D. 对侧的翼内肌和翼外肌
   E. 以上都不是

11. 止于颞下颌关节盘的肌是
   A. 咬肌　　　　　　　　　　　　B. 颞肌
   C. 翼内肌　　　　　　　　　　　D. 翼外肌
   E. 以上都不是

12. 左侧胸锁乳突肌单独作用时
   A. 颈椎充分伸　　　　　　　　　B. 颈椎充分屈
   C. 头向后仰脸转向右侧　　　　　D. 头向后仰脸转向左侧
   E. 颈侧屈

13. 斜方肌
   A. 上起于枕外隆突和上项线　　　B. 项部起于项韧带和第 7 颈椎棘突
   C. 下部起于全部胸椎棘突　　　　D. 止于肩峰、肩胛冈和锁骨外侧 1/3
   E. 以上全对

14. 背阔肌可使
   A. 肩胛骨后移、旋外　　　　　　B. 肩关节旋外、后伸
   C. 肩关节内收、后伸　　　　　　D. 肩关节内收、旋外
   E. 脊柱向同侧屈

15. 胸大肌止于
   A. 肱骨大结节　　　　　　　　　B. 肱骨大结节嵴

笔记栏

C.肱骨小结节   D.肱骨小结节嵴

E.结节间沟

16.胸大肌可使

 A.肩关节旋内、上提躯干和肋   B.肩关节内收、旋外、上提躯干

 C.肩关节前屈、环转、上提躯干   D.肩关节内收、环转、前屈

 E.肩关节内收、前屈并上提躯干

17.前锯肌

 A.起于下 8 位肋骨的外面   B.止于肩胛骨下角和外侧缘

 C.使肩胛骨下角向内下旋   D.协助臂上举

 E.内收肩关节

18.属于胸上肢肌的一组是

 A.胸大肌、胸小肌、背阔肌   B.胸大肌、胸小肌、肩胛下肌

 C.胸大肌、胸小肌、前锯肌   D.肋间内肌、肋间外肌、肋间最内肌

 E.以上都是

19.肋间外肌

 A.起自下一肋的上缘,止于上一肋的下缘

 B.共有 12 对

 C.肌束走行方向与肋间内肌相反

 D.提肋,增大胸廓前后径及横径,助吸气

 E.降肋,缩小胸廓前后径及横径,助呼气

20.肋间内肌

 A.起于上一肋止于下一肋   B.位于肋间隙的最内侧

 C.肌纤维走行与肋间外肌相反   D.下拉肋骨,增加胸廓上下径,助吸气

 E.与肋间外肌的神经支配相同

21.腔静脉孔约平对

 A.第 8 胸椎   B.第 9 胸椎

 C.第 10 胸椎   D.第 11 胸椎

 E.第 12 胸椎

22.食管裂孔约平对

 A.第 8 胸椎   B.第 9 胸椎

 C.第 10 胸椎   D.第 11 胸椎

 E.第 12 胸椎

23.主动脉裂孔约平对

 A.第 8 胸椎   B.第 9 胸椎

 C.第 10 胸椎   D.第 11 胸椎

 E.第 12 胸椎

24.膈肌

 A.呈凹向下的穹窿形

 B.起点分为胸骨部、肋部和腰部

 C.三部起点之间有小裂隙,称胸肋三角和腰肋三角

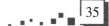

D.右侧膈穹窿比左侧高

E.以上都对

25.白线

A.位于腹前壁正中线上　　　　　　B.是左右腹直肌鞘的间隔

C.由三层扁肌的腱膜交织而成　　　D.中点处薄弱,脏器可由此处突出

E.以上都对

26.腹外斜肌

A.起于上8位肋骨的外面　　　　　B.止于髂嵴和腹白线

C.肌纤维走向与深面的腹内斜肌相反　D.在弓状线处移行为腱膜

E.腱膜向内包裹腹直肌

27.腹内斜肌

A.起于下8位肋骨的外面　　　　　B.肌纤维从后下走向内上

C.腱膜分层包裹腹直肌,并形成腱划　D.与腹外斜肌腱膜一起形成联合腱

E.以上都对

28.腹横肌

A.位于腹直肌深面　　　　　　　　B.起于下6位肋软骨外面

C.部分起于胸腰筋膜和髂嵴　　　　D.腱膜与腹直肌前面或后面相贴

E.参与形成腹股沟管前壁、上壁和后壁

29.腹直肌

A.位于腹直肌鞘内　　　　　　　　B.有3~4条横行的腱划

C.前方邻腹内斜肌或腹横肌腱膜　　D.收缩时可降肋助呼气

E.以上都对

30.腹直肌鞘

A.前层由腹外斜肌腱膜形成

B.后层由腹横肌腱膜形成

C.前层有3~4条横行的腱划

D.后层脐以下缺如形成弓状线(半环线)

E.两侧腹直肌鞘在中线上隔有腹白线

31.具有降肋助呼气作用的是

A.肋间外肌和肋间内肌　　　　　　B.肋间内肌和腹前外侧肌群

C.肋间内肌和膈肌　　　　　　　　D.膈肌和腹前外侧肌群

E.以上都可以

32.三角肌

A.为胸上肢肌　　　　　　　　　　B.起于锁骨全长、肩峰和肩胛冈

C.从四周包绕肩关节　　　　　　　D.由桡神经支配

E.主要使肩关节外展

33.外展肩关节的肌是

A.三角肌和冈上肌　　　　　　　　B.三角肌和大圆肌

C.斜方肌和冈上肌　　　　　　　　D.斜方肌和三角肌

E.肩胛下肌和前锯肌

34.大圆肌可使肩关节
    A.伸、旋外和内收　　　　　　　B.屈、旋内和内收
    C.伸、旋内和内收　　　　　　　D.伸和旋外
    E.以上都不对

35.止于肱骨小结节的肌是
    A.大圆肌　　　　　　　　　　　B.小圆肌
    C.肩胛下肌　　　　　　　　　　D.冈上肌
    E.冈下肌

36.肱二头肌肌腱
    A.穿过肩关节囊　　　　　　　　B.走行于结节间沟内
    C.位于肘窝中央　　　　　　　　D.止于桡骨粗隆
    E.由正中神经支配

37.对肱二头肌的描述,正确的是
    A.长头起于喙突　　　　　　　　B.短头起于肱骨
    C.止于尺骨冠突　　　　　　　　D.两头下降于结节间沟内
    E.可使旋前的前臂旋后

38.对肱三头肌的描述,正确的是
    A.长头起自盂上结节　　　　　　B.内、外侧头分别起自桡神经沟上、下方
    C.止于尺骨冠突　　　　　　　　D.能伸肘,伸肩并内收
    E.以上都对

39.能使腕关节内收的肌是
    A.旋前圆肌、旋前方肌　　　　　B.尺侧腕伸肌、尺侧腕屈肌
    C.桡侧腕伸肌、尺侧腕伸肌　　　D.尺侧腕屈肌、桡侧腕屈肌
    E.尺侧腕伸肌、桡侧腕屈肌

40.旋前圆肌
    A.起于尺骨　　　　　　　　　　B.止于桡骨外侧面中部
    C.仅能使前臂旋前　　　　　　　D.构成肘窝的底
    E.以上都对

41.桡侧腕屈肌
    A.起于肱骨外上髁　　　　　　　B.止于第2掌骨底
    C.位于前臂前面最外侧　　　　　D.构成肘窝外下界
    E.由桡神经支配

42.尺侧腕屈肌
    A.起于尺骨体前面　　　　　　　B.肌腱穿过腕管
    C.止于第5掌骨　　　　　　　　D.可协助腕内收
    E.以上都不对

43.髂腰肌
    A.由腰大肌和髂肌组成　　　　　B.止于股骨小转子
    C.下肢固定时可使躯干前屈　　　D.屈髋并旋外
    E.以上都对

44. 伸髋的主要肌是
    A. 臀大肌   B. 臀中肌
    C. 臀小肌   D. 梨状肌
    E. 以上都是

45. 使髋关节内收的肌是
    A. 髂腰肌   B. 耻骨肌
    C. 梨状肌   D. 臀大肌
    E. 闭孔内肌

46. 起于骨盆内面,止于股骨的肌是
    A. 臀大肌、臀中肌、臀小肌   B. 闭孔内肌和梨状肌
    C. 闭孔内肌和闭孔外肌   D. 耻骨肌和闭孔内肌
    E. 闭孔外肌和股方肌

47. 梨状肌
    A. 起于骶骨前面   B. 止于股骨大转子
    C. 穿过坐骨大孔   D. 外旋、外展髋关节
    E. 以上都对

48. 屈髋、屈膝的肌是
    A. 股直肌   B. 股二头肌
    C. 缝匠肌   D. 半腱肌
    E. 半膜肌

49. 屈髋并使股骨旋外的肌是
    A. 臀大肌   B. 臀中肌
    C. 臀小肌   D. 梨状肌
    E. 髂腰肌

50. 伸髋并使股骨旋外的肌是
    A. 臀大肌   B. 臀中肌
    C. 臀小肌   D. 梨状肌
    E. 髂腰肌

51. 使髋关节旋内并旋外的肌是
    A. 臀大肌和臀中肌   B. 臀中肌和臀小肌
    C. 臀小肌和梨状肌   D. 梨状肌和闭孔内肌
    E. 以上都不是

52. 股中间肌
    A. 位于股直肌深面   B. 起于髂前下棘
    C. 向下止于髌骨   D. 可屈髋、屈膝
    E. 以上都不对

53. 大收肌
    A. 为内收肌群中最深的肌   B. 起于耻骨支、坐骨支和坐骨结节
    C. 止于股骨粗线和收肌结节   D. 主要使髋关节内收
    E. 以上都对

54. 止于腓骨头的肌是
  A. 股二头肌   B. 半腱肌
  C. 半膜肌   D. 腓肠肌外侧头
  E. 腓骨长肌

55. 半膜肌
  A. 起于坐骨棘   B. 有 2 个头
  C. 止于腓骨头   D. 可屈髋关节
  E. 是胫骨的内旋肌

56. 具有屈膝、屈踝作用的肌是
  A. 胫骨后肌   B. 腓肠肌
  C. 比目鱼肌   D. 趾长屈肌
  E. 腓骨长肌

57. 具有伸踝、足内翻作用的肌是
  A. 胫骨前肌   B. 胫骨后肌
  C. 腓骨长肌   D. 腓骨短肌
  E. 以上都不是

58. 具有屈踝、足内翻作用的肌是
  A. 胫骨前肌   B. 胫骨后肌
  C. 腓骨长肌   D. 腓骨短肌
  E. 以上都不是

59. 跟腱
  A. 由腓肠肌内、外侧头和比目鱼肌合成   B. 止于跟结节
  C. 是小腿后肌群共同汇合点   D. 断裂后踝不能屈
  E. 以上都对

60. 对骨骼肌形状的描述,**不正确**的是
  A. 肌的两头部分叫肌腱   B. 宽且扁的肌腱叫腱膜
  C. 位于肌肉中心的肌腱叫中心腱   D. 位于两个肌腹间的腱叫中间腱
  E. 肌腱收缩持久,省力

61. 肌的形态分类**不包括**
  A. 长肌   B. 短肌   C. 扁肌
  D. 轮匝肌   E. 开大肌

四、多项选择题

1. 属于躯干肌的是
  A. 斜方肌   B. 胸大肌   C. 三角肌
  D. 髂腰肌   E. 膈

2. 背阔肌可使肱骨
  A. 内收   B. 外展   C. 旋内
  D. 环转   E. 后伸

3. 胸大肌可使肱骨
  A. 内收   B. 旋外   C. 旋内

D.外展　　　　　　　　E.后伸

4.关于肋间肌的描述,正确的是

　A.肋间外肌提肋　　　B.肋间外肌降肋　　　C.肋间内肌提肋

　D.肋间内肌降肋　　　E.是重要的呼吸肌

5.关于斜方肌的描述,正确的是

　A.为背上部浅层阔肌

　B.止于肩胛骨和锁骨

　C.可使肩胛骨上提、下降

　D.一侧肌收缩可使颈向同侧屈,脸转向对侧

　E.两侧同时收缩使头后仰

6.通过膈的结构有

　A.上腔静脉　　　　　B.下腔静脉　　　　　C.气管

　D.食管　　　　　　　E.主动脉

7.关于胸锁乳突肌的描述,正确的是

　A.是颈部浅层肌　　　　　　　　　B.按起止点命名

　C.一侧肌收缩可使颈向对侧屈,脸转向同侧　D.两侧同时收缩使头后仰

　E.两侧同时收缩使头前屈

8.前臂前群肌的作用主要是

　A.屈肘　　　　　　　B.屈腕　　　　　　　C.屈指

　D.旋后　　　　　　　E.旋前

9.前臂后群肌的作用主要是

　A.伸肘　　　　　　　B.伸腕　　　　　　　C.伸指

　D.旋后　　　　　　　E.旋前

10.伸髋关节又能屈膝关节的肌肉是

　A.缝匠肌　　　　　　B.股二头肌　　　　　C.半腱肌

　D.半膜肌　　　　　　E.股直肌

11.屈和内旋膝关节的肌肉有

　A.半腱肌　　　　　　B.半膜肌　　　　　　C.缝匠肌

　D.股二头肌　　　　　E.比目鱼肌

12.关于小腿三头肌的描述,正确的是

　A.腓肠肌内外侧头起自胫骨内外侧踝　B.比目鱼肌起自胫骨腓骨的后面

　C.汇合成跟腱止于跟骨结节　　　　　D.屈膝和使踝背屈

　E.是小腿浅层肌

13.关于颊肌的描述,正确的是

　A.为咀嚼肌之一　　　B.紧贴口腔侧壁　　　C.止于颊黏膜

　D.帮助咀嚼和呼吸　　E.帮助吹奏

14.咀嚼肌包括

　A.颊肌　　　　　　　B.咬肌　　　　　　　C.颞肌

　D.翼内肌　　　　　　E.翼外肌

15.关于胸锁乳突肌的描述,正确的是
  A.是舌骨下肌群的一对强有力的肌　　B.起于胸骨柄前方和锁骨胸骨端
  C.止于乳突　　　　　　　　　　　　D.一侧病变痉挛时可引起斜颈
  E.受颈丛支配

16.一侧肌收缩,使头向同侧屈,脸转向对侧的肌有
  A.颈阔肌　　　　　　　B.胸锁乳突肌　　　　　C.前斜角肌
  D.斜方肌　　　　　　　E.竖脊肌

17.斜方肌起于
  A.项韧带　　　　　　　B.枕外隆凸　　　　　　C.第1~7颈椎棘突
  D.第1~12胸椎棘突　　E.以上全对

18.竖脊肌收缩可以
  A.伸脊柱　　　　　　　B.仰头　　　　　　　　C.侧屈脊柱
  D.伸髋　　　　　　　　E.降肩胛骨

19.胸大肌收缩
  A.提肋助吸气　　　　　B.上提躯干　　　　　　C.内收肩关节
  D.内旋肩关节　　　　　E.前屈肩关节

20.引体向上时,轮廓最明显的肌肉是
  A.三角肌　　　　　　　B.肱二头肌　　　　　　C.肱三头肌
  D.胸大肌　　　　　　　E.背阔肌

21.关于前锯肌的描述,正确的是
  A.起于上8~9位肋骨后方　　　　　B.止于肩胛骨内侧缘和下角
  C.收缩时拉肩胛骨向胸廓靠拢　　　D.收缩时拉肩胛骨下角旋外
  E.损伤后形成"翼状肩"

22.属于胸固有肌的是
  A.肋间外肌　　　　　　B.肋间内肌　　　　　　C.前锯肌
  D.胸小肌　　　　　　　E.胸大肌

23.使臂举过头的主要肌是
  A.斜方肌　　　　　　　B.肩胛提肌　　　　　　C.前锯肌
  D.三角肌　　　　　　　E.肱二头肌

24.降肋助呼气的肌有
  A.肋间外肌　　　　　　B.肋间内肌　　　　　　C.肋间最内肌
  D.膈肌　　　　　　　　E.腹直肌

25.提肋助吸气的肌有
  A.肋间外肌　　　　　　B.肋间内肌　　　　　　C.胸大肌
  D.胸小肌　　　　　　　E.膈肌

26.关于膈的描述,正确的是
  A.腔静脉孔位于中心腱
  B.食管裂孔位于主动脉裂孔的左前上方
  C.主动脉裂孔位于左、右膈脚和脊柱之间
  D.胸肋三角和腰肋三角为膈的薄弱处,易形成膈疝

E. 以上都对

27. 主动脉裂孔

A. 平第 2 或 3 腰椎前方　　　　　　B. 位于左、右两个膈脚和脊柱之间

C. 有主动脉和胸导管通过　　　　　　D. 有内脏大、小神经通过

E. 有迷走神经通过

28. 关于腹外斜肌的描述,正确的是

A. 在半环线处移行为腱膜

B. 纤维方向与深面的腹内斜肌相反

C. 可降肋助呼气

D. 与腹股沟韧带之间留有裂隙,称腹股沟管

E. 腱膜向下与精索外筋膜延续

29. 关于腹内斜肌的描述,正确的是

A. 部分起于腹股沟韧带外 1/2

B. 腱膜在半环线以上分为两层包裹腹直肌

C. 参与构成腹股沟管前壁、上壁和后壁

D. 可降肋助呼气

E. 肌束向下移行为提睾肌

30. 关于腹横肌的描述,正确的是

A. 位于腹内斜肌深面　　　　　　　　B. 部分起于下 6 位肋软骨的内面

C. 腱膜不与腹直肌相贴　　　　　　　D. 肌束向下延续为提睾肌

E. 构成腹股沟管后壁的一部分

31. 关于腹直肌的描述,正确的是

A. 位于腹前壁中线上　　　　　　　　B. 上部为腹直肌鞘包绕

C. 下部后方与腹膜紧贴　　　　　　　D. 其中央有腹白线

E. 收缩时可屈躯干

32. 关于腹股沟韧带的描述,正确的是

A. 附着于髂前上棘和耻骨结节之间　　B. 是腹外斜肌腱膜的边缘

C. 构成腹股沟管的下壁　　　　　　　D. 是腹内斜肌腱膜和腹横肌腱膜的止点

E. 该韧带无临床意义

33. 腹肌主动收缩可引起

A. 咳嗽　　　　　　　B. 平静呼吸　　　　　　C. 躯干旋转

D. 用力吸气　　　　　E. 脊柱侧屈

34. 使肩关节外展的肌有

A. 斜方肌　　　　　　B. 三角肌　　　　　　　C. 冈上肌

D. 冈下肌　　　　　　E. 前锯肌

35. 肱二头肌**不能**完成哪些运动

A. 屈肘关节　　　　　B. 使旋前的前臂旋后　　C. 使旋后的前臂旋前

D. 屈肩关节　　　　　E. 内收肩关节

36. 屈肘关节的肌有

A. 旋前圆肌　　　　　B. 肱三头肌　　　　　　C. 肱肌

D. 喙肱肌　　　　　　　　E. 肱桡肌

37. 关于肱三头肌的描述,正确的是
  A. 为前臂伸肌　　　　　　　B. 伸肘关节
  C. 长头可协助肩关节内收和后伸　　D. 长头分隔三边孔和四边孔
  E. 由腋神经支配

38. 关于桡侧腕屈肌的描述,正确的是
  A. 通过腕管　　　　B. 协助屈腕　　　　C. 协助腕外展
  D. 起于桡骨　　　　E. 止于第2掌骨

39. 参与屈膝关节的肌有
  A. 股二头肌　　　　B. 腓肠肌　　　　C. 缝匠肌
  D. 比目鱼肌　　　　E. 半腱肌

五、简答题

1. 试分析深呼吸都有哪些肌肉参与。
2. 哪些肌肉瘫痪可导致"翼状肩""方形肩""爪形手""猿手"特征?为什么?
3. 小腿前群和外侧群肌肉瘫痪,足呈"马蹄内翻足"畸形,行走时产生跨阈步态,为什么?
4. 参与呼吸运动的肌肉主要有哪些?
5. 试述膈的裂孔名称、位置和所通过的结构。

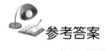 参考答案

一、名词解释

1. 腱鞘:是包围在长肌腱外面的鞘管,存在于活动度较大的部位,如腕、踝、手指和足趾等处,它使腱固定于一定的位置,并减少腱与骨面的摩擦。腱鞘可分为纤维层和滑膜层两部分。

2. 斜角肌间隙:前、中斜角肌与第1肋之间的腔隙为斜角肌间隙,有锁骨下动脉和臂丛通过。

3. 腹股沟韧带:腹外斜肌腱膜的下缘卷曲增厚连于髂前上棘与耻骨结节之间,称为腹股沟韧带,形成腹股沟管的下壁。

4. 腹直肌鞘:由腹前外侧壁三层扁肌的腱膜,前后包绕腹直肌所形成的鞘状结构,包括前层和后层。

5. 腹股沟管:为腹股沟韧带内侧半上方腹前壁下部的肌间裂隙,男性有精索,女性有子宫圆韧带通过。

6. 半环线:在脐下4~5 cm以下,腹直肌鞘后层转至腹直肌前面,此处后层下缘形成一凹向上的游离缘称半环线。

二、填空题

1. 长肌、短肌、扁肌、轮匝肌
2. 胶原纤维束、骨、条索状、腱膜
3. 筋膜、滑膜囊、滑膜鞘

4. 帽状腱膜

5. 同、对、后仰

6. 主动脉裂孔、食管裂孔、腔静脉孔

7. 下降、扩大、吸气

8. 肋间内肌、肋间外肌、膈

9. 腹外斜肌、腹内斜肌、腹横肌、腹直肌鞘

10. 前屈、侧屈、旋转

11. 腹外斜肌、腹内斜肌、腹横肌

12. 腹股沟韧带、精索、子宫圆韧带

13. 屈肘关节、伸肘关节

14. 外侧群、中间群、内侧群

15. 大腿前部、屈、伸

16. 三角肌、臀大肌

17. 腓肠肌、比目鱼肌、跟腱

18. 胫骨前肌、胫骨后肌、腓骨长肌、腓骨短肌

三、单项选择题

1. C 2. A 3. D 4. E 5. E 6. D 7. E 8. B 9. A 10. C

11. D 12. C 13. E 14. C 15. B 16. A 17. D 18. C 19. D 20. E

21. A 22. C 23. E 24. E 25. E 26. B 27. B 28. C 29. E 30. E

31. B 32. E 33. A 34. C 35. C 36. D 37. E 38. D 39. B 40. B

41. B 42. D 43. E 44. A 45. B 46. B 47. E 48. C 49. E 50. A

51. B 52. A 53. E 54. A 55. E 56. B 57. A 58. B 59. B 60. E

61. E

四、多项选择题

1. ABE 2. ACE 3. AC 4. AD 5. ABC 6. BDE 7. ABD 8. BCE 9. BCD

10. BCD 11. ABC 12. ABCE 13. BDE 14. BCDE 15. BCD 16. BD 17. ABD

18. ABC 19. ABCDE 20. BDE 21. BCDE 22. AB 23. ACD 24. BCE

25. AC 26. ABCDE 27. BC 28. CE 29. ABCDE 30. ABDE 31. BCE

32. ABC 33. ACE 34. BC 35. CE 36. ACE 37. BCD 38. BCE 39. ABCE

五、简答题

1. 吸气时膈、肋间外肌、胸大肌、胸小肌、前锯肌收缩。

呼气时膈松弛,肋间内肌、肋间最内肌、腹肌前外侧群(腹外斜肌、腹内斜肌、腹横肌、腹直肌)收缩。

2. 前锯肌作用为拉肩胛骨向前和紧贴胸廓,瘫痪后斜方肌作用相对加强而导致"翼状肩"。

方形肩:三角肌可使肩部呈圆隆形,瘫痪后导致"方形肩"。

爪形手:拇收肌瘫痪使拇指不能内收、小鱼际萎缩变平坦,骨间肌萎缩塌陷,使各指不能互相靠拢,各掌指关节过伸,第4、5指的指间关节弯曲,导致"爪形手"。

猿手:鱼际肌位于手掌拇指侧形成一隆起,可使拇指做展、屈、对掌等动作,瘫痪后

导致"猿手"。

3."马蹄内翻足"的成因:小腿前群肌伸踝关节和趾间关节,第3腓骨肌、小腿外侧群肌可使足外翻。腓总神经损伤后,造成前群肌和外侧群肌瘫痪,表现为小腿后群肌的作用增强,临床上出现足下垂、内翻且趾不能伸,形成"马蹄内翻足",行走呈"跨阈步态"。

4.参与呼吸运动的肌肉主要有肋间内肌、肋间外肌和膈。

5.①主动脉裂孔位于第12胸椎体的前方,有主动脉和胸导管通过。②食管裂孔在主动脉裂孔的左前上方,约平第10胸椎,有食管和迷走神经通过。③腔静脉孔在食管裂孔的右前上方中心腱之上,约平第8胸椎,有下腔静脉通过。

第二章
消化系统

📖 内容简要

一、消化管

上消化道：口→咽→食管→胃→十二指肠

下消化道：空肠→回肠→盲肠→升结肠→横结肠→降结肠→乙状结肠→直肠→肛管

（一）口腔

口腔 {
唇：上唇（人中）、下唇、口裂
颊：平对上颌第二磨牙颊黏膜处有腮腺管开口
腭：前 2/3 为硬腭，后 1/3 为软腭，后缘正中有腭垂
}

舌：分舌尖、舌体、舌根。

牙 {
分部：牙冠、牙颈、牙根
构成：牙质、釉质、牙骨质、牙髓
分类：乳牙 20 个，恒牙 32 个
牙式：乳牙用罗马数字（Ⅰ～Ⅴ）表示，恒牙用阿拉伯数字（1～8）表示，并以"+"表示上下颌及左右侧的牙位
}

牙周组织：牙周膜、牙槽骨、牙龈。

（二）咽

分部 {
鼻咽：咽鼓管咽口、咽隐窝
口咽：咽扁桃体
喉咽：梨状陷窝
}

（三）食管

位于气管后面、脊柱前方，全长 25 cm。分颈段、胸段和腹段，有三处狭窄。

（四）胃

位置：大部分位于左季肋区，小部分位于腹上区。

笔记栏

形态 { 两口:贲门、幽门
两缘:胃小弯(最低点称角切迹)、胃大弯
两壁:前、后壁

分部 { 贲门部:位于贲门附近的部分
胃底:贲门平面以上,向左上方膨出的部分
胃体:角切迹与胃底之间的部分
幽门部 { 幽门窦:位于左侧
幽门管:位于右侧

(五)小肠

分段 { 十二指肠 { 上部:起端称十二指肠球,是溃疡的好发部位
降部:后内侧壁有十二指肠大乳头,是胆总管和胰管的开口部位
水平部:走行于腹主动脉与肠系膜上动脉的夹角内
升部:至第 2 腰椎左侧形成十二指肠空肠曲,被十二指肠悬韧带
固定于腹后壁

空肠:小肠十二指肠以后部分的前 2/5
回肠:小肠十二指肠以后部分的后 3/5

(六)大肠

分段 { 盲肠:大肠的起始部,与回肠相接处形成回盲瓣
阑尾:位于右髂窝内,其根部在体表的投影位于右髂前上棘与脐连线的中外
1/3 交界处(即麦氏点)
结肠:升结肠、横结肠、降结肠、乙状结肠
直肠:内有直肠横襞,在矢状面上有 2 个弯曲,即骶曲和会阴曲
肛管:内有肛柱、肛瓣、齿状线等

二、消化腺

(一)肝

肝的位置:大部分位于右季肋区和腹上区,小部分位于左季肋区。肝上界与膈穹一致,右侧最高点在右锁骨中线与第 5 肋相交处;左侧在左锁骨中线与第 5 肋间隙相交处。肝下界在右侧与右肋弓一致;但在腹上区,肝下界在剑突下 3 cm 处可触及。

形态 { 两缘:前缘锐利,后缘钝圆
两面 { 膈面:向上膨隆,被镰状韧带分为左、右两叶
脏面 { H 沟 { 右纵沟:前为胆囊窝,后为腔静脉窝
左纵沟:前为肝圆韧带,后为静脉韧带
横沟:即肝门,有左右肝管、肝固有动脉、门静脉通过
分叶:左叶、右叶、方叶和尾状叶

肝的血液有两个来源:①肝固有动脉,属于肝的营养血管;②肝门静脉,属于肝的功能血管。

(二)胆囊

胆囊分为底、体、颈、管 4 部分,胆囊底体表投影在右锁骨中线与右肋弓交点的稍

下方。

输胆管道:是指将肝细胞分泌的胆汁输送到十二指肠的管道系统,简称胆道。

胆汁的产生及排出途径:

肝细胞分泌胆汁→胆小管→小叶间胆管→肝左、右管→ 肝总管→胆总管 →十二指肠腔

胆囊管

↑↑

胆囊

(三)胰腺

位置:位于胃的后方,平第 1~2 腰椎高度。

形态:质软、色灰红,分胰头、体和尾三部分。

微细结构{外分泌部:占大部分,合成多种消化酶
内分泌部:称胰岛,分泌激素

三、腹膜形成的结构

腹膜:是内衬于腹壁、盆壁、膈下面和被覆于腹、盆腔脏器表面的浆膜,薄而光滑,呈半透明状。腹膜分为壁腹膜(腹膜壁层)和脏腹膜(腹膜脏层)。

腹膜腔为壁腹膜与脏腹膜互相延续、移行,共同围成不规则的潜在性腔隙。男性腹膜腔是完全密闭的腔隙;女性腹膜腔借输卵管腹腔口、子宫、阴道与外界间接相通。

腹腔:由腹壁和膈围成。

腹膜的功能:具有分泌、吸收、保护、支持、修复和防御等多种功能。

腹膜形成的结构:

网膜{小网膜{肝胃韧带
肝十二指肠韧带
大网膜:连于胃大弯与横结肠之间的四层腹膜,覆盖小肠表面

系膜:小肠系膜、横结肠系膜、乙状结肠系膜及阑尾系膜。

韧带{镰状韧带:矢状位
冠状韧带:冠状位

陷凹{直肠膀胱陷凹:男性腹膜腔的最低部位
直肠子宫陷凹:女性腹膜腔的最低部位
膀胱子宫陷凹:浅而较小

 学习目标

掌握:消化系统的组成和功能。牙的分类和排列;口腔腺的位置及开口部位;食管的位置、形态、狭窄及意义;胃的位置、形态、分部;盲肠和阑尾。肝的形态、位置。

熟悉:牙的形态和结构;舌的形态和结构;咽的分部;小肠的位置;胆囊和输胆管道;胰的形态和位置。

了解:胃的毗邻、空肠与回肠的区别、阑尾末端的位置。

筆记栏

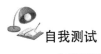自我测试

一、名词解释

1.上消化道　2.咽峡　3.回盲瓣　4.麦氏点　5.齿状线　6.肝门　7.胆囊三角

8.肝胰壶腹

二、填空题

1.口腔借上、下颌牙为界，分为前方的_____和后方的_____2部分。

2.腭垂两侧各有2条纵行的黏膜皱襞，前方的为_____,后方的为_____,两皱襞间的凹陷内有_____。

3.牙可分为_____、_____和_____3部分。

4.牙由_____、_____、_____和_____构成。

5.乳牙在出生后_____萌出，_____全部出齐，共_____个。

6.恒牙分为_____、_____、_____和_____4种。

7.腮腺导管开口于平对_____的颊黏膜上。

8.咽峡由_____、_____和_____围成。

9.消化管的黏膜层包括_____、_____和_____。

10.食管全长_____cm,上端在_____起始于咽，下端连于胃的_____。

11.食管全长有三处狭窄，第一处位于_____,距中切牙约_____;第二处位于_____,距中切牙约_____;第三处位于_____,距中切牙约_____。

12.在中度充盈时，胃大部分位于_____,小部分位于_____。

13.胃的入口称_____与_____相接，出口称_____与_____相通。

14.胃分为_____、_____、_____和_____4部。

15.胃底腺分泌_____,由_____、_____和_____3种细胞组成。

16.十二指肠全长_____cm,分为_____、_____、_____和_____四部。

17.大肠分为_____、_____、_____、_____和_____5部分。

18.盲肠和结肠的形态特征结构是具有_____、_____和_____。

19.阑尾根部的体表投影位于_____。

20.肝大部分位于_____和_____,小部分位于_____。

21.胆总管由_____和_____汇合而成。

22.胆囊位于_____,其作用是_____。

23.胆囊底的体表投影位置在_____与_____交点的稍下方。

24.胰腺横位于_____的后方，胰头被_____环抱，胰尾向左延伸至_____。

三、单项选择题

1.上消化道是指

　A.从口腔到胃　　　　　B.从口腔到十二指肠　　　C.从口腔到空肠

　D.从口腔到食管　　　　E.从食管到十二指肠

2.围成咽峡的结构是

　A.腭垂、舌扁桃体和舌根　　B.腭舌弓、腭咽弓及舌根

C.腭垂、腭舌弓及舌根 　　　D.腭垂、腭舌弓和腭咽弓

E.腭垂、腭咽弓和舌根

3.构成牙冠浅层的结构是

A.釉质 　　　　　　　　B.牙髓 　　　　　　　　C.牙颈

D.黏合质 　　　　　　　E.牙龈

4.⌊4 表示

A.左上颌第一前磨牙 　　B.右上颌第一前磨牙 　　C.左下颌第一前磨牙

D.右下颌第一前磨牙 　　E.左上颌第一磨牙

5.介于牙根和牙槽骨之间的致密结缔组织是

A.牙周膜 　　　　　　　B.牙骨质 　　　　　　　C.牙龈

D.牙髓 　　　　　　　　E.釉质

6.关于咽的描述,**错误**的是

A.咽是消化和呼吸的共同通道 　　　B.上端起于颅底

C.下端在第6颈颈椎下缘处与食管相续 　　D.后壁及两侧壁完整

E.自上而下分为鼻咽、口咽和喉咽3部分

7.腮腺导管开口处平对

A.上颌第二磨牙的颊黏膜 　　　　B.上颌第二前磨牙的颊黏膜

C.下颌第二磨牙的颊黏膜 　　　　D.下颌第二前磨牙的颊黏膜

E.上颌第一磨牙的颊黏膜

8.下列**不属于**口腔腺的是

A.腮腺 　　　　　　　　B.唇腺 　　　　　　　　C.舌下腺

D.胰腺 　　　　　　　　E.下颌下腺

9.下列**不属于**消化腺的是

A.胃底腺 　　　　　　　B.肠腺 　　　　　　　　C.口腔腺

D.胸腺 　　　　　　　　E.肝

10.有关阑尾的描述,**错误**的是

A.根部附于3条结肠带汇合处 　　B.多位于右髂窝内

C.连于盲肠的后内侧壁 　　　　D.麦氏点位于脐与右髂前上棘连线的中点处

E.末端游离,一般长6～8 cm

11.肝下面的横沟称为

A.胆囊窝 　　　　　　　B.下腔静脉窝 　　　　　C.肝门

D.方叶 　　　　　　　　E.肝圆韧带

12.外膜属于纤维膜的器官是

A.胃 　　　　　　　　　B.食管 　　　　　　　　C.空肠

D.盲肠 　　　　　　　　E.回肠

13.关于食管的描述,**错误**的是

A.可分为颈、胸、腹三段

B.第二狭窄位于食管与右主支气管交叉处

C.第三狭窄位于食管穿膈处

D.食管全长25 cm

E. 食管黏膜上皮为复层扁平上皮

14. 关于食管,正确的描述是

    A. 上端在第 6 颈椎平面起于喉   B. 肌层全部是平滑肌

    C. 三处狭窄距切牙分别是 15 cm、25 cm、50 cm   D. 食管位于气管的后方

    E. 食管位于气管的前方

15. 关于胃的叙述,**错误**的是

    A. 胃的入口称贲门、出口称幽门

    B. 分贲门部、胃底、胃体和幽门部

    C. 胃是腹膜内位器官

    D. 胃大部分位于右季肋区,小部分位于腹上区

    E. 胃壁自内而外由黏膜、黏膜下层、肌层和浆膜 4 层结构组成

16. 中等充盈的胃位于

    A. 左季肋区   B. 右季肋区和腹上区   C. 右季肋区

    D. 左季肋区和腹上区   E. 腹上区

17. 胃窦是指

    A. 小弯   B. 幽门部   C. 幽门窦

    D. 幽门管   E. 贲门部

18. 关于胃的叙述,**不正确**的是

    A. 胃底腺分泌胃液

    B. 幽门部分为左侧的幽门管和右侧的幽门窦

    C. 胃小弯的最低处为角切迹

    D. 胃底是指贲门平面以上膨出的部分

    E. 幽门窦近胃小弯处是胃溃疡和胃癌的好发部位

19. 十二指肠大乳头位于

    A. 十二指肠降部的外侧壁   B. 十二指肠降部的内侧壁

    C. 十二指肠降部的后壁   D. 十二指肠降部的后内侧壁

    E. 十二指肠降部的前内侧壁

20. 十二指肠叙述**错误**的是

    A. 为小肠的起始段   B. 呈"C"形从左侧包绕胰头

    C. 分为四部分   D. 上部又称球部

    E. 成人长约 25 cm

21. 十二指肠溃疡好发的部位在

    A. 十二指肠球部   B. 十二指肠纵襞   C. 十二指肠大乳头

    D. 十二指肠空肠区   E. 十二指肠水平部

22. 临床上判断空肠起始部的主要依据是

    A. 十二指肠纵襞   B. 小肠系膜   C. 十二指肠悬韧带

    D. 空肠粗管壁厚   E. 十二指肠空肠曲

23. **无结肠带**的肠管是

    A. 升结肠   B. 盲肠   C. 降结肠

    D. 直肠   E. 降结肠

24. 关于盲肠,叙述**错误**的是
    A. 是结肠的起始部   B. 为腹膜内位器官   C. 位于左髂窝内
    D. 左侧接回肠   E. 盲肠呈囊袋状,长 6～8 cm

25. 关于结肠,叙述**错误**的是
    A. 有结肠带、结肠袋和肠脂垂   B. 在第 3 骶椎水平续直肠
    C. 为大肠的一部分   D. 分为升结肠、横结肠、降结肠和直肠四部
    E. 升结肠和降结肠属腹膜间位器官

26. 阑尾手术时寻找阑尾的标志是
    A. 阑尾系膜   B. 盲肠   C. 阑尾动脉
    D. 结肠带   E. 阑尾瓣

27. 肝的大部分位于
    A. 腹上区   B. 左季肋区和腹上区   C. 右季肋区
    D. 右季肋区和腹上区   E. 左季肋区

28. 出入肝门的结构**不包括**
    A. 肝左管和肝右管   B. 肝固有动脉   C. 肝门静脉
    D. 肝静脉   E. 神经淋巴管

29. 胆总管
    A. 由肝左、右管汇合而成   B. 由胆囊管与胰管汇合而成
    C. 由肝总管与胆囊管汇合而成   D. 在肝胃韧带内下行
    E. 胆总管直径正常状态下可超过 1.0 cm

30. 关于胆囊,**错误**的是
    A. 有储存胆汁的作用   B. 有浓缩胆汁的作用
    C. 有分泌胆汁的作用   D. 胆囊位于胆囊窝内
    E. 螺旋襞有控制胆汁进出的作用

31. 肝门管区内的结构**不包括**
    A. 小叶间动脉   B. 小叶间静脉   C. 结缔组织
    D. 肝管   E. 小叶间胆管

32. 角切迹位于
    A. 胃大弯的最低处   B. 贲门处
    C. 胃与十二指肠的分界处   D. 胃小弯的最低处
    E. 幽门处

33. 阑尾根部的体表投影位于
    A. 脐与右髂前上棘连线的中、外 1/3 交点处
    B. 脐与右髂前上棘连线的中、内 1/3 交点处
    C. 脐与左髂前上棘连线的中、外 1/3 交点处
    D. 脐与右髂结节连线的中、外 1/3 交点处
    E. 脐与右髂后上棘连线的中、外 1/3 交点处

34. 关于胰的描述,**错误**的是
    A. 横贴于腹后壁相当于第 1～2 腰椎水平
    B. 胰头被十二指肠环抱

C.胰管纵贯胰的全长

D.是腹膜内位器官

E.分为头、体、尾三部

35.肝左纵沟前部容纳

A.下腔静脉 　　　　　　B.肝圆韧带 　　　　　　C.肝门静脉

D.静脉韧带 　　　　　　E.左右肝管

36.肝右纵沟前部容纳

A.胆囊 　　　　　　　　B.下腔静脉 　　　　　　C.肝圆韧带

D.肝门静脉 　　　　　　E.左右肝管

37.关于胰,**错误**的是

A.属于腹膜外位器官 　　　　　　B.其分泌物均排入十二指肠

C.胰管与胆总管汇合成肝胰壶腹 　　D.胰头被十二指肠环抱

E.胰管纵贯胰的全长

四、多项选择题

1.关于空肠,正确的描述是

A.位于腹腔的左上部 　　　　　　B.占空、回肠全长前2/5

C.空肠肠腔较粗、壁较厚 　　　　D.无皱襞

E.空肠肠绒毛低而疏

2.**不属于**上消化道的器官是

A.脾 　　　　　　　　　B.回肠 　　　　　　　　C.十二指肠

D.空肠 　　　　　　　　E.食管

3.下列消化管中衬有复层扁平上皮的是

A.空、回肠 　　　　　　B.胃 　　　　　　　　　C.食管

D.口腔 　　　　　　　　E.直肠

4.参与围成咽峡的结构是

A.腭垂 　　　　　　　　B.舌根 　　　　　　　　C.腭咽弓

D.腭舌弓 　　　　　　　E.软腭

5.没有结肠带、结肠袋和肠脂垂的是

A.盲肠 　　　　　　　　B.直肠 　　　　　　　　C.回肠

D.阑尾 　　　　　　　　E.横结肠

6.食管的描述正确的是

A.第二狭窄在与左主支管交叉处 　　B.第二狭窄在与右主支管交叉处

C.全长25 cm 　　　　　　　　　　D.上皮为复层扁平上皮

E.食管狭窄部位易损伤,是食管癌的好发部位

7.通过肝门的结构有

A.肝门静脉 　　　　　　B.肝固有动脉 　　　　　C.肝管

D.淋巴管、神经 　　　　E.肝静脉

五、问答题

1.试述肝的血液循环。

笔记栏

2. 写出胆汁的产生及排泄途径。

3. 描述肝的位置及体表投影。

4. 叙述胆囊的位置、分部及胆囊底的体表投影。

5. 说出急性阑尾炎时明显的压痛部位在何处，手术时如何寻找阑尾？

6. 简述消化管壁的一般结构。

7. 说出食管的位置、长度、狭窄及其意义。

8. 写出消化管道的连续关系。

9. 试述胃的位置及形态。

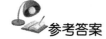 **参考答案**

一、名词解释

1. 上消化道：临床上把从口腔到十二指肠的这段消化管称为上消化道。

2. 咽峡：由腭垂、腭舌弓、舌根围成的结构称咽峡，是口和咽的分界。

3. 回盲瓣：回肠在盲肠的开口处形成上、下两片半月形的皱襞称为回盲瓣。

4. 麦氏点：阑尾根部的体表投影，通常在脐与右髂前上棘连线的中、外 1/3 交界处，此点称为麦氏点。

5. 齿状线：肛柱下端与肛瓣边缘连成锯齿状环行线，环绕肛管内面，称为齿状线。

6. 肝门：肝左右管、肝固有动脉、肝门静脉以及神经和淋巴管等出入肝的部位。

7. 胆囊三角：由胆囊管、肝总管和肝的脏面围成的三角形区域称胆囊三角。

8. 肝胰壶腹：胆总管经十二指肠上部后方下行，向下行走在十二指肠和胰头之间，至十二指肠降部间与胰管汇合处形成略膨大的结构称为肝胰壶腹。

二、填空题

1. 口腔前庭、固有口腔

2. 腭舌弓、腭咽弓、腭扁桃体

3. 牙冠、牙颈、牙根

4. 牙质、釉质、牙骨质、牙髓

5. 6 个月、3 周岁、20

6. 切牙、尖牙、前磨牙、磨牙

7. 上颌第二磨牙

8. 腭垂、腭舌弓、舌根

9. 上皮、固有层、黏膜肌层

10. 25、第 6 颈椎下缘、贲门

11. 起始部、15 cm、与左主支气管交叉处、25 cm、穿膈肌处、40 cm

12. 左季肋区、腹上区

13. 贲门、食管、幽门、十二指肠

14. 贲门部、胃底部、胃体部、幽门部

15. 胃液、主细胞、壁细胞、颈黏液细胞

16. 25、上部、降部、水平部、升部

17. 盲肠、阑尾、结肠、直肠、肛管

18. 结肠带、结肠袋、肠脂垂

19. 右髂前上棘与脐连线的中、外 1/3 交点处

20. 右季肋区、腹上区、左季肋区

21. 胆囊管、肝总管

22. 胆囊窝内、储存和浓缩胆汁

23. 右锁骨中线、右肋弓

24. 胃、十二指肠、脾门

三、单项选择题

1. B　2. C　3. A　4. A　5. A　6. D　7. A　8. D　9. D　10. D

11. C　12. B　13. B　14. D　15. D　16. D　17. B　18. B　19. D　20. B

21. A　22. C　23. D　24. C　25. D　26. D　27. D　28. D　29. C　30. C

31. D　32. D　33. A　34. D　35. B　36. A　37. B

四、多项选择题

1. ABC　2. ABD　3. CD　4. ABD　5. BCD　6. ACDE　7. ABCD

五、问答题

1. $\begin{cases} \text{肝门静脉} \rightarrow \text{小叶间静脉} \\ \text{肝固有动脉} \rightarrow \text{小叶间动脉} \end{cases}$ 肝血窦 → 中央静脉 → 小叶下静脉 → 肝静脉 → 下腔静脉

2. 肝细胞分泌胆汁 → 胆小管 → 小叶间胆管 → 肝左右管 → 肝总管 → 胆总管 → 十
$$\downarrow \nearrow$$
胆囊

二指肠。

3. 肝大部分位于右季肋区和腹上区,小部分位于左季肋区;右侧肝上界的最高点在右锁骨中线与第 5 肋的交点;肝的下界在右侧与肋弓基本一致,在腹上区比剑突低 3 cm。因此成人在平静呼吸时,在肋弓下缘不能触及肝脏。7 岁以下小儿,肝下界可超出肋弓下缘,但不会超出 2 cm。

4. 胆囊位于肝下面的胆囊窝内;分为底、体、颈、管四部;胆囊底的体表投影在右锁骨中线与右肋弓交点的稍下方。

5. 急性阑尾时明显的压痛部位位于麦氏点,即右髂前上棘与脐连线的中、外 1/3 交界处。手术时可根据 3 条结肠带的汇聚点寻找阑尾。

6. 消化管壁一般有四层结构,由内向外分别是黏膜层(由上皮、固有层及黏膜肌层构成)、黏膜下层、肌层和外膜。

7. 食管全长约 25 cm,位于气管与脊柱之间,上方在第 6 颈椎处与喉咽相接,下方与胃贲门相接;食管有三处狭窄,第一狭窄位于起始部,距上颌中切牙 15 cm;第二狭窄位于食管与左主支气管交叉处,距上颌中切牙 25 cm;第三狭窄位于食管穿过膈肌处,距上颌中切牙 40 cm,三处狭窄是食管异物滞留和肿瘤好发部位。

8. 口腔 → 咽 → 食管 → 胃 → 十二指肠 → 空肠 → 回肠 → 盲肠 → (阑尾) → 升结肠 → 横结肠 → 降结肠 → 乙状结肠 → 直肠 → 肛门。

9. 胃有两口即入口贲门、出口幽门;两壁,即前后两壁;两缘即上下两缘,上缘又叫胃小弯,下缘又叫胃大弯;胃大部分位于左季肋区,小部分位于腹上区。

第三章
呼吸系统

内容简要

一、呼吸道

上呼吸道:鼻、咽、喉。

下呼吸道:气管、主支气管及肺内的各级支气管。

(一)鼻

鼻由外鼻、鼻腔和鼻旁窦三部分组成。

鼻腔以鼻阈为界,分为鼻前庭和固有鼻腔。

鼻前庭:长有鼻毛,滤过空气,此处易发生疖肿。

固有鼻腔:外侧壁自上而下有3个突起,分别称上鼻甲、中鼻甲和下鼻甲,各鼻甲下方均有同名鼻道;两侧鼻腔共同的内侧壁为鼻中隔,由筛骨垂直板、犁骨及鼻中隔软骨被覆黏膜而成鼻黏膜,可分为嗅区和呼吸区。①嗅区,是上鼻甲及相对的鼻中隔的黏膜,有感受嗅觉的功能。②呼吸区,是嗅区以外的部分,对吸入的空气起加温、加湿作用。

鼻旁窦:上颌窦、额窦、蝶窦和筛窦。其中,额窦、上颌窦、筛窦前群和中群开口于中鼻道;筛窦后群开口于上鼻道;蝶窦开口于蝶筛隐窝。鼻旁窦对发音起共鸣作用。

(二)喉

位置:位于颈前正中,咽腔喉部前方,成人与第5～6颈椎相对,随吞咽和发音可上下移动。

喉软骨:甲状软骨、环状软骨、杓状软骨和会厌软骨。

喉的连接:环甲关节、环杓关节、弹性圆锥、甲状舌骨膜。

喉腔:上口为喉口,通喉咽,下口续于气管;借前庭襞和声襞分为3部分,即喉前庭、喉中间腔、声门下腔。

喉肌:根据喉肌的功能可分为两群,一群作用于环甲关节,紧张或松弛声韧带;一群作用于环杓关节,扩大或缩小声门裂。

(三)气管

位置:颈前正中,平胸骨角处分左、右主支气管。

气管切开部位:在第 3 ~ 5 气管软骨处。

左右主支气管形态特点:左主支气管细长,走行近水平位;右主支气管粗短,走行方向垂直。

二、肺

位置:位于胸腔内,纵隔的两侧,左、右各一。

形态:肺呈圆锥形,具有一尖、一底、两面和三缘;肺尖、膈面、肋面、纵隔面、肺门、肺根、心切迹。

左右肺特点:左肺 2 叶,右肺 3 叶;左肺狭长,前缘有心切迹;右肺宽短,前缘近乎垂直。

肺的血管:①功能性血管,即肺循环的血管。②营养性血管,即支气管血管。

三、胸膜和纵隔

胸膜:为覆盖在胸壁内面、纵隔两侧(壁胸膜)和肺表面(脏胸膜)的一层薄而光滑的浆膜。

胸膜的分部:脏胸膜紧贴肺表面,并伸入到肺裂内,与肺实质紧密结合而不能分离,故又称肺胸膜。壁胸膜按部位分为四部。①肋胸膜:衬于肋和肋间隙内面。②膈胸膜:覆盖膈上面。③纵隔胸膜:位于纵隔两侧。④胸膜顶:为肋胸膜与膈胸膜向上延伸突入颈部的部分。

胸膜的体表投影:是指壁胸膜各部互相移行形成的返折线在体表的投影位置,标志着胸膜腔的范围。其中,最有实用意义的是胸膜前界和下界的体表投影。

纵隔:是左、右纵隔胸膜之间的全部器官、结构和结缔组织的总称。纵隔的前界为胸骨,后界为脊柱胸段,两侧界为纵隔胸膜,上界为胸廓上口,下界为膈。

纵隔分部:通常以胸骨角平面为界,将纵隔分为上纵隔与下纵隔。下纵隔又以心包前、后缘为界,分为前纵隔、中纵隔和后纵隔。

上纵隔内有胸腺(或胸腺遗迹)、气管胸部、食管胸部、头臂静脉、上腔静脉、主动脉弓及其 3 条大分支、胸导管、膈神经、迷走神经和淋巴结等。

前纵隔位于胸骨与心包之间,内有纵隔前淋巴结及疏松结缔组织等。

中纵隔位于前、后纵隔之间,内有心包、心和出入心的大血管(升主动脉、肺动脉干及其分支、上腔静脉、左和右肺静脉)、膈神经、奇静脉弓等。

后纵隔位于心包与脊柱之间,内有食管、主支气管、胸主动脉、脐静脉、半奇静脉、胸导管、迷走神经、胸交感干和淋巴结等。

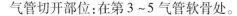 学习目标

掌握:呼吸系统的组成,上、下呼吸道的概念;鼻旁窦的组成及开口部位;喉的位置、组成和喉腔分部;气管的位置,左、右主支气管的区别;肺的位置、形态。

熟悉:胸腔、胸膜与胸膜腔的概念,纵隔的概念;胸膜与肺的体表投影。

了解:纵隔分区及内容。

自我测试

一、名词解释

1.上呼吸道　2.鼻旁窦　3.肺根　4.肺门　5.纵隔　6.肋膈隐窝　7.胸膜腔

二、填空题

1.鼻黏膜易出血的区域位于_____。

2.开口于中鼻道的鼻旁窦有_____、_____和_____;开口于上鼻道的鼻旁窦是_____;开口于蝶筛隐窝的鼻旁窦是_____。

3.喉软骨主要包括有_____、_____、_____和_____。

4.喉腔自上而下分为_____、_____、_____3部分。

5.临床上气管切开常选在_____气管软骨处。

6.上呼吸道包括_____、_____、_____。

7.右主支气管的特点是_____、_____、_____,故异物易坠入右侧支气管。

8.肺的上端钝圆,称_____,经胸廓上口突出到颈根部,高于锁骨内侧1/3约_____。

9.纵隔前界为_____,后界为_____,上为_____,下至_____。

10.胸膜属于_____,分_____和_____2部分。

11.胸膜根据所在位置可分为_____、_____、_____和_____。

三、单项选择题

1.有关左肺,正确的是

  A.有3个叶　　　　　　　B.前缘下部有心切迹　　　C.比右肺较短粗

  D.有斜裂和水平裂　　　E.肋面为纵隔面

2.关于右主支气管,正确的是

  A.粗而长　　　　　　　B.长而细　　　　　　　　C.全长4～5 cm

  D.粗而短　　　　　　　E.分2个肺叶支气管

3.开口于上鼻道的鼻旁窦是

  A.额窦　　　　　　　　B.上颌窦　　　　　　　　C.筛窦前群和中群

  D.筛窦后群　　　　　　E.蝶窦

4.平静呼吸时肺下界的体表投影在腋中线相交于

  A.第5肋　　　　　　　B.第6肋　　　　　　　　C.第7肋

  D.第8肋　　　　　　　E.第9肋

5.有关胸膜腔,叙述**错误**的是

  A.由脏、壁胸膜形成　　B.为密闭的腔隙　　　　　C.最低处是肋膈隐窝

  D.腔内呈负压,有少量浆液　E.左、右两个胸膜腔是相通的

6.成对的喉软骨是

  A.甲状软骨　　　　　　B.杓状软骨　　　　　　　C.环状软骨

  D.会厌软骨　　　　　　E.气管软骨

7.上呼吸道是指

  A.鼻和咽　　　　　　　B.鼻、咽、喉　　　　　　C.鼻、咽、喉和气管

D. 气管和主支气管　　　　　E. 支气管以上的呼吸道

8. 站立时腔内分泌物不易流出的鼻旁窦是

A. 蝶窦　　　　　　　　B. 额窦　　　　　　　　C. 上颌窦

D. 筛窦前中群　　　　　E. 筛窦后群

9. 喉和气管中唯一完整呈环形的软骨是

A. 甲状软骨　　　　　　B. 环状软骨　　　　　　C. 会厌软骨

D. 气管软骨　　　　　　E. 杓状软骨

10. **不属于壁胸膜的是**

A. 膈胸膜　　　　　　　B. 肺胸膜　　　　　　　C. 胸膜顶

D. 肋胸膜　　　　　　　E. 纵隔胸膜

11. 肋膈隐窝是

A. 由脏、壁两层胸膜围成　B. 位于肺根处　　　　　C. 呼气时可缩小

D. 吸气时可增大　　　　E. 为胸膜腔最低处

12. 左主支气管

A. 细而长，走行较水平　B. 粗而短，走行较直垂　C. 气管异物易落入

D. 全长 2～3 cm　　　　E. 分 3 个肺叶支气管

13. 喉腔最狭窄的部位是

A. 喉口　　　　　　　　B. 喉前庭　　　　　　　C. 喉室

D. 声门裂　　　　　　　E. 前庭裂

14. 胸膜是

A. 覆盖于左右肺表面的黏膜　　　B. 衬在胸壁内面的纤维膜

C. 仅覆盖在膈上面的浆膜　　　　D. 脏胸膜和壁胸膜的总称

E. 指衬在纵隔面的浆膜

15. 在吞咽时遮盖喉口的软骨是

A. 甲状软骨　　　　　　B. 环状软骨　　　　　　C. 会厌软骨

D. 杓状软骨　　　　　　E. 气管软骨

16. 喉腔炎症易发生水肿造成呼吸道阻塞的部位是

A. 喉口　　　　　　　　B. 喉前庭　　　　　　　C. 喉中间腔

D. 声门下腔　　　　　　E. 前庭裂

17. 壁胸膜和脏胸膜

A. 在胸膜顶处相移行　　B. 在肺裂处相移行　　　C. 在肺根处相移行

D. 在肋膈隐窝处相移行　E. 在肺下缘处相移行

18. 上、下呼吸道的分界器官是

A. 喉　　　　　　　　　B. 咽　　　　　　　　　C. 气管

D. 主支气管　　　　　　E. 气管分叉处

19. 开口于蝶筛隐窝的鼻旁窦是

A. 额窦　　　　　　　　B. 上颌窦　　　　　　　C. 蝶窦

D. 筛窦前中群　　　　　E. 筛窦后群

20. 肺根内**不包括**

A. 主支气管　　　　　　B. 肺段支气管　　　　　C. 肺静脉

D.肺动脉   E.肺部神经淋巴管

21.关于右肺的描述,正确的是

   A.较狭长   B.较宽短   C.前缘下部有心切迹

   D.仅有一斜裂   E.分为三叶

22.有关气管的描述,**错误**的是

   A.上端在第6颈椎下缘附近接环状软骨   B.在胸骨角平面分左、右主支气管

   C.前方与食管相邻   D.分颈、胸两部

   E.气管以透明软骨为支架,以结缔组织相连

23.有关肺的描述,正确的是

   A.位于胸膜腔内   B.肺尖位于胸廓内   C.膈面有肺门

   D.右肺较宽短,左肺较狭长   E.右肺前缘下部有心切迹

四、多项选择题

1.开口于中鼻道的鼻旁窦是

   A.蝶窦   B.上颌窦   C.额窦

   D.筛窦前中群   E.筛窦后群

2.有关肺的描述,正确的是

   A.右肺狭长   B.右肺分三叶   C.左肺粗短

   D.左肺分两叶   E.左肺前缘下部有左肺心切迹

3.肺根内含有

   A.气管   B.神经   C.主支气管

   D.肺动脉   E.肺静脉

4.上纵隔内主要含有

   A.胸腺   B.上腔静脉   C.主动脉弓

   D.心   E.主支气管

5.喉软骨主要包括

   A.甲状软骨   B.环状软骨   C.会厌软骨

   D.气管软骨   E.杓状软骨

五、问答题

1.试述喉的软骨有哪些。

2.试述喉腔的分部、喉水肿好发部位。

3.气管异物容易坠入何处? 为什么?

4.描述左、右主支气管及左、右肺的区别。

5.简述肺下界及胸膜下界的体表投影。

6.试述外界气体(O_2)经过哪些结构进入肺泡。

7.简述鼻旁窦的名称及各窦的开口部位。

8.试述胸膜的分部。

9.胸廓、胸腔和胸膜腔有何不同?

10.右侧胸膜腔积液穿刺宜在何处进行? 为什么? 穿刺依次经过哪些结构?

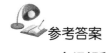 **参考答案**

一、名词解释

1.上呼吸道:通常把鼻、咽、喉统称为上呼吸道。

2.鼻旁窦:位于鼻腔周围、开口于鼻腔的含气骨腔,内衬黏膜,共4对。

3.肺根:出入肺门的主支气管、血管、淋巴管和神经等结构被结缔组织包绕,总称为肺根。

4.肺门:肺的内侧面近中央处的椭圆形凹陷称肺门,是主支气管、血管、神经等出入肺的部位。

5.纵隔:两侧纵隔胸膜之间所有器官和组织的总称。

6.肋膈隐窝:在肋胸膜和膈胸膜的相互移行处,有一半环形的潜在性间隙,称为肋膈隐窝。此处是直立时胸膜腔的最低部位。

7.胸膜腔:脏、壁层胸膜在肺周围形成潜在的密闭腔隙称为胸膜腔。

二、填空题

1.鼻中隔前下部

2.上颌窦、额窦、筛窦前群和中群、筛窦后群、蝶窦

3.甲状软骨、环状软骨、杓状软骨、会厌软骨

4.喉前庭、喉中间腔、声门下腔

5.3～5

6.鼻、咽、喉

7.粗、短、走行方向较垂直

8.肺尖、2～3 cm

9.胸骨、脊柱胸段、胸廓上口、膈

10.浆膜、脏胸膜、壁胸膜

11.胸膜顶、纵隔胸膜、膈胸膜、肋胸膜

三、单项选择题

1.B 2.D 3.D 4.D 5.E 6.B 7.B 8.C 9.B 10.B

11.E 12.A 13.D 14.D 15.C 16.D 17.C 18.A 19.C 20.B

21.B 22.C 23.D

四、多项选择题

1.BCD 2.BDE 3.BCDE 4.ABC 5.ABCE

五、问答题

1.甲状软骨、会厌软骨、环状软骨、杓状软骨。

2.喉腔分为三部分:喉前庭(喉口到前庭裂部分);喉中间腔(前庭裂到声门裂部分),其中有喉室,为喉中间腔向两侧突出的舟状间隙,是喉中间腔的一部分;喉下腔(声门下腔)。其中声门裂以下的部分黏膜下组织疏松,受刺激易发生水肿而导致呼吸困难或引起喉阻塞,严重时可发生窒息。

3.气管异物易坠入右主支气管;因为右主支气管粗、短,走行较陡直。

4.左主支气管较细长,走行近似水平位;右主支气管粗短,走行较陡直;左肺较狭长,有斜裂将之分成上、下两叶,前缘下方有左肺心切迹;右肺较粗短,有斜裂及水平裂将之分成上、中、下三叶。

5.肺下界体表投影:锁骨中线——第 6 肋,腋中线——第 8 肋,肩胛线——第 10 肋,后正中线——第 10 胸椎棘突。

胸膜下界的体表投影:锁骨中线——第 8 肋,腋中线——第 10 肋,肩胛线——第 11 肋,后正中线——第 12 胸椎棘突。

6.鼻→咽→喉→气管→主支气管→肺叶支气管→肺段支气管→小支气管→细支气管→终末支气管→呼吸性细支气管→肺泡管→肺泡囊→肺泡。

7.额窦,开口于中鼻道;上颌窦,开口于中鼻道;蝶窦,开口于蝶筛隐窝;筛窦,前中群开口于中鼻道,后群开口于上鼻道。

8.胸膜分成四部,包括胸膜顶、纵隔胸膜、膈胸膜、肋胸膜。

9.胸廓由 12 块胸椎、12 对肋、1 块胸骨和它们之间的连结共同构成,为骨性结构。胸廓围成的腔为胸腔,内容肺和心等。脏、壁两层胸膜之间密闭、狭窄、呈负压的腔隙为胸膜腔,是一潜在的间隙,内仅有少许浆液。

10.穿刺部位:右侧腋中线第 9 肋间隙,第 10 肋上缘。胸膜腔积液首先聚集于肋膈隐窝,它是胸膜腔的最低部位。肺下缘在腋中线的体表投影在第 8 肋,因此穿刺部位在第 9 肋间隙,第 10 肋上缘,避免穿刺损伤肺。穿刺时依次经过皮肤→浅筋膜→深筋膜→肋间隙(肋间内、外肌)→胸内筋膜→肋胸膜→胸膜腔。

第四章
泌尿系统

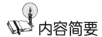

内容简要

1. 泌尿系统的组成　肾、输尿管、膀胱、尿道。
2. 肾的被膜　由内向外依次为纤维囊、脂肪囊、肾筋膜。
3. 输尿管的狭窄　见表1-4-1。

表1-4-1　输尿管的狭窄

狭窄	部位	管腔直径/mm
第一狭窄	起始处	2
第二狭窄	跨越髂血管处	3
第三狭窄	穿膀胱壁处	1~2

4. 膀胱　膀胱是肌性储尿器官,空虚时呈三棱锥体系,分尖、体、颈、底四部分,位于盆腔前部、耻骨联合后方。
5. 女性尿道　女性尿道短、直、宽,开口于阴道前庭的尿道外口,仅有排尿功能。

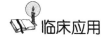

临床应用

一、输尿管狭窄的临床意义

1. 患肾盂结石和输尿管结石时,结石易嵌留在狭窄部。根据临床资料统计,输尿管结石50%~60%发生在输尿管的下1/3,其结石常嵌留在第三个狭窄部,病人出现阵发性剧烈疼痛。疼痛从腰部开始,向股内侧、会阴部放射,伴有血尿(肉眼可见血尿)、尿频。
2. 放置输尿导管　当输尿导管通过狭窄部时,注意进入的速度和力量,以避免引起输尿管壁的损伤。

笔记栏

二、膀胱三角易受病症侵犯的解剖学基础

据统计大约有70%以上的膀胱病症发生在膀胱三角,从解剖学的角度来看,有以下两种原因。

1. 膀胱分顶、体、底、颈四部。颈部为膀胱最下部,位置最低,其次较低的部位为膀胱三角。三角区的两个底角有输尿管的开口,尿液进入膀胱后首先到达此区,尿液与沉渣经常潴留在这个区域,由于长期遭受物理和化学性刺激,易发生疾病。

2. 从组织结构上,膀胱三角区无黏膜下层,缺乏神经、脂肪或淋巴组织,因而缓冲和防御能力较弱,其黏膜与肌层的结合较膀胱壁的其他部位牢固,不论在膀胱充盈或空虚时,均较平滑,无黏膜皱壁。此外,该区有较丰富的静脉丛,当膀胱收缩时,静脉处于淤血状态。这些结构特点可能也是膀胱三角易受疾病侵袭的原因。

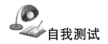**自我测试**

一、名词解释

1. 肾门　2. 肾窦　3. 肾蒂　4. 肾区　5. 肾柱　6. 肾小盏　7. 肾大盏　8. 肾盂　9. 膀胱三角　10. 肾乳头　11. 肾纤维囊

二、填空题

1. 泌尿系统包括_____、_____、_____和_____。

2. 肾位于_____的后方,_____的两侧,左肾较右肾约低_____椎体。

3. 临床上常将_____肌的外侧缘与_____肋所成的夹角处称为肾区。

4. 肾的实质可分为_____和_____2部分。

5. 肾的表面有三层被膜,自内向外依次是_____、_____、_____。

6. 肾锥体呈三角形,底朝向_____,尖端钝圆,称_____。

7. 输尿管具有三处狭窄,分别是在_____、_____及_____。

8. 男性膀胱的后方与_____、_____和_____相邻。

9. 膀胱略呈锥体形,可分为_____、_____、_____和_____4部分。

10. 女性尿道始于膀胱的_____,长_____cm,穿过_____,终于_____。

11. 肾蒂主要结构从前向后依次为_____、_____、_____;从上向下依次为_____、_____、_____。

12. 女性膀胱的后方与_____和_____相邻。

13. 右肾上端平_____,左肾下端平_____;肾门平_____;12肋斜过左肾后面_____,右肾后面_____。

14. 输尿管分_____、_____、_____三段;子宫动脉位于输尿管_____。

15. 膀胱三角位于_____和_____之间。

16. 第12肋斜过左肾后面的_____部,右肾后面的_____部。

17. 女性尿道的特点是_____、_____和_____。

三、单项选择题

1. 肾窦内结构**不包括**

    A. 肾小盏   B. 肾大盏   C. 肾盂

    D. 肾柱   E. 脂肪组织

2. 肾皮质形成的结构是

    A. 肾柱   B. 肾锥体   C. 肾乳头

    D. 肾盂   E. 乳头孔

3. 肾锥体位于

    A. 肾皮质   B. 肾小盏   C. 肾窦

    D. 肾髓质   E. 肾盂

4. 12 肋斜越

    A. 左肾后面上部   B. 左肾后面中部   C. 右肾后面中部

    D. 左肾后面下部   E. 右肾后面下部

5. 肾的位置

    A. 右肾高于左肾   B. 右肾上端平第 11 胸椎上缘

    C. 左肾上端平第 11 胸椎上缘   D. 肾门平第 1 腰椎

    E. 左肾下端平第 2 腰椎上缘

6. 成人肾门平对

    A. 第 10 胸椎   B. 第 11 胸椎   C. 第 12 胸椎

    D. 第 1 腰椎   E. 第 2 腰椎

7. 输尿管的行程哪项**有错**

    A. 起于肾盂

    B. 经腰大肌前面下降

    C. 左侧跨过髂总动脉,右侧跨过髂外动脉

    D. 子宫动脉横过输尿管前上方

    E. 开口于膀胱体前方

8. 关于膀胱三角的描述,正确的是

    A. 位于两输尿管口与尿道内口之间   B. 有较厚的黏膜下层

    C. 始终保持黏膜皱襞   D. 黏膜不与肌层相连

    E. 无临床意义

9. 关于输尿管的描述,正确的是

    A. 分腹段、腰段、壁内段

    B. 第二处狭窄:女性位于与子宫动脉交叉处,男性与输精管交叉处

    C. 在小骨盆入口处位于髂血管后方

    D. 在坐骨棘水平向前内侧穿入膀胱底外上角

    E. 在盆腔内位于子宫动脉前上方

10. 关于肾的叙述,**错误**的是

    A. 是腹膜外位器官   B. 左肾略低于右肾

    C. 有三层被膜   D. 成人肾门约平第 1 腰椎体

    E. 右侧肾蒂较左侧的短

11. **不属于**肾蒂的结构是

　A. 肾动脉　　　　　　　　B. 肾静脉　　　　　　　　C. 肾盂

　D. 输尿管　　　　　　　　E. 神经、淋巴管

12. 肾的构造是

　A. 肾皮质血管较少,故色淡　　　　B. 肾髓质血管丰富,呈暗红色

　C. 肾皮质由许多肾锥体构成　　　　D. 肾柱属于肾髓质的一部分

　E. 肾大盏由 2~3 个肾小盏合成

13. 关于肾的剖面结构的叙述,**错误**的是

　A. 分皮质和髓质两部分　　　　　　B. 髓质由肾锥体组成

　C. 部分肾皮质伸入肾锥体之间称肾柱　　D. 肾乳头伸入肾大盏

　E. 2~3 个肾大盏汇合成肾盂

14. 下列何结构承接经肾乳头排出的尿液

　A. 肾盂　　　　　　　　　　B. 肾窦　　　　　　　　　C. 肾小盏

　D. 肾大盏　　　　　　　　　E. 输尿管

15. 紧贴肾实质表面的被膜是

　A. 肾筋膜前层　　　　　　　B. 肾筋膜后层　　　　　　C. 脂肪囊

　D. 脏腹膜　　　　　　　　　E. 纤维囊

16. 构成肾髓质的结构是

　A. 肾柱　　　　　　　　　　B. 肾窦　　　　　　　　　C. 肾盂

　D. 肾锥体　　　　　　　　　E. 肾小盏

17. 肾的固定装置不健全,肾常向何方游走

　A. 向内侧　　　　　　　　　B. 向外侧　　　　　　　　C. 向上

　D. 向下　　　　　　　　　　E. 以上全错

18. 肾

　A. 左肾位置比右肾低　　　　　　　B. 出入肾的结构总称肾窦

　C. 肾为腹膜间位器官　　　　　　　D. 肾门是输尿管出肾的部位

　E. 肾门在腹后壁的体表投影临床又称肾区

19. 肾的被膜

　A. 有纤维囊、脂肪囊和肾筋膜三层　　B. 纤维囊与肾实质连结紧密

　C. 脂肪囊与肾实质连结紧密　　　　　D. 纤维囊包绕着脂肪囊

　E. 与维持肾的正常位置无关

20. 第 12 肋斜过

　A. 右肾中部的后方　　　B. 左肾中部的后方　　　C. 右肾下部的后方

　D. 左肾下部的后方　　　E. 左肾上部的后方

21. 关于输尿管的叙述,**错误**的是

　A. 为长 20~30 cm 的肌性管道　　　B. 第二处狭窄在小骨盆入口处

　C. 第一处狭窄在输尿管的起始处　　　D. 开口于膀胱体

　E. 起自肾盂

22. 膀胱

　A. 新生儿膀胱的位置比成人低

B.女性膀胱的前面为子宫颈和阴道

C.在膀胱底两输尿管口与尿道内口之间的区域为膀胱三角

D.膀胱充盈时为腹膜内位器官

E.男性膀胱的后面与前列腺相邻

23.何者**不是**男性膀胱后面的结构

    A.精囊腺   B.输精管壶腹   C.直肠

    D.前列腺   E.以上全不是

24.膀胱的最下部称

    A.膀胱尖   B.膀胱底   C.膀胱颈

    D.膀胱体   E.膀胱三角

25.关于输尿管的叙述,**错误**的是

    A.属于腹膜外位器官   B.沿腰大肌前面下降

    C.开口于膀胱颈   D.始于肾盂

    E.跨越小骨盆上口处较狭窄

26.关于膀胱的叙述,**错误**的是

    A.是一储尿器官   B.膀胱底处有尿道内口

    C.成人膀胱容积为 300～500 mL   D.空虚时位于骨盆腔内

    E.是腹膜间位器官

四、多项选择题

1.肾冠状切面可看见

    A.肾柱   B.肾锥体   C.肾小盏

    D.肾大盏   E.肾盂

2.属于肾实质的结构是

    A.肾柱   B.肾锥体   C.肾乳头

    D.肾脂肪   E.肾盂

3.出入肾门的结构是

    A.肾动脉   B.肾静脉   C.肾盂

    D.神经   E.淋巴管

4.肾窦内含有

    A.肾盂   B.肾大盏   C.肾小盏

    D.输尿管   E.肾锥体

5.关于肾的描述,正确的是

    A.位于脊柱两侧   B.肾门平第 1 腰椎   C.外表紧贴肾筋膜

    D.髓质由肾锥体构成   E.是产尿器官

6.关于肾的描述,正确的是

    A.是腹膜外位器官   B.左肾比右肾低

    C.左肾上端平第 11 胸椎下缘   D.右肾下端平第 3 腰椎上缘

    E.肾门平第 2 腰椎

7.关于肾的描述,正确的是

    A.男性低于女性   B.儿童低于成人

C. 12 肋斜过左肾后面中份　　　　　　D. 12 肋斜过右肾后面上份

E. 肾上方邻肾上腺

8. 关于输尿管的描述,正确的是

A. 经腰大肌前面下降

B. 在小骨盆入口处跨过髂血管前方

C. 女性在子宫颈外 1.5~2 cm 处有子宫动脉跨过前上方

D. 第一处狭窄在起始部

E. 第三处狭窄为壁内段

9. 男性膀胱后方邻

A. 精囊腺　　　　　　　　B. 前列腺　　　　　　　　C. 输精管壶腹

D. 直肠　　　　　　　　　E. 空肠

10. 女性膀胱后方邻

A. 子宫　　　　　　　　　B. 阴道　　　　　　　　　C. 直肠

D. 空肠　　　　　　　　　E. 耻骨联合

11. 关于膀胱的描述,正确的是

A. 分膀胱尖、底、体、颈四部分

B. 膀胱三角位于两侧输尿管口与尿道内口之间

C. 空虚时不超过耻骨联合上缘

D. 成人容量平均为 300~500 mL

E. 膀胱三角是肿瘤和结核的好发部位

12. 膀胱的分部为

A. 膀胱底　　　　　　　　B. 膀胱体　　　　　　　　C. 膀胱颈

D. 膀胱管　　　　　　　　E. 膀胱尖

13. 关于膀胱的描述,正确的是

A. 为一肌性器官　　　　B. 空虚时位于盆腔内　　　C. 男性后面有精囊腺

D. 女性后面有直肠　　　E. 其底有输尿管开口

14. 关于女性尿道的描述,正确的是

A. 较男性尿道短、宽、直　　　　　　B. 穿过尿生殖膈

C. 开口于阴道前庭　　　　　　　　　D. 尿道阴道括约肌是随意肌

E. 尿道下端周围有尿道旁腺

五、简答题

1. 输尿管的三处狭窄各位于何处? 有何临床意义?

2. 试述男、女性膀胱的毗邻关系。

3. 肾单位的结构及功能单位有哪些?

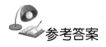参考答案

一、名词解释

1. 肾门:肾内侧缘中部凹陷,是肾的血管、淋巴管、神经及肾盂等出入的部位,称为

肾门。

　　2. 肾窦:由肾门深入肾实质的凹陷称肾窦,容纳肾盂、肾大盏、肾小盏、肾血管、淋巴管、神经及脂肪等。

　　3. 肾蒂:出入肾门的诸结构被结缔组织包裹总称肾蒂。

　　4. 肾区:肾门约平第 1 腰椎,肾门在腹后壁的体表投影位于竖脊肌外侧缘与第 12 肋相交所形成的夹角处,临床称(后)肾区。

　　5. 肾柱:肾皮质伸入髓质的部分称肾柱。

　　6. 肾小盏:肾乳头的开口被漏斗状结构包裹,该结构为肾小盏。

　　7. 肾大盏:2~3 个肾小盏汇合在一起,成为肾大盏。

　　8. 肾盂:2~3 个肾大盏汇合成前后扁平、漏斗状的结构,称肾盂。

　　9. 膀胱三角:膀胱底内面两输尿管口和尿道内口之间的三角形区域称为膀胱三角。

　　10. 肾乳头:肾髓质的部分,呈锥形,位于肾柱之间,底朝向皮质,尖朝向肾窦,称肾乳头。

　　11. 肾纤维囊:为贴附于肾实质表面的薄而致密坚韧的结缔组织膜,易与肾实质分离,病理情况下发生粘连,不易分离。

二、填空题

　　1. 肾脏、输尿管、膀胱、尿道

　　2. 腹膜、脊柱、半个

　　3. 竖脊肌、12

　　4. 皮质、髓质

　　5. 纤维囊、脂肪囊、肾筋膜

　　6. 皮质、肾乳头

　　7. 输尿管起始部、输尿管跨髂血管处、穿膀胱壁处

　　8. 精囊、输精管壶腹部、直肠

　　9. 尖、底、体、颈

　　10. 尿道内口、3~5、尿生殖膈、尿道外口

　　11. 肾静脉、肾动脉、肾盂、肾动脉、肾静脉、肾盂

　　12. 子宫、阴道

　　13. 第 12 胸椎下缘、第 3 腰椎上缘、第 1 腰椎、中部、上部

　　14. 腹段、盆段、壁内段、前上方

　　15. 两侧输尿管口、尿道内口

　　16. 中、上

　　17. 宽、短、直

三、单选题

　　1. D　2. A　3. D　4. B　5. D　6. D　7. E　8. A　9. D　10. B

　　11. D　12. E　13. D　14. C　15. E　16. D　17. D　18. E　19. A　20. B

　　21. D　22. C　23. D　24. C　25. C　26. B

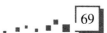

四、多项选择题

1. ABCDE   2. ABC   3. ABCDE   4. ABC   5. ABDE   6. ACD   7. BCDE

8. ABCDE   9. ACD   10. AB   11. ABCDE   12. ABCE   13. ABCE   14. ABCDE

五、简答题

1. 三处狭窄是输尿管起始部、跨髂血管处及穿膀胱壁处；这些狭窄是结石易嵌留处。

2. 前方为耻骨联合；后方男性为精囊、输精管壶腹部和直肠，女性为子宫颈和阴道；下方在男性邻接前列腺，女性邻接尿生殖膈。

3. 肾单位的结构和功能单位有肾小体和肾小管两部分。肾小体位于皮质内，由肾小球和肾小囊构成；肾小管为一细而长的上皮性管道，走行于肾皮质与髓质之间，由近端小管、细段、远端小管构成。

第五章
生殖系统

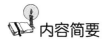内容简要

一、男、女生殖器官比较

男、女生殖器官比较见表1-5-1。

表1-5-1 男、女生殖器官比较

男性		女性	
器官名称	功能	器官名称	功能
生殖腺 睾丸	产生精子,分泌雄激素	卵巢	产生卵子,排卵,分泌雌激素、孕激素
输送 附睾	储精	输卵管	输送卵子及受精之处
管道 输精管	输精	子宫	孕育胎儿
射精管	射精	阴道	行经,分娩时作为产道下部,分泌物和月经的排泄道
尿道	排精		
附属 精囊腺	分泌精液		
腺体 前列腺	分泌精液	前庭大腺	分泌黏液湿润阴道口
尿道球腺	分泌精液		
外生 阴囊	保护睾丸,为精子发育提供适宜温度	阴阜,大阴唇,小阴唇,阴蒂,阴道前庭,前庭大腺	
殖器 阴茎	性器官		

二、精液的产生及排出途径

精液的产生及排出途径见表1-5-2。

表1-5-2　精液的产生及排出途径

部位	睾丸精曲小管→	睾丸输出小管→附睾管	输精管→精囊腺排出管	→射精管→	尿道前列腺部→	尿道膜部→	尿道海绵体部→	尿道外口
功能	产生精子	储精	输精	射精		排精		
附属腺体			精囊腺分泌物	前列腺分泌物		尿道球腺分泌物		

三、男性尿道的分部、狭窄及弯曲

分部
- 后尿道
  - 前列腺部:后壁有前列腺和射精管的开口
  - 膜部:穿尿生殖膈部,周围有尿道括约肌环绕
- 前尿道:海绵体部

狭窄
- 尿道内口
- 膜部
- 尿道外口
} 尿道结石易滞留处

弯曲
- 耻骨下弯:位于耻骨联合下方,此弯曲恒定无变化
- 耻骨前弯:位于耻骨联合前下方,可以改变

四、子宫的位置、形态结构及固定装置

形态:前后略扁,倒置的梨形。

位置:骨盆中央,成人呈前倾前屈位。

分部
- 子宫底:两侧输卵管子宫口以下部分
- 子宫体:位于底和颈之间的部分
- 子宫颈
  - 阴道部:宫颈下端深入阴道的部分
  - 阴道上部:阴道以上部分,与宫体交界处称子宫峡

内腔
- 子宫腔:呈前后扁狭的三角形裂隙,底朝上,两端通输卵管
- 子宫颈管
  - 上口:通宫腔
  - 下口:子宫口,通阴道

固定装置
- 子宫阔韧带:限制子宫向两侧移动
- 子宫圆韧带:维持子宫前倾位
- 子宫主韧带:防止子宫脱垂
- 骶子宫韧带:维持子宫前屈位

子宫壁
- 内膜
  - 功能层:青春期开始出现周期性脱落出血
  - 基底层:增殖能力强,可增生修复功能层
- 肌层:最厚
- 外层

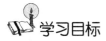 学习目标

掌握:男、女性生殖系统的组成,男、女性生殖腺及功能;男性尿道的狭窄、分部、弯曲及意义;男、女性结扎的部位;输卵管的分部,子宫的形态、位置及固定装置;乳房的结构特点。

熟悉:精索的概念;子宫周围韧带的作用;会阴的概念。

了解:男性附属腺体的组成、作用;阴道穹窿及女性外阴。

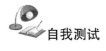 自我测试

一、名词解释

1. 精索　2. 鞘膜腔　3. 射精管　4. 输精管壶腹　5. 子宫前倾　6. 子宫前屈
7. 子宫腔　8. 阴道穹　9. 输卵管伞　10. 卵巢悬韧带　11. 会阴　12. 乳房悬韧带

二、填空题

1. 男性外生殖器由_____和_____组成。

2. 睾丸间质细胞分泌_____。

3. 前列腺位于_____与_____之间,后面邻_____前壁。

4. 阴茎由 2 条_____和 1 条_____构成,外被筋膜和皮肤。

5. 男性尿道分为_____、_____和_____。

6. 男性尿道全长有三处狭窄,分别位于_____、_____和_____。

7. 男性尿道有 2 个弯曲,即_____和_____,导尿时将阴茎上提,_____可消失。

8. 输卵管的结扎部位是_____,辨认输卵管的标志是_____。

9. 子宫分为_____、_____、_____3 部分。

10. 子宫内腔呈前后扁狭的三角形裂隙,底朝上,两端通_____;尖向下,通_____。

11. 子宫位于盆腔中央,在_____和_____之间,正常呈_____位。

12. 维持子宫正常位置的韧带有_____、_____、_____和_____。

13. 能防止子宫脱垂的韧带是_____,维持子宫前屈位的韧带是_____。

14. 阴道前壁邻_____和_____,后壁邻_____。

15. 乳房内部主要由_____和_____构成。

16. 男性生殖腺是_____,它位于_____内,它的上端和后缘与_____相接触。

17. 附睾贴附于_____的上端和后缘,自上而下分为_____、_____和_____三部,后者移行为_____。

18. 输精管续于_____,依其行程分为_____、_____、_____和_____四部。输精管结扎常在_____进行。

19. 精索是从_____上端至腹股沟管_____环之间的圆索状结构。

20. 射精管由_____末端与_____排泄管汇合而成,穿经_____,开口于_____。

21. 阴茎由 3 块海绵体构成,背侧 2 块为_____,腹侧 1 块为_____,后者的前端膨大叫_____,后端也膨大叫_____。

22. 男性尿道兼有_____和_____功能,临床上把_____和_____称为后尿道,把_____称为前尿道。

23. 女性生殖腺是_____。

24. 卵巢为女性的_____,其功能是产生_____和分泌_____。

25. 卵巢上端借_____连于骨盆侧壁,下端借_____连于子宫角,前缘借_____连于子宫阔韧带。

26. 输卵管外侧端的开口是_____,内侧端的开口称_____。

27. 输卵管由内侧向外侧分为_____、_____、_____和_____四部。

28. 卵子和精子受精的部位多在输卵管的_____,输卵管结扎术常在_____进行,_____是手术中识别输卵管的标志。

29. 输卵管一端借_____口通子宫腔,另一端有_____口,开口于腹膜腔。

30. 女性腹膜腔可经_____、_____和_____与外界相通。

31. _____和_____统称子宫附件。

32. 子宫位于_____的中央,前邻_____,后邻_____。

33. 子宫颈可分为_____和_____两部分。

34. 子宫的内腔可分为上部的_____和下部的_____,后者的下口叫_____。

35. 子宫两侧的双层腹膜皱襞叫_____,借此韧带将子宫连于盆腔侧壁,此韧带的作用是限制子宫向_____移位。

36. 成人女性子宫的正常姿势是轻度_____位。

37. _____韧带和_____韧带互相配合,以维持整个子宫处于正常的前倾前屈位。

38. 骶子宫韧带的作用是向_____牵引子宫颈。

39. 女性内生殖器包括_____、_____、_____和阴道。

40. 阴道上端与子宫颈阴道部之间的环形凹陷,称为_____,其中以_____最深,它与_____之间仅以阴道壁和腹膜相隔,盆腔积液时,可以此进行穿刺或引流。

41. 阴道后穹与直肠子宫陷凹之间仅隔以_____和_____。

三、单项选择题

1. 男性生殖腺是
   A. 睾丸　　　　　　　　B. 附睾　　　　　　　　C. 前列腺
   D. 精囊腺　　　　　　　E. 尿道球腺

2. 关于睾丸的描述,正确的是
   A. 内侧邻附睾　　　　　　　　B. 下端连输精管
   C. 后缘有血管、神经出入　　　　D. 外形似蚕豆
   E. 上接精囊腺

3.关于精索的描述,正确的是

 A.起于附睾尾   B.穿过腹股沟管   C.内有射精管

 D.上端连于膀胱底   E.全长可分为 4 部

4.精索内不含

 A.睾丸动脉   B.蔓状静脉丛   C.射精管

 D.神经   E.淋巴管

5.关于附睾的描述,正确的是

 A.为男性生殖器   B.全由附睾管构成   C.贴附于睾丸前缘

 D.下连输精管   E.为男生殖器附属腺之一

6.关于输精管的描述,正确的是

 A.起于睾丸下端   B.全程位于精索内   C.粗细一致的肌性管道

 D.末段膨大为输精管壶腹   E.开口于前列腺

7.输精管结扎的适宜部位是

 A.睾丸部   B.精索部   C.腹股沟部

 D.盆部   E.输精管壶腹

8.关于射精管的描述,正确的是

 A.穿尿道膜部   B.穿前列腺实质   C.有储存精子的功能

 D.开口于尿道球部   E.开口于尿道海绵体部

9.射精管开口于

 A.尿道膜部   B.尿道球部   C.尿道海绵体部

 D.尿道前列腺部   E.尿道内口

10.关于前列腺的描述,正确的是

 A.为男性生殖腺   B.与膀胱底相邻   C.有尿道穿过

 D.能分泌雄激素   E.左、右各一

11.关于精囊腺的描述,正确的是

 A.位于前列腺后方   B.可储存精子   C.开口于尿道球部

 D.经直肠可触及   E.为不成对器官

12.男性尿道的描述,**错误**的是

 A.有 2 个弯曲   B.有三处狭窄

 C.兼有排尿排精作用   D.分前列腺部、膜部和尿道球部

 E.前尿道为尿道海绵体部

13.关于卵巢的描述,正确的是

 A.位于膀胱两侧   B.为女性生殖器   C.为腹膜间位器官

 D.后缘有血管出入   E.位于子宫前面

14.关于卵巢的描述,正确的是

 A.上端有卵巢悬韧带   B.借韧带连于输卵管   C.后缘有卵巢系膜

 D.下端有卵巢悬韧带   E.与输卵管直接相通

15.卵巢与子宫角相连的韧带是

 A.卵巢系膜   B.卵巢固有韧带   C.卵巢悬韧带

 D.子宫圆韧带   E.子宫主韧带

16. 关于输卵管的描述,正确的是
    A. 外侧 2/3 为输卵管漏斗部　　　　　B. 内侧 1/3 为子宫部
    C. 常于输卵管峡行结扎术　　　　　　D. 与腹腔不相通
    E. 位于卵巢系膜内

17. 关于输卵管的描述,正确的是
    A. 为粗细一致的肌性管　　　　　　　B. 外侧端周缘有输卵管伞
    C. 内侧端为输卵管峡　　　　　　　　D. 输卵管峡是穿子宫壁的一段
    E. 壶腹部在漏斗的外侧

18. 关于输卵管的描述,正确的是
    A. 分四部分　　　　　B. 壶腹部有伞附着　　　　　C. 有一末端的漏斗
    D. 位于卵巢系膜内　　E. 不与腹膜腔相通

19. 关于子宫的描述,正确的是
    A. 分为子宫体、颈两部　　　　　　　B. 其长轴呈垂直状
    C. 子宫颈阴道部全部被阴道包绕　　　D. 两侧连于骶子宫韧带
    E. 子宫颈全部位于阴道上方

20. 防止子宫下垂的主要韧带是
    A. 子宫阔韧带　　　　B. 子宫主韧带　　　　C. 子宫圆韧带
    D. 骶子宫韧带　　　　E. 输卵管韧带

21. 维持子宫前倾的主要韧带是
    A. 子宫阔韧带　　　　B. 子宫圆韧带　　　　C. 子宫主韧带
    D. 骶子宫韧带　　　　E. 盆底肌

22. 仅由腹膜形成的韧带是
    A. 子宫阔韧带　　　　B. 子宫圆韧带　　　　C. 子宫主韧带
    D. 骶子宫韧带　　　　E. 卵巢固有韧带

四、多项选择题

1. 关于睾丸的描述,正确的是
    A. 位于阴囊内　　　　　　　　　　　B. 为男性生殖器附属腺之一
    C. 其后上方有附睾　　　　　　　　　D. 血供来自髂动脉
    E. 后缘有神经、血管出入

2. 关于睾丸的描述,正确的是
    A. 呈扁椭圆形　　　　B. 为男性生殖腺　　　　C. 下端连输精管
    D. 上端连于精索　　　E. 表面被覆鞘膜

3. 输精管的分部包括
    A. 睾丸部　　　　　　B. 附睾部　　　　　　C. 腹股沟部
    D. 精索部　　　　　　E. 盆部

4. 关于输精管的描述,正确的是
    A. 为粗细一致的管道　B. 起于附睾尾　　　　C. 穿经腹股沟管
    D. 开口于尿道前列腺部　E. 末端膨大为输精管壶腹

5. 精索内含有
    A. 输精管　　　　　　B. 射精管　　　　　　C. 睾丸动脉

D. 蔓状静脉丛　　　　　　　E. 神经和淋巴管

6. 男性生殖器附属腺是

A. 前列腺　　　　　　　B. 睾丸　　　　　　　C. 精囊腺

D. 附睾　　　　　　　E. 尿道球腺

7. 关于前列腺的描述,正确的是

A. 前方为膀胱　　　　　B. 后方为直肠　　　　　C. 有射精管穿入

D. 有尿道穿过　　　　　E. 经直肠后壁可触及

8. 关于男性尿道的描述,正确的是

A. 尿道外口最窄　　　　　B. 膜部最短　　　　　C. 耻骨前弯恒定不变

D. 耻骨下弯可人为变直　　E. 起于膀胱的尿道内口

9. 关于卵巢的描述,正确的是

A. 位于小骨盆腔内　　　　　　B. 上端与盆壁之间有卵巢悬韧带

C. 下端与子宫之间有卵巢固有韧带　　D. 前缘有卵巢系膜

E. 借韧带连于输卵管

10. 关于卵巢的描述,正确的是

A. 为女性生殖腺　　　B. 位于髂内、外动脉之间　C. 仅前面被有腹膜

D. 前缘有神经、血管出入　　E. 由腹主动脉分支供血

11. 关于输卵管的描述,正确的是

A. 属腹膜内位器官　　　　　　B. 外侧端为输卵管伞

C. 借输卵管子宫口开口于子宫腔　　D. 借输卵管腹腔口开口于腹膜腔

E. 输卵管壶腹部是常用结扎位置

12. 关于输卵管的描述,正确的是

A. 可分为四部分　　　　　B. 峡部细短而直　　　　　C. 壶腹部粗而弯曲

D. 壶腹部是受精部位　　　E. 子宫部管腔最狭窄

13. 关于子宫的描述,正确的是

A. 呈前后略扁、倒置的梨形　B. 分底、颈、体三部分　　C. 正常呈前倾前屈位

D. 位于膀胱与直肠之间　　E. 部分突入阴道内

14. 关于子宫内腔的描述,正确的是

A. 分为上、下两部分　　　B. 宫颈部内腔为子宫颈管　　C. 借输卵管通腹膜腔

D. 借子宫口通阴道　　　E. 子宫颈管外口即子宫口

15. 维持子宫前倾前屈的韧带是

A. 子宫圆韧带　　　　　B. 子宫阔韧带　　　　　C. 子宫主韧带

D. 骶子宫韧带　　　　　E. 卵巢固有韧带

五、简答题

1. 简述精子的产生过程及排出途径。

2. 简述男性尿道的分部及所在位置。

3. 临床上经男性尿道插入导尿管或其他器械时应注意什么?

4. 男性绝育手术结扎的是什么? 为什么能达到绝育的目的?

5. 有一患肾结石的男性病人,经治疗后结石排出,试问,结石经过哪些结构排出体
外? 可能嵌顿在何处?

6. 简述阴道的位置和形态。

7. 何谓阴道穹？有何临床意义？

8. 简述输卵管的位置和分部,受精、输卵管结扎的部位在何处。

9. 简述子宫的形态与分部。

10. 固定子宫的韧带有哪些？各连于何处？有何作用？

11. 简述子宫的位置、体位及固定装置。

六、论述题

试述输卵管的分部及各部的临床意义。

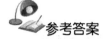 参考答案

一、名词解释

1. 精索:从腹股沟管深环到睾丸上端处的柔软的圆索状结构。

2. 鞘膜腔:睾丸的鞘膜分脏、壁两层,它们在睾丸后缘相移行形成的封闭的腔。

3. 射精管:由输精管壶腹的末端与精囊腺排泄管汇合而成,穿过前列腺,开口于尿道前列腺部。

4. 输精管壶腹:输精管末端的膨大叫作输精管壶腹。

5. 子宫前倾:指子宫与阴道之间形成的向前的夹角,呈直角。

6. 子宫前屈:是子宫体与子宫颈之间形成的钝角。

7. 子宫腔:在子宫体内,底在上,尖朝下,呈前后扁的腔隙,两端通输卵管,尖向下通子宫颈管。

8. 阴道穹:阴道上端宽大,包绕子宫颈阴道部,二者之间形成的环状间隙。

9. 输卵管伞:是输卵管漏斗部游离缘的指状突起,这是手术中识别输卵管的标志。

10. 卵巢悬韧带:是卵巢上端连于骨盆壁之间的腹膜皱襞,内含卵巢血管、神经和淋巴管,此韧带是手术中寻找卵巢血管的标志。

11. 会阴:指封闭小骨盆下口的全部软组织。

12. 乳房悬韧带:乳房皮肤与乳腺深胸筋膜之间,还有许多结缔组织小束,称乳房悬韧带或 Cooper 韧带,对乳房起支持作用。

二、填空题

1. 阴囊、阴茎

2. 雄激素

3. 膀胱、尿生殖膈、直肠

4. 阴茎海绵体、尿道海绵体

5. 前列腺部、膜部、海绵体部

6. 尿道内口、膜部、尿道外口

7. 耻骨下弯、耻骨前弯、耻骨前弯

8. 输卵管峡、输卵管伞

9. 子宫底、子宫体、子宫颈

10. 输卵管、子宫颈管

11. 膀胱、直肠、前倾前屈

12. 子宫阔韧带、子宫圆韧带、骶子宫韧带、子宫主韧带

13. 子宫主韧带、骶子宫韧带

14. 膀胱、尿道、直肠

15. 乳腺、脂肪组织

16. 睾丸、阴囊、附睾

17. 睾丸、附睾头、附睾体、附睾尾、输精管

18. 附睾尾、睾丸部、精索部、腹股沟部、盆部、精索部

19. 睾丸、深

20. 输精管壶腹、精囊腺、前列腺、尿道前列腺部

21. 阴茎海绵体、尿道海绵体、阴茎头、尿道球

22. 排尿、排精、前列腺部、膜部、海绵体部

23. 卵巢

24. 生殖腺、卵子、女性激素

25. 卵巢悬韧带、卵巢固有韧带、卵巢系膜

26. 输卵管腹腔口、输卵管子宫口

27. 子宫部、峡部、壶腹部、漏斗部

28. 壶腹部、峡部、输卵管伞

29. 输卵管子宫、输卵管腹腔

30. 输卵管、子宫、阴道

31. 卵巢、输卵管

32. 小骨盆腔、膀胱、直肠

33. 子宫颈阴道上部、子宫颈阴道部

34. 子宫腔、子宫颈管、子宫口

35. 子宫阔韧带、侧方

36. 前倾前屈

37. 子宫圆、骶子宫

38. 后上

39. 卵巢、输卵管、子宫

40. 阴道穹、后穹、直肠子宫陷凹

41. 阴道后穹、腹膜

三、单项选择题

1. A　2. C　3. B　4. C　5. D　6. D　7. B　8. B　9. D　10. C

11. D　12. D　13. B　14. A　15. B　16. C　17. B　18. A　19. C　20. B

21. B　22. A

四、多项选择题

1. ACE　2. ABDE　3. ACDE　4. BCE　5. ACDE　6. ACE　7. BCD　8. ABE

9. ABCDE　10. ABDE　11. ABCD　12. ABCDE　13. ABCDE　14. ABCDE

15. AD

五、简答题

1. 精子由睾丸的精曲小管产生，经历精原细胞、初级精母细胞、次级精母细胞、精子细胞等阶段，经演变成精子。精子形成后，由睾丸输出管进入附睾，在附睾内获取营养，进一步发育成熟，经输精管、射精管、尿道排出体外。

2. 男性尿道分为前列腺部、膜部、海绵体部。前列腺部是尿道穿过前列腺的部分，膜部是尿道穿过尿生殖膈的部分，二者合称后尿道；海绵体部是尿道穿过尿道海绵体的部分，为前尿道。

3. 男性尿道有2个弯曲和3处狭窄，经尿道插入导尿管和其他器械时，应注意弯曲和狭窄部分，缓慢通过，避免损伤尿道黏膜。

4. 结扎输精管精索部；输精管结扎后，精子不能排出体外，精液内无精子达到绝育的目的。

5. 肾→输尿管→膀胱→尿道→排出体外，有可能嵌顿在输尿管的起始处、输尿管跨髂血管的分叉处、输尿管穿膀胱壁处、尿道内口、尿道膜部和尿道外口。

6. 位置：阴道位于盆腔的中央，前方与膀胱底和尿道相邻，后方贴近直肠。

形态：阴道壁薄而富有伸展性；前壁短，后壁较长；阴道上端较宽阔，呈穹隆状环抱子宫颈阴道部，下端较狭窄，开口于阴道前庭。

7. 概念：阴道上端呈穹隆状环抱子宫颈阴道部，两者之间形成的环状间隙称为阴道穹。

临床意义：阴道穹后部较深，且与直肠子宫陷凹之间仅隔以阴道壁和腹膜，当该凹陷存有积液时，可经此处穿刺或引流。

8. 位置：子宫底的两侧，输卵管子宫口通子宫腔，输卵管腹腔口开口于腹膜腔。

分部：由内侧向外侧依次为子宫部、峡部、壶腹部和漏斗部。

输卵管受精部位为输卵管壶腹，输卵管结扎的部位为输卵管狭部。

9. 子宫形态：成人的子宫呈前后略扁、倒置的梨形。

分部：子宫底、子宫体、子宫颈三部分，其中子宫颈又分子宫颈阴道上部和子宫颈阴道部。

10. 子宫阔韧带：连于骨盆侧壁，限制子宫向两侧活动。子宫圆韧带：起自输卵管与子宫交界处，止于大阴唇皮下，维持子宫前倾。子宫主韧带：自子宫颈两侧连于盆腔侧壁，防止子宫向下脱垂。骶子宫韧带：自子宫颈阴道上部，连于骶骨前面，维持子宫前屈。

11. 位置：子宫位于盆腔内，膀胱与直肠之间。其下端突入阴道，两侧连有输卵管和子宫阔韧带。

体位：子宫呈前倾前屈位，当人体直立时(膀胱排空时)，子宫体几乎与地面平行。

固定装置：子宫借韧带、阴道、尿生殖膈和盆底肌等保持其正常位置。

固定子宫的韧带有子宫阔韧带、子宫圆韧带、子宫主韧带和骶子宫韧带等。

六、论述题

输卵管分部：输卵管子宫部、输卵管峡部、输卵管壶腹部和输卵管漏斗部。

临床意义：输卵管子宫部，是输卵管位于子宫壁的一段，以输卵管子宫口与子宫腔相通。

输卵管峡部：是输卵管结扎的部位。

输卵管壶腹部：卵细胞在此受精。

输卵管漏斗部：作为手术中识别输卵管的标志。

第六章
脉管系统

第一节　心

内容简要

1. 位置　位于中纵隔内,约2/3在正中线左侧,1/3在正中线右侧。

2. 外形　近似倒置的圆锥形。

(1)一尖:称心尖,朝向左前下方,在左侧第5肋间隙距前正中线7~9 cm处。

(2)一底:称心底,朝向右后上方,出入心的大血管均连于此处。

(3)两面:①胸肋面主要由右心室构成。②膈面主要由左心室构成。

(4)三缘:①右缘主要由右心房构成。②左缘主要由左心房构成。③下缘主要由右心室和心尖构成。

(5)三沟:冠状沟是心房与心室在心表面的分界标志。②前室间沟是左、右心室在胸肋面的分界标志。③后室间沟是左、右心室在膈面的分界标志。

3. 心腔结构　心为中空器官,内有4个空腔,其中左、右心房被房间隔隔开互不相通,左、右心室被室间隔隔开互不相通,同侧心房和心室借房室口相通。

(1)右心房

三入口:分别是上腔静脉口、下腔静脉口、冠状窦口。

一出口:右房室口,通右心室。

结构:房间隔下部有卵圆窝,是胚胎时期卵圆孔闭锁后的遗迹,易发生房间隔缺损。

(2)右心室

一入口:右房室口,周围附着有三尖瓣,借腱索连于乳头肌,防止血液反流。

一出口:肺动脉口,通肺动脉,周围附着有肺动脉瓣,防止血液反流。

(3)左心房

四入口:左、右肺上、下静脉口。

一出口:左房室口,通左心室。

笔记栏

（4）左心室

一入口:左房室口,口周围附着有二尖瓣,借腱索连于乳头肌,防止血液反流。

一出口:主动脉口,通主动脉,口周围附着有主动脉瓣,防止血液反流。

3. 心传导系　由特殊分化的心肌纤维组成,能够自发产生和传导兴奋,节律性控制心脏的活动。

（1）窦房结:心的正常起搏点,其兴奋可以直接传递到心房肌。

（2）结间束:连接窦房结和房室结。

（3）房室结:传导速度慢。

（4）房室束:起自房室结,分为左、右束支。

（5）浦肯野纤维网:与心室肌相联系。

4. 心的体表投影

（1）左上点:左第2肋下缘,距胸骨左缘1.2 cm。

（2）右上点:右第3肋软骨上缘,距胸骨缘1 cm。

（3）左下点:左第5肋间,锁骨中线内侧1～2 cm。

（4）右下点:右第6胸肋关节处。

5. 心的血管

（1）动脉:①左冠状动脉分为前室间支和旋支。②右冠状动脉演变为后室间支。

（2）静脉:心大静脉、心中静脉、心小静脉。

以上3条静脉汇合为静脉窦,注入静脉窦。

6. 心包　包裹心和大血管根部的圆锥形纤维囊。

（1）纤维心包（外层）。

（2）浆膜心包（内层）

壁层:贴在纤维心包内表面。

脏层:贴在心的表面即心外膜。

心包腔:浆膜心包脏、壁两层间的缝隙,内含浆液,减少心搏动时的摩擦。

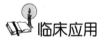

临床应用

一、在心前壁做心包穿刺时穿刺部位的选择

首先应避免伤及胸膜。在心包的前面,正对左侧第5肋间隙处无胸膜遮盖,称心包裸区,临床上在此进行心包穿刺,可避免伤及胸膜,并避免伤及胸廓内动脉。胸廓内动脉起自锁骨下动脉,向下经胸廓上口行于前壁内面,距胸骨侧缘1～2 cm,途经心包裸区,故做心包穿刺时,应避开此动脉,即在左侧第5肋骨侧缘2.5 cm处进行穿刺,亦可在剑突左下方进针穿刺。

二、心脏听诊的部位

临床上听诊心音时,并不在各瓣膜的体表投影部位进行,而是在心音传导好的部位听诊。

肺动脉瓣:在左侧第2肋间隙近胸骨左缘处。

主动脉瓣:在右侧第2肋间隙近胸骨右缘处。

二尖瓣:在心尖处,即左侧第5肋间隙、距前正中线7~9 cm。

三尖瓣:在胸骨体下端。

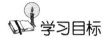学习目标

掌握:心的位置、形态及体表投影。

熟悉:心各腔的出入口,心的血管。

了解:心传导系组成及功能,心包。

自我测试

一、名词解释

1. 卵圆窝　2. 心包腔　3. 窦房结

二、填空题

1. 心血管系统由_____、_____、_____和_____组成。

2. 心腔的壁可分为三层,由外向内依次为_____、_____、_____。

3. 心底朝向_____方,心尖朝向_____方,在左侧第_____肋间隙、左锁骨中线的_____侧1~2 cm处可摸其搏动。

4. 右心房上部有_____开口,下部有_____开口,右心房的出口叫_____。

5. 右房室口周缘的纤维环上附有_____,各瓣借_____与乳头肌相接。

6. 心房与心室表面的分界标志是_____,而左、右心室表面的分界标志是_____和_____。

7. 心的传导系统包括_____、_____、_____及_____等。

8. 心包由_____心包和_____心包两部分构成。

9. 营养心的动脉是_____和_____。

10. 心的静脉主要经_____回流入右心房,它在右心房的开口称_____。注入冠状窦的心静脉有_____、_____和_____。

三、单项选择题

1. 关于心尖的描述,正确的是

   A. 朝向右前下方

   B. 由左心室和部分右心室构成

   C. 平对左侧第5肋间隙,锁骨中线内侧1~2 cm处

   D. 冠状动脉的前室间支和后室间支在此吻合

   E. 在活体不易摸到其搏动

2. 心卵圆窝位于

   A. 左心房后壁　　　　　B. 右心房后壁　　　　　C. 右心房房间隔上部

   D. 右心房房间隔下部　　E. 左心房房间隔下部

笔记栏

3. 心尖部的体表投影为

　　A. 右侧第 3 肋软骨上缘近胸骨处

　　B. 右侧第 6 胸肋关节处

　　C. 左侧第 5 肋间隙距前正中线 7~9 cm 处

　　D. 左侧第 5 肋间隙距前正中线 1~2 cm 处

　　E. 左侧锁骨中线第 4 肋间

4. 冠状窦开口于

　　A. 左心房　　　　　　B. 右心房　　　　　　C. 上腔静脉根部

　　D. 下腔静脉根部　　　E. 肺静脉根部

5. 关于冠状窦的描述,正确的是

　　A. 收集全心的静脉血　　　　　　B. 位于冠状沟全长

　　C. 心大静脉注入冠状窦左端　　　D. 心前静脉注入冠状窦右端

　　E. 借冠状窦口开口于左心房

6. 心的正常传导路径为

　　A. 窦房结→结间束→房室结→房室束→左右束支→浦肯野纤维网

　　B. 房室结→房室束→结间束→窦房结→左右束支→浦肯野纤维网

　　C. 心房肌→窦房结→房室结→结间束→左右束支→浦肯野纤维网

　　D. 窦房结→心房肌→房室结→结间束→房室束→浦肯野纤维网

　　E. 以上都不对

7. 构成心底的是

　　A. 左心房和左心室　　　B. 右心房和右心室　　　C. 左心房和右心房

　　D. 左心室和右心室　　　E. 左、右心房和左、右心室的一部分

8. 构成心左缘的是

　　A. 左心室　　　　　　B. 左心房　　　　　　C. 肺静脉和左心室

　　D. 左心耳和左心室　　E. 肺静脉和左心耳

9. 心的正常起搏点是

　　A. 窦房结　　　　　　B. 房室结　　　　　　C. 房室束

　　D. 结间束　　　　　　E. 希氏束

10. 关于房、室间隔的描述,哪项是**错误**的

　　A. 在卵圆窝处房间隔最薄　　　　B. 卵圆窝是房间隔缺损的好发部位

　　C. 室间隔分肌部和膜部　　　　　D. 膜部缺乏心内膜

　　E. 膜部是室间隔缺损的常见部位

四、多项选择题

1. 心的位置描述正确的是

　　A. 心包腔内　　　　　　　　　　B. 胸腔的中纵隔内

　　C. 前方邻胸骨体和第 2~6 肋骨　　D. 后方面对第 5~8 胸椎

　　E. 上连入心的大血管

2. 关于冠状沟的描述,正确的是

　　A. 位于心脏膈面　　　　　　　　B. 是心房与心室的表面分界线

　　C. 前方被主动脉所中断　　　　　D. 冠状窦位于该沟的后部

E.心小静脉行于该沟内

3.关于心壁的描述,正确的是

A.由心内膜、心肌层和心外膜构成　　　B.心外膜由纤维性心包构成

C.心房肌、心室肌均起于纤维环　　　　D.心房肌和心室肌的纵行肌相互延续

E.心内膜与血管的内皮相续

4.关于窦房结的描述,正确的是

A.由神经细胞构成

B.位于上腔静脉与右心房交界处的心外膜深面

C.约相当于界沟上部的心内膜下

D.血供多数来自右冠状动脉

E.是心正常的起搏点

5.关于左冠状动脉的描述,正确的是

A.起于主动脉左窦

B.在左心耳和肺动脉起始部的冠状沟内左行

C.旋支营养后室间沟两侧的心室壁

D.前室间支营养左心室前壁

E.旋支还分布于右心室后壁

6.左冠状动脉前室间支闭塞时可能引起梗死的部位是

A.左心室前壁　　　　B.左心室下壁　　　　C.室间隔前2/3

D.左心室侧壁　　　　E.部分右心室前壁

7.开口在右心房的是

A.上腔静脉口　　　　B.下腔静脉口　　　　C.主动脉口

D.肺动脉口　　　　　E.冠状窦口

8.关于心的构造,正确的描述是

A.心内膜连于大血管的外膜

B.心房肌和心室肌分别附于房室口周围的纤维环,两者不相连续

C.心外膜是浆膜心包的脏层

D.心瓣膜由心肌构成

E.心的神经、血管、淋巴管走在心肌层间

五、问答题

1.简述心的位置。

2.简述心的形态。

3.简述心的体表投影。

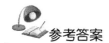参考答案

一、名词解释

1.卵圆窝:是房间隔右心房侧下部的一个卵圆形浅凹,为胎儿时期卵圆孔闭锁后的遗迹。

2. 心包腔:是浆膜心包脏、壁两层间的缝隙,内含浆液。

3. 窦房结:位于上腔静脉与右心房交界处的心外膜深面,是正常的起搏点。

二、填空题

1. 心、动脉、毛细血管、静脉

2. 心外膜、心肌层、心内膜

3. 右后上、左前下、5、内

4. 上腔静脉、下腔静脉、右房室口

5. 三尖瓣、腱索

6. 冠状沟、前室间沟、后室间沟

7. 窦房结、房室结、房室束、左和右束支、浦肯野纤维

8. 纤维性、浆膜性

9. 左冠状动脉、右冠状动脉

10. 冠状窦、冠状窦口、心大静脉、心中静脉、心小静脉

三、单项选择题

1. C 2. D 3. C 4. B 5. C 6. A 7. C 8. D 9. A 10. D

四、多项选择题

1. BDE 2. BDE 3. ACE 4. BDE 5. ABD 6. ABCDE 7. ABE 8. BC

五、问答题

1. 位于中纵隔内,约 1/3 在身体正中面右侧,2/3 在正中面左侧,前方面对胸骨体和第 2~6 肋软骨,后方平对第 5~8 胸椎,两侧与胸膜腔和肺相邻,上连出入心的大血管,下方邻膈。

2. 一尖:称心尖,朝向左前下方,在左侧第 5 肋间距前正中线 7~9 cm 处。

一底:称心底,朝向右后上方,出入心的大血管均连于此处。

两面:①胸肋面主要由右心室构成。②膈面主要由左心室构成。

三缘:①右缘主要由右心房构成。②左缘主要由左心房构成。③下缘主要由右心室和心尖构成。

三沟:①冠状沟是心房与心室在心表面的分界。②前室间沟是左右心室在胸肋面的分界。③后室间沟是左、右心室在膈面的分界。

3. 左上点:左第 2 肋下缘,距胸骨左缘 1.2 cm。

右上点:右第 3 肋软骨上缘,距胸骨缘 1 cm。

左下点:左第 5 肋间,锁骨中线内侧 1~2 cm。

右下点:右第 6 胸肋关节处。

第二节　血管

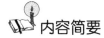内容简要

（一）血管的类型

1.动脉　运送血液离心的管道,与心室相连。管径由粗到细,细动脉称作粗动脉的分支,可以比作树枝。

2.毛细血管　连接动、静脉末梢之间的管道,是血液与组织液进行物质交换的场所。软骨、角膜、晶状体、毛发、釉质、被覆上皮处无毛细血管。

3.静脉　运送血液回心的管道,与心房相连。管径由细到粗,细静脉称作粗静脉的属支,可以比作河流。

（二）血管吻合

1.动脉间吻合　动脉弓、动脉网。

2.静脉间吻合　静脉弓、静脉网、静脉丛。

3.动静脉吻合　动、静脉不经过毛细血管直接相连。

4.侧支吻合　起止在同一主干的吻合。

侧支循环:侧支吻合平常处于静止状态,但当主干发生阻塞时承担部分血流循环任务,以补充主干血循环的不足,甚至完全代替,可以保证组织的血流供应不致断绝。

（三）血液循环

血液在心血管内周而复始的流动。按照路径可分为体循环和肺循环。

1.体循环(大循环)　左心室→主动脉及其各级分支→全身器官内毛细血管→各级静脉属支→上、下腔静脉,冠状静脉窦→右心房。

2.肺循环(小循环)　右心室→肺动脉及其各级分支→肺内毛细血管→各级静脉属支→左、右肺上、下静脉→左心房。

（四）肺循环血管

1.肺循环的动脉　肺动脉干,起自右心室,在主动脉弓下方分为左、右肺动脉入左、右肺。

动脉韧带:连在肺动脉干分叉处和主动脉弓下缘间纤维结缔组织索,是胎儿时期动脉导管闭锁的遗迹。

2.肺循环的静脉　终于左心房,有 4 条,分别为左、右肺上、下静脉。

（五）体循环血管

1.体循环的动脉主要分支　见图 1-6-1。

笔记栏

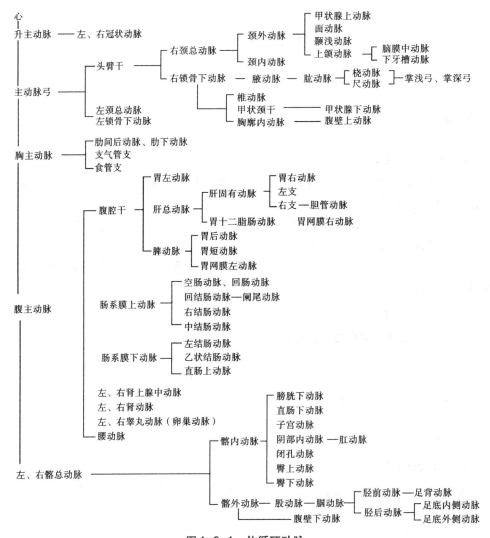

图 1-6-1　体循环动脉

2.体循环的静脉　全部静脉汇成三大系统。

（1）上腔静脉系：收集上半身（不含心）的静脉血。

上腔静脉←两侧头臂静脉←颈内静脉

↑锁骨下静脉

静脉角：同侧的颈内静脉和锁骨下静脉在胸锁关节的后方汇合处的夹角称静脉角。左侧有胸导管注入,右侧有右淋巴导管注入。

1）头颈部静脉

颈内静脉:最大深静脉,通过内眦静脉与颅内静脉交通。

危险三角:鼻根到两侧口角连线形成的三角区,此处缺乏静脉瓣膜,易导致静脉血反流致颅内感染。

颈外静脉:最大浅静脉,是儿童静脉采血的主要部位。

2）上肢静脉:主干为锁骨下静脉。

● 上肢浅静脉

头静脉:起自手背静脉网桡侧,注入腋静脉。

贵要静脉:起自手背静脉网尺侧,注入肱静脉。

肘正中静脉:肘窝内,连接头静脉和贵要静脉,是静脉采血的主要部位。

● 上肢深静脉:与同名动脉伴行。

3)胸部静脉:主干为奇静脉。

(2)下腔静脉系:收集下半身的静脉血。

下腔静脉←两侧髂总静脉←髂内静脉
　　　　　　　　↑髂外静脉

1)下肢静脉:主干为髂外静脉。

● 下肢浅静脉

大隐静脉:起自足背静脉弓内侧,注入股静脉,走行最长、落差最大,易发生静脉曲张。

小隐静脉:起自足背静脉弓外侧,注入腘静脉。

● 下肢深静脉:与同名动脉伴行。

2)盆部静脉:主干为髂内静脉。

3)腹部静脉:注入下腔静脉。

● 直接注入:腰静脉、肾静脉、睾丸(卵巢)静脉、肾上腺静脉、肝静脉。

● 间接注入:肝门静脉,收集腹腔内(除肝外)不成对脏器的静脉血。

肝门静脉←脾静脉←肠系膜下静脉
　　　　　　　↑肠系膜上静脉

(3)心静脉系:收集心的静脉血。

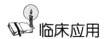临床应用

一、全身主要动脉的触摸点和止血点

全身主要动脉的触摸点和止血点见表1-6-1。

表1-6-1　主要动脉的触摸点与止血点

名称	摸脉点和止血点	止血范围
面动脉	咬肌前缘,靠近下颌骨下缘处	面部出血
颞浅动脉	耳屏前方,颧骨后端上方	头部出血
颈总动脉	颈根部、气管外侧	头颈部出血
锁骨下动脉	锁骨上窝中央	上肢出血
肱动脉	上臂中部、肱二头肌内侧沟	上肢出血
股动脉	腹股沟韧带中点下方约1 cm	下肢出血
足背动脉	足背内、外踝连线的中点处	足背出血
指掌侧固有动脉	手指根部两侧	手指出血

二、危险三角区

面部静脉无膜瓣,因此,面部尤其是鼻根至两侧口角的三角区,发生化脓性感染时,如处理不当,可能会导致颅内感染。其途径是:面静脉通过眼静脉与海绵窦相通,而面静脉又借面深静脉与翼静脉丛相通,翼静脉丛借导血管通过卵圆孔、破裂孔等与海绵窦相通,因此,鼻及上唇部的感染,易引起海绵窦的疾患,所以称鼻根至两侧口角的三角区为"危险三角区"。

三、颈部大静脉损伤的主要危险

颈部大静脉的损伤,虽也能引起严重的出血,但其主要危险是发生空气栓塞。尤其是颈根部的静脉,因静脉壁被颈筋膜包绕,因此在损伤后,静脉管腔不易陷缩,使空气侵入。大量空气进入心脏时,心脏活动立即停止,患者立即死亡;如果空气进入肺动脉,引起呼吸急促及胸痛;若空气进入颅内动脉,则出现意识丧失、抽搐和瞳孔散大等症状。

四、肝硬化门静脉回流受阻时出现的症状

在正常情况下,门静脉系与腔静脉系之间的交通支细小,血流量少。如果门静脉循环发生障碍,门静脉血则可经交通支形成侧支循环,导致侧支血流量增加而变得粗大弯曲,呈现所谓静脉曲张现象。曲张静脉如果破裂,引起大量出血。如胃底和食管下端的静脉丛发生破裂时,引起呕血;直肠的静脉丛发生破裂时,引起便血。当脐周静脉曲张时,在腹壁可见到曲张的静脉。由于门静脉循环障碍,血液受阻,也可引起脾大及胃肠出血,成为产生腹水的原因之一。

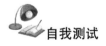**自我测试**

一、名词解释

1.动脉韧带　2.动脉　3.静脉　4.静脉角　5.危险三角区

二、填空题

1.主动脉根据行程分为_____、_____和_____三段,后者又以膈为界,分为_____和_____两部。

2.供应甲状腺的动脉主要有_____和_____,前者起于_____动脉,后者起于_____。

3.掌浅弓由_____和_____吻合而成;掌深弓由_____和_____吻合而成。

4.腹主动脉主要成对脏支有_____、_____和_____。

5.面动脉起自_____动脉,向前经下颌下腺深面,在_____前缘处越过下颌骨体下缘至面部。

6. 腹腔干由_____发出,立即分为_____、_____和_____三大支。

7. 营养胃的动脉主要有 5 条,分布于胃小弯侧的是_____和_____,分布于胃大弯侧的是_____和_____,分布于胃底的是_____。

8. 肠系膜上动脉的主要分支有_____、_____、_____、_____、__和_____。

9. 供应横结肠的动脉是_____,供应阑尾的动脉来自_____,供应盲肠的动脉是_____。

10. 睾丸动脉起自_____;卵巢动脉起自_____;胃短动脉起自_____。

11. 颈外静脉由_____、_____和_____合成,注入_____或_____。

12. 上腔静脉在_____的右侧垂直下降,在注入心之前有_____静脉汇入。

13. 头臂静脉由_____与_____汇合而成,汇合处的夹角为_____。

14. 头静脉起自手背静脉网的_____侧,注入_____;贵要静脉起自手背静脉网的_____侧,注入_____。

15. 下腔静脉由_____和_____汇合而成,注入_____。

16. 大隐静脉起自_____,经_____前方上行,最后注入_____。

17. 奇静脉主要收集_____、_____、_____和_____的血液。

18. 左睾丸静脉汇入_____,右睾丸静脉汇入_____,直肠上静脉汇入_____。

19. 肝门静脉系主要收集食管腹段以及_____、_____、_____、_____和_____等脏器的静脉血。

20. 除肠系膜上静脉和脾静脉以外,直接注入肝门静脉的静脉还有_____、_____、_____和_____。

三、单项选择题

1. 连于肺动脉干分叉处稍左侧与主动脉弓下缘处的结构是
   A. 压力感受器　　　　　　　　B. 化学感受器
   C. 胚胎时期动脉导管闭锁后的遗迹　　D. 胚胎时期卵黄囊闭锁后的遗迹
   E. 胚胎时期脐尿管闭锁后的遗迹

2. 关于颈动脉小球的描述,正确的是
   A. 位于颈总动脉末端血管壁内
   B. 位于颈内动脉起始部血管壁内
   C. 位于颈动脉起始端和颈总动脉末端血管壁内
   D. 位于颈内、外动脉分支处的后方
   E. 位于颈外动脉起始端血管壁内

3. 在咬肌前缘可触及其搏动的血管是
   A. 舌动脉　　　　　B. 面动脉　　　　　C. 上颌动脉
   D. 颞浅动脉　　　　E. 颈内动脉

4. 关于颈动脉窦的描述,正确的是
   A. 为颈总动脉起始端的膨大部分
   B. 右颈总动脉末端和颈内动脉起始处的膨大部分
   C. 为颈总动脉末端和颈外动脉起始处的膨大部分

笔记栏

D.为位于颈内、外动脉分叉处的一个结构

E.为化学感受器

5.内含动脉血的静脉是

    A.上腔静脉   B.肺静脉   C.头臂静脉

    D.板障静脉   E.冠状窦

6.肺循环起于

    A.肺泡周围毛细血管网   B.右心房   C.右心室

    D.左心房   E.左心室

7.分布至腹腔内成对脏器的动脉是

    A.腹腔干   B.肠系膜上动脉   C.肠系膜下动脉

    D.肾动脉   E.膈下动脉

8.直接发自腹主动脉的血管是

    A.胃右动脉   B.肝固有动脉   C.肾上腺上动脉

    D.肾上腺中动脉   E.肾上腺下动脉

9.发自肝固有动脉的是

    A.胃左动脉   B.胃右动脉   C.胃网膜左动脉

    D.胃网膜右动脉   E.胃短动脉

10.关于掌深弓的描述,正确的是

    A.由桡动脉末端和尺动脉的掌深支吻合而成

    B.由尺动脉末端和桡动脉的掌深支吻合而成

    C.位于屈指肌腱浅面

    D.位于蚓状肌浅面

    E.由弓发出3条指掌侧固有动脉

11.阑尾动脉发自

    A.空肠动脉   B.回肠动脉   C.回结肠动脉

    D.左结肠动脉   E.中结肠动脉

12.属髂外动脉分支的是

    A.旋髂浅动脉   B.腹壁下动脉   C.闭孔动脉

    D.旋股外侧动脉   E.旋股内侧动脉

13.关于颈总动脉的描述,正确的是

    A.发自主动脉弓

    B.沿食管、气管和喉的外侧上行

    C.至环状软骨上缘分为颈内动脉和颈外动脉

    D.其末端和颈内动脉起始部壁内有化学感受器

    E.在颈血管鞘内位于颈内静脉和迷走神经的后方

14.分布至胃底的动脉是

    A.胃左动脉   B.胃右动脉   C.胃短动脉

    D.胃网膜左动脉   E.胃网膜右动脉

15.关于毛细血管的描述,正确的是

    A.是连接动脉、静脉及淋巴管之间的管道

B. 是血液与组织液进行物质交换的场所

C. 遍布全身所有的器官和组织

D. 分布密度与代谢无关

E. 管壁薄,通透性大,管内血流较快

16. 甲状腺下动脉发自

A. 椎动脉 　　　　　B. 甲状颈干 　　　　　C. 胸廓内动脉

D. 胸肩峰动脉 　　　E. 颈外动脉

17. 与颈总动脉伴行的静脉是

A. 颈总静脉 　　　　B. 颈内静脉 　　　　　C. 颈外静脉

D. 颈前静脉 　　　　E. 下颌后静脉

18. 子宫动脉发自

A. 腹主动脉 　　　　B. 髂总动脉 　　　　　C. 髂外动脉

D. 髂内动脉 　　　　E. 阴部内动脉

19. 胃短动脉多数源于

A. 脾动脉 　　　　　B. 肝总动脉 　　　　　C. 胰动脉

D. 胃十二指肠动脉 　E. 肠系膜上动脉

20. 胃的血液供应来自

A. 胃十二指肠动脉和肠系膜上动脉的分支

B. 脾动脉、肝右动脉和胃左动脉的分支

C. 胃左动脉、脾动脉和肠系膜上动脉的分支

D. 腹腔动脉和肠系膜上动脉的分支

E. 脾动脉、肝总动脉的分支和胃左动脉

21. 下列哪项不是腹主动脉成对的脏支

A. 肾动脉 　　　　　B. 腰动脉 　　　　　C. 睾丸动脉

D. 肾上腺中动脉 　　E. 卵巢动脉

22. 腹主动脉分为左、右髂总动脉处的高度平

A. 第 1 腰椎 　　　　B. 第 2 腰椎 　　　　C. 第 3 腰椎

D. 第 4 腰椎 　　　　E. 第 5 腰椎

23. 何种结构不属于心血管系统

A. 动脉 　　　　　　B. 静脉 　　　　　　C. 淋巴管

D. 毛细血管 　　　　E. 心

24. 关于肺循环,错误的描述是

A. 肺循环又称小循环

B. 右心室收缩,血液射入肺动脉

C. 肺泡壁毛细血管网是进行气体交换的场所

D. 肺静脉将血液引入左心室

E. 肺静脉内流的是动脉血

25. 动脉是指

A. 输送心射出血液的血管 　　B. 所有输送动脉血的血管

C. 连于心底处的大血管 　　　D. 从左心室发出的血管

E. 以上都不对

26. 奇静脉注入

    A. 颈内静脉   B. 锁骨下动脉   C. 胸廓内静脉

    D. 上腔静脉   E. 椎静脉

27. 不属于颈外动脉分支的是

    A. 甲状腺上动脉   B. 舌动脉   C. 耳后动脉

    D. 上颌动脉   E. 眼动脉

28. 关于腹主动脉的描述,正确的是

    A. 沿脊柱腹段右侧下降   B. 在第 5 腰椎下缘分左、右髂总动脉

    C. 右侧有下腔静脉   D. 胰在其后方

    E. 十二指肠降部在其前方

29. 睾丸动脉是

    A. 腹主动脉的分支   B. 肾动脉的分支   C. 腰动脉的分支

    D. 腹腔动脉的分支   E. 髂总动脉的分支

30. 不属于肠系膜上动脉分支的是

    A. 回肠动脉   B. 回结肠动脉   C. 右结肠动脉

    D. 中结肠动脉   E. 左结肠动脉

31. 约在第 1 腰椎高度起于腹主动脉分支的是

    A. 肠系膜上动脉   B. 肠系膜下动脉   C. 肾动脉

    D. 第 1 对腰动脉   E. 以上都不对

32. 不属于髂内动脉脏支的是

    A. 阴部内动脉   B. 闭孔动脉   C. 子宫动脉

    D. 脐动脉   E. 直肠下动脉

33. 关于下腔静脉,何者**为错**

    A. 是人体最大的静脉

    B. 由左、右髂总静脉在第 5 腰椎体前方合成

    C. 在腹主动脉右侧上行

    D. 穿食管裂孔入胸腔

    E. 注入右心房

34. 关于小隐静脉的描述,正确的是

    A. 起自足背静脉弓的内侧缘   B. 行经外踝前方

    C. 沿小腿内侧面上行   D. 沿小腿外侧面上行

    E. 注入腘静脉

35. 注入颈内静脉的有

    A. 椎静脉   B. 甲状腺下静脉   C. 颈外静脉

    D. 甲状腺上静脉   E. 颈前静脉

36. 关于股静脉的描述,正确的是

    A. 起自足背静脉弓   B. 伴隐神经上行

    C. 大、小隐静脉为其属支   D. 股动脉在外侧与之伴行

    E. 向上移行为髂外静脉

37.当肝门静脉高压症时脐周静脉网血流与其他静脉相交通的途径是
    A.脐静脉   B.附脐静脉   C.奇静脉
    D.副半奇静脉   E.以上都不是

38.关于奇静脉的描述,正确的是
    A.起于左腰升静脉   B.以主动脉裂孔入胸腔
    C.行于中纵隔内   D.以肺根前方注入上腔静脉
    E.是上、下静腔静脉之间的一条交通途径

39.关于头静脉的描述,正确的是
    A.也称头臂静脉   B.收集头部的静脉血
    C.面静脉为其重要属支   D.穿深筋膜入腋静脉
    E.以上均不对

40.关于上腔静脉的描述,正确的是
    A.由左、右头臂静脉在右侧第2胸肋关节处合成
    B.由左、右头臂静脉在左侧第2胸肋关节处合成
    C.于右侧第3胸肋关节处入右心房
    D.沿胸主动脉左侧垂直下行
    E.入心前有胸廓内静脉注入

41.关于静脉的描述,正确的是
    A.由毛细血管汇合而成   B.在回流过程中发出许多分支
    C.最后注入右心室   D.与相应动脉比,静脉管径小
    E.浅静脉有静脉瓣,深静脉则无静脉瓣

42.关于左睾丸静脉的描述,正确的是
    A.是睾丸动脉的一条伴行静脉   B.起自膀胱静脉
    C.直接注入下腔静脉   D.直接注入左肾静脉
    E.直接注入左肾上腺静脉

43.**不直接**注入大隐静脉的是
    A.腹壁下静脉   B.股外侧浅静脉   C.股内侧浅静脉
    D.阴部外静脉   E.腹壁浅静脉

44.缺乏静脉瓣的静脉
    A.头静脉   B.面静脉   C.贵要静脉
    D.大隐静脉   E.小隐静脉

45.关于贵要静脉的描述,正确的是
    A.起于手背静脉网桡侧   B.沿前臂桡侧上行
    C.行于三角肌大肌间沟内   D.注入锁骨下静脉
    E.收集手和前臂尺侧浅层结构的静脉血

46.头臂静脉的属支有
    A.甲状腺上静脉   B.甲状腺中静脉   C.甲状腺下静脉
    D.奇静脉   E.颈外静脉

47.锁骨下静脉的属支是
    A.甲状腺下静脉   B.舌静脉   C.面静脉

D. 颈内静脉　　　　　　　　E. 颈外静脉

48. 门静脉收集
　　A. 腹腔全身脏器的静脉回流　　　　B. 腹腔成对脏器的静脉回流
　　C. 腹腔不成对脏器的静脉回流　　　　D. 肝脏的静脉回流
　　E. 除肝以外的全部不成对的腹腔脏器的静脉回流

49. 关于大隐静脉,何者**为错**
　　A. 起自足背静脉弓内侧　　　　　　B. 沿小腿及大腿内侧上行
　　C. 行经内踝后方　　　　　　　　　D. 穿深筋膜入股静脉
　　E. 壁内有多对静脉瓣防止血液反流

50 下腔静脉的属支**不包括**
　　A. 附脐静脉　　　　　　B. 膈下静脉　　　　　　C. 腰静脉
　　D. 右睾丸(卵巢)静脉　　　　E. 右肾上腺静脉

四、多项选择题

1. 关于动脉的描述,正确的是
　　A. 是运血离心的管道
　　B. 管内流动的是动脉血
　　C. 管壁较厚,由三层构成
　　D. 中膜较厚,主要含弹力纤维和平滑肌
　　E. 小动脉中膜的弹力纤维可收缩和舒张改变管腔大小

2. 髂内动脉的分支是
　　A. 直肠上动脉　　　　B. 直肠下动脉　　　　C. 腹壁下动脉
　　D. 膀胱下动脉　　　　E. 脐动脉

3. 腹腔干的分支有
　　A. 胃左动脉　　　　　　B. 胃右动脉　　　　　　C. 脾动脉
　　D. 胆囊动脉　　　　　　E. 肝总动脉

4. 关于主动脉弓的描述,正确的是
　　A. 在左第2胸肋关节高度续接升主动脉
　　B. 至第4胸椎体下缘左侧移行为胸主动脉
　　C. 其壁外膜下有丰富的游离神经末梢,称压力感受器
　　D. 弓下方有主动脉小球
　　E. 弓的凸侧从右向左发出右锁骨下动脉,右颈总动脉和头臂干

5. 关于门静脉的描述,正确的是
　　A. 无静脉瓣　　　　　　B. 既有属支又有分支　　　　C. 内含有营养的血液
　　D. 可作为肝脏功能性血管　　　　E. 由肠系膜上静脉和脾静脉组成

6. 行程中位置表浅,可触及其搏动的动脉是
　　A. 面动脉　　　　　　　B. 桡动脉　　　　　　　C. 颞浅动脉
　　D. 胫前动脉　　　　　　E. 足背动脉

7. 肠系膜上动脉的分支是
　　A. 左结肠动脉　　　　　B. 右结肠动脉　　　　　C. 中结肠动脉
　　D. 空肠动脉　　　　　　E. 回肠动脉

8. 锁骨下动脉的分支有

 A. 甲状腺动脉   B. 椎动脉   C. 胸廓内动脉

 D. 胸外侧动脉   E. 胸背动脉

9. 胃的血液供应来自

 A. 胃短动脉   B. 胃左动脉   C. 胃右动脉

 D. 胃网膜左动脉   E. 胃网膜右动脉

10. 关于颈总动脉的描述, 正确的是

 A. 起于头臂干

 B. 在甲状软骨上缘高度分为颈内、外动脉

 C. 与颈内静脉、迷走神经共同包于颈动脉鞘内

 D. 内侧与喉、气管、支气管为邻

 E. 动脉分叉处后方有颈动脉窦

11. 关于胸主动脉的描述, 正确的是

 A. 在第 4 胸椎左侧续自主动脉弓   B. 经食管前方渐转至其右侧

 C. 在第 12 胸椎高度穿膈的主动脉裂孔   D. 初居食管左侧

 E. 分支有壁支和脏支

12. 直接注入下腔静脉的内脏静脉有

 A. 左侧睾丸静脉   B. 右侧肾上腺静脉   C. 门静脉

 D. 肾静脉   E. 肝静脉

13. 关于上腔静脉的描述, 正确的是

 A. 无静脉瓣   B. 由左、右头臂静脉汇合而成

 C. 下段前方和两侧被浆膜性心包   D. 有奇静脉注入

 E. 于第 3 胸肋关节下缘处注入右心房

14. 关于大隐静脉的描述, 正确的是

 A. 起于足背静脉弓的内侧   B. 行经内踝的前方

 C. 在小腿内侧与隐神经伴行   D. 行经膝关节的内后方

 E. 在注入股静脉前沿收集 5 条属支

15. 门-腔静脉吻合的部位是

 A. 脐周静脉网   B. 食管静脉丛   C. 阴部静脉丛

 D. 直肠静脉丛   E. 椎静脉丛

16. 胰的动脉供应来自

 A. 胃十二指肠动脉   B. 脾动脉   C. 肠系膜上动脉

 D. 胃网膜左、右动脉   E. 胃后动脉

17. 肠系膜上动脉营养部位包括

 A. 十二指肠全部   B. 结肠右曲   C. 胰头与胰体

 D. 阑尾   E. 结肠左曲

18. 静脉穿刺的常用浅静脉有

 A. 颈外静脉   B. 下颌后静脉   C. 锁骨下静脉

 D. 大隐静脉   E. 腋静脉

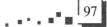

19. 关于静脉的描述,正确的是

    A. 是导血回心的血管

    B. 其内流动的静脉血

    C. 所有的静脉内均有静脉瓣

    D. 与相应动脉相比,静脉管壁薄,管腔大,弹性小

    E. 均与同名动脉伴行

20. 无静脉瓣的血管是

    A. 肱静脉   B. 硬脑膜窦   C. 股静脉

    D. 板障静脉   E. 上腔静脉

21. 关于下腔静脉的描述,正确的是

    A. 是人体最大的浅静脉

    B. 平第 5 腰椎水平由右、左髂总静脉合成

    C. 穿膈腔静脉孔注入右心房

    D. 肾、肝、脾静脉为其属支

    E. 肝静脉注入处称第二肝门

五、问答题

1. 简述面动脉的起始、行程及分布。

2. 简述胃的血液供给。

3. 简述上肢主要浅静脉的名称,注入部位。

4. 简述大隐静脉的起始、行程、注入部位。

5. 简述肝门静脉的组成、位置。

6. 简述肝门静脉的主要属支有哪些。

7. 试述头静脉注射抗生素药物到达肾的途径。

8. 简述主动脉的起止及分段。

9. 腹主动脉不成对的脏支有哪些?

10. 肠系膜上动脉有哪些分支?

11. 简述全身主要的浅静脉。

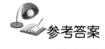 **参考答案**

一、名词解释

  1. 动脉韧带:动脉韧带在肺动脉干分叉处与主动脉弓下缘之间的一条纤维结缔组织。

  2. 动脉:输送血液离开心的血管。

  3. 静脉:输送血液回到心的血管。

  4. 静脉角:同侧的颈内静脉和锁骨下静脉在胸锁关节的后方汇合处的夹角。

  5. 危险三角区:鼻根到两侧口角连线形成的三角区,此处缺乏静脉瓣膜,易导致静脉血反流致颅内感染。

笔记栏

二、填空

1. 升主动脉、主动脉弓、降主动脉、胸主动脉、腹主动脉

2. 甲状腺上动脉、甲状腺下动脉、颈外、甲状颈干

3. 桡动脉掌浅支、尺动脉末支、桡动脉终支、尺动脉掌深支

4. 肾上腺中动脉、肾动脉、睾丸动脉(女性为卵巢动脉)

5. 颈外、咬肌

6. 腹主动脉、胃左动脉、肝总动脉、脾动脉

7. 胃左动脉、胃右动脉、胃网膜左动脉、胃网膜右动脉、胃短动脉

8. 胰十二指肠下动脉、空肠动脉、回肠动脉、回结肠动脉、右结肠动脉、中结肠动脉

9. 中结肠动脉、回结肠动脉、回结肠动脉

10. 腹主动脉、腹主动脉、脾动脉

11. 下颌后静脉后支、耳后静脉、枕静脉、锁骨下静脉、静脉角

12. 升主动脉、奇

13. 颈内静脉、锁骨下静脉、静脉角

14. 桡、腋静脉、尺、肱静脉

15. 左髂总静脉、右髂总静脉、右心房

16. 足背静脉弓、内踝、股静脉

17. 右侧肋间后静脉、食管静脉、支气管静脉、半奇静脉

18. 肾静脉、下腔静脉、肠系膜下静脉

19. 胃、小肠、大肠、胆囊、胰、脾

20. 胃左静脉、胃右静脉、胆囊静脉、附脐静脉

三、单项选择题

1. C   2. D   3. B   4. B   5. B   6. C   7. D   8. D   9. B   10. A
11. C   12. B   13. B   14. C   15. B   16. B   17. B   18. D   19. A   20. E
21. B   22. D   23. C   24. D   25. A   26. D   27. E   28. C   29. A   30. E
31. A   32. B   33. D   34. E   35. D   36. E   37. B   38. E   39. D   40. C
41. A   42. D   43. A   44. B   45. E   46. C   47. E   48. E   49. C   50. A

四、多项选择题

1. ACD   2. BDE   3. ACE   4. BCD   5. ABCDE   6. ABCE   7. BCDE
8. BC   9. ABCDE   10. BC   11. ABCE   12. BDE   13. ABCDE   14. ABCDE
15. ABDE   16. ABC   17. BCD   18. AD   19. AD   20. BDE   21. BCE

五、问答题

1. 起始:颈外动脉;行程:经下颌下腺深面,在咬肌前缘绕下颌骨体下缘到面部,再经口角和鼻翼的外侧至内眦,易名为内眦动脉;分布:下颌下腺、面部和腭扁桃体。

2. 胃小弯侧有胃左动脉和胃右动脉,胃大弯侧有胃网膜左、右动脉,胃底有胃短动脉。

3. 头静脉:注入腋静脉;贵要静脉:注入肱静脉或腋静脉;肘正中静脉:在肘窝前连接头静脉及贵要静脉。

4. 大隐静脉起自足背静脉弓内侧缘,经内踝前方沿小腿内侧伴隐神经上行,行于

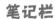

笔记栏

膝关节内侧,股骨内侧踝后方,大腿内侧面至股前面,穿隐静脉裂孔注入股静脉。

5.肠系膜上静脉、脾静脉、胃左静脉、肠系膜下静脉、附脐静脉。

6.颈部有颈外静脉,上肢有头静脉、贵要静脉、肘正中静脉,下肢有大隐静脉和小隐静脉。浅静脉是临床上采血、输液的部位。

7.头静脉→腋静脉→锁骨下静脉→头臂静脉→上腔静脉→右心房→右心室→肺动脉→肺毛细血管→肺静脉→左心房→左心室→升主动脉→主动脉弓→胸主动脉→腹主动脉→肾动脉→肾。

8.主动脉起自左心室,止于第4腰椎高度,全程分升主动脉、主动脉弓、降主动脉三段。

9.腹腔干、肠系膜上动脉、肠系膜下动脉。

10.空肠和回肠动脉,回结肠动脉,右结肠动脉和中结肠动脉。

11.颈外静脉、头静脉、贵要静脉、大隐静脉、肘正中静脉。

第三节 淋巴系统

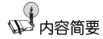内容简要

(一)淋巴管道

由细到粗依次为毛细淋巴管、淋巴管、淋巴干及淋巴导管。

1.毛细淋巴管 以盲端起始于组织间隙,通透性大,细菌、癌细胞易进入形成转移。

2.淋巴管 由毛细淋巴管汇合而成,连有淋巴结。

3.淋巴干 由淋巴管汇合而成,共9条,即左、右颈干,左、右锁骨下干,左、右支气管纵隔干,左、右腰干和1条肠干。

4.淋巴导管 由淋巴干汇合而成,共2条。

(1)右淋巴导管:由右颈干、右锁骨下干、右支气管纵隔干汇合而成,注入右静脉角。

(2)胸导管:由左颈干,左锁骨下干,左支气管纵隔干,左、右腰干,肠干汇合而成,注入左静脉角。

(二)淋巴器官

1.胸腺 位于胸骨柄后方,分为不对称的左、右两叶,质柔软、呈长扁条状,两叶间借结缔组织相连。胸腺有明显的年龄变化,新生儿及幼儿的胸腺相对较大,青春期后逐渐萎缩退化,被结缔组织代替。

2.淋巴结 灰红,质软,豆形,连在淋巴管上,清除淋巴中的细菌和癌细胞。

锁骨上淋巴结:胃癌、食管癌时,癌细胞可转移至左锁骨上淋巴结。

腋淋巴结:乳腺癌时,癌细胞可转移至此。

3.脾 人体最大的淋巴器官,质软而脆,上缘有脾切迹,脾大触诊的标志。

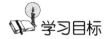

学习目标

掌握：淋巴干的组成，胸导管的起始、行程、收集范围、注入部位；主要淋巴结群及临床意义；脾的位置。

熟悉：淋巴管道的组成；淋巴器官的功能。

了解：胸腺的功能。

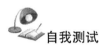

自我测试

一、填空题

1. 右淋巴导管接受_____、_____及_____淋巴干的回流，注入_____。

2. 淋巴系统由_____、_____和_____组成。

3. 胸导管接受_____、_____、_____、_____及_____的回流。

4. 毛细淋巴管以盲端起于_____；胸导管起自_____，最后注入_____。

5. 乳糜池由_____、_____和_____（淋巴干）汇合而成。

6. 下颌下淋巴结位于_____处，其主要收纳_____和_____等处的淋巴。

7. 腹股沟浅淋巴结位于_____，可分为上、下两群，其中下群主要收集_____、_____和_____。

8. 脾位于_____区，与第_____肋相对，其长轴与_____一致，脾大时临床触诊的标志是_____。

二、单项选择题

1. 关于胸腺的描述，正确的是
   A. 无明显的年龄变化　　　　　　　B. 锥体形，分为不对称的左、右叶
   C. 质地较硬　　　　　　　　　　　D. 大部分附于甲状腺
   E. 成人的胸腺以腺组织为主

2. 关于淋巴结，何者为**错**
   A. 是淋巴器官的一个组成部分　　　B. 常位于身体较隐蔽处
   C. 淋巴输出管与其凸侧相连　　　　D. 输出管数目少于输入管
   E. 数目较多，常聚集成群

3. 关于淋巴系统的描述，正确的是
   A. 是心血管的组成部分　　　　　　B. 由淋巴结和淋巴管共同组成
   C. 淋巴结产生无色的淋巴液　　　　D. 全身淋巴经左静脉角回流
   E. 以上都不是

4. 有关胸导管的描述，何者为**错**
   A. 平第1腰椎起自乳糜池　　　　　B. 由左、右腰干汇合而成
   C. 是全身最大的淋巴管　　　　　　D. 以主动脉裂孔入胸腔
   E. 注入左静脉角

5. 关于脾的描述,正确的是
   A. 位于腹上区
   B. 分为膈、脏两面,上、下两端及前、后两缘
   C. 属腹膜内位器官
   D. 后缘下部有 2~3 个切迹
   E. 其长轴与第 12 肋一致

6. 关于腹腔淋巴结的描述,正确的是
   A. 收集腹腔内除肝外的不成对脏器的淋巴回流
   B. 其输出管注入肠系膜上淋巴结
   C. 接受腰淋巴结的输出管
   D. 其输出管参与组成肠干
   E. 以上均不对

7. 关于肠干**不正确**的说法是
   A. 注入乳糜池   B. 收集腹盆腔所有脏器的淋巴
   C. 有腹腔淋巴结的输出管汇入   D. 有肠系膜上淋巴结的输出管汇入
   E. 有肠系膜下淋巴结的输出管汇入

8. 关于脾切迹的描述,正确的是
   A. 前缘下部有 2~3 个切迹   B. 后缘有 2~3 个切迹
   C. 正常情况下在肋弓下可被触及   D. 上端锐利
   E. 以上都不是

9. 关于毛细淋巴管,何者为**错**
   A. 常与毛细血管交织在一起   B. 起于组织间隙内
   C. 管腔粗细一致,均匀   D. 管壁由单层内皮细胞构成
   E. 管壁通透性大于毛细血管

10. 关于支气管纵隔干的描述,正确的是
    A. 由气管旁淋巴结和纵隔前淋巴结的输出管合成
    B. 由左、右气管,支气管上、下淋巴结的输出管合成
    C. 由纵隔前、后淋巴结的输出管合成
    D. 由所气管旁淋巴结和纵隔后淋巴结的输出管合成
    E. 以上均不对

11. **不属于**淋巴器官的是
    A. 扁桃体   B. 胸腺   C. 肾上腺
    D. 脾   E. 淋巴结

12. 关于胸导管的描述,正确的是
    A. 起始部是乳糜池   B. 穿主动脉裂孔入胸腔
    C. 注入左静脉角   D. 左半身淋巴是其收集范围之一
    E. 以上都正确

三、多项选择题

1. 食管的淋巴管注入
   A. 气管旁淋巴结   B. 纵隔前淋巴结   C. 纵隔后淋巴结

D. 胃左淋巴结　　　　　　　E. 胃右淋巴结

2. 关于淋巴结的描述,正确的是
 A. 为圆形或椭圆形小体　　　　　　B. 其凹侧连输入管
 C. 多沿血管周围配布　　　　　　　D. 数目较少,常单个存在
 E. 淋巴管在向心行程中常常连多个淋巴结

3. 关于胸腺的描述,正确的是
 A. 分为不对称的左、右叶,呈长扁条状　　B. 大部分位于上纵隔前份
 C. 小部分伸入前纵隔　　　　　　　D. 上端可突入颈根部
 E. 有明显的年龄变化

4. 关于脾的描述,正确的是
 A. 位于左季肋部　　　　　　　　　B. 与 8～10 肋相对
 C. 长轴与第 10 肋一致　　　　　　　D. 在肋弓下不能触及
 E. 上缘有 2～3 个脾切迹

5. 关于右淋巴导管的描述,正确的是
 A. 由右锁骨下干和右颈干组成
 B. 由右锁骨下干和右颈干及右支气管纵隔干组成
 C. 收集右半身淋巴
 D. 注入右静脉角
 E. 收集右半头颈、右上肢、右肺和右半部胸壁淋巴

6. 关于腰干的描述,正确的是
 A. 由腰淋巴结的输出管汇合而成　　　B. 腰淋巴结全部位于腹主动脉周围
 C. 收集腹腔不成对脏器的淋巴　　　　D. 收集下肢和盆腔的淋巴
 E. 注入乳糜池

7. 关于胸导管的描述,正确的是
 A. 起于乳糜池　　　　　　　　　　B. 是全身最大的淋巴管
 C. 在第 3～5 胸椎水平左移　　　　　D. 注入左静脉角
 E. 末端有瓣膜阻止血液流入胸导管

8. 腋淋巴结包括
 A. 中央淋巴结　　　　　　　　　　B. 外侧淋巴结
 C. 胸肌淋巴结及肩胛下淋巴结　　　　D. 腋尖淋巴结
 E. 膈上淋巴结

9. 乳房淋巴引流至
 A. 胸肌淋巴结　　　　　B. 腋尖淋巴结　　　　　C. 胸骨旁淋巴结
 D. 膈上淋巴结　　　　　E. 膈下淋巴结

四、问答题

1. 简述胸导管的起始、行程和注入部位。
2. 简述胸腺的形态、位置。
3. 哪些部位感染可引起腹股沟浅淋巴结肿大?
4. 试述腹股沟淋巴结的分群、位置及其回流。

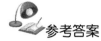 参考答案

一、填空题

1. 右颈干、右锁骨下干、右支气管纵隔干、右静脉角

2. 淋巴管道、淋巴器官、淋巴组织

3. 左腰干、右腰干、肠干、左支气管纵隔干、左颈干、左锁骨下干

4. 组织间隙、乳糜池、左静脉角

5. 左腰干、右腰干、肠干

6. 下颌下腺附近、面部、口腔

7. 腹股沟韧带下方、足内侧部、小腿前部、大腿部

8. 左季肋区、9~11、第10肋、脾切迹

二、单项选择题

1. B　2. C　3. E　4. B　5. C　6. D　7. B　8. A　9. C　10. A　11. C　12. E

三、多项选择题

1. ACD　2. ACE　3. ABCDE　4. ACDE　5. BDE　6. ADE　7. ABDE　8. ABCD

9. ABCD

四、问答题

1. 起于乳糜池,经膈主动脉裂孔入胸腔,行于食管后方,至第5胸椎水平由右转至左,由胸廓上口达颈根部,呈弓状注入左静脉角。

2. 形态:锥形,分为不对称的左、右叶,呈长扁条状;位置:大部分位于上纵隔前份,小部分向下伸入前纵隔。

3. 腹股沟浅淋巴结接受腹前壁下部、臀部、会阴部和外生殖器以及除足外侧、小腿后外侧的整个下肢浅淋巴,因此上述部位的感染均可引起腹股沟浅淋巴结肿大疼痛。

4. 分群、位置:①腹股沟浅淋巴结上组沿腹股沟韧带排列;下组位于大隐静脉末端周围。②腹股沟深淋巴结位于股静脉根部周围。回流:腹股沟浅淋巴结→腹股沟深淋巴结→髂外淋巴结。

第七章
感觉器

第一节　视器

内容简要

一、视器的组成

眼
├ 眼球
│　├ 屈光结构:包括角膜、房水、晶状体、玻璃体
│　├ 调节结构
│　│　├ 虹膜:调节瞳孔大小
│　│　└ 睫状体:调节晶状体屈光能力
│　├ 营养结构:脉络膜、房水
│　└ 感光结构:视网膜
│　　　├ 视锥细胞:感受强光和辨别颜色
│　　　├ 视杆细胞:感受弱光
│　　　├ 双极细胞:联络神经元
│　　　└ 节细胞:其轴突在视神经盘集中,构成视神经
└ 眼保护结构
　　├ 眼睑:内有睑板、眼轮匝肌和上睑提肌
　　├ 结膜:分为睑结膜、球结膜
　　├ 泪器:泪腺
　　└ 泪道:由泪点、泪小管、泪囊、鼻泪管组成

眼球运动结构:眼外肌,包括上直肌、下直肌、内直肌、外直肌和上斜肌、下斜肌。

二、眼球结构

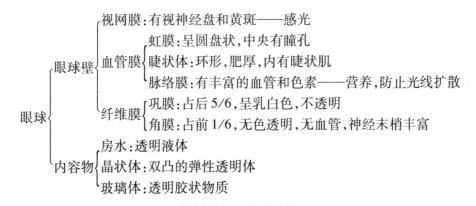

眼球 {
　眼球壁 {
　　视网膜:有视神经盘和黄斑——感光
　　血管膜 {
　　　虹膜:呈圆盘状,中央有瞳孔
　　　睫状体:环形,肥厚,内有睫状肌
　　　脉络膜:有丰富的血管和色素——营养,防止光线扩散
　　}
　　纤维膜 {
　　　巩膜:占后5/6,呈乳白色,不透明
　　　角膜:占前1/6,无色透明,无血管,神经末梢丰富
　　}
　}
　内容物 {
　　房水:透明液体
　　晶状体:双凸的弹性透明体
　　玻璃体:透明胶状物质
　}
}

三、房水的产生、功能与循环途径

房水的生成:由睫状体产生。

房水的功能:①折光作用。②对无血管的角膜、晶状体和玻璃体具有营养和物质代谢作用。③维持眼压。

循环途径:睫状体产生房水→眼后房→瞳孔→眼前房→虹膜角膜角→巩膜静脉窦。

四、眼球的肌肉

眼球的肌肉见表1-7-1。

表1-7-1　眼球的肌肉

项目	眼外肌	眼内肌
名称	上直肌、下直肌、内直肌 外直肌、上斜肌、下斜肌	虹膜:瞳孔括约肌、瞳孔开大肌 睫状肌
肌肉种类	骨骼肌	平滑肌
位置	眼球和眶腔之间	眼球内
功能	运动眼球	虹膜调节瞳孔大小 睫状肌控制晶状体的曲度

学习指导

感觉器官由感受器及其附属结构构成。感受器是机体接受内、外环境中各种刺激的组织结构,广泛分布于人体,种类繁多,功能各异。

眼球是视器的主要部分,其结构类似照相机,由眼球壁和眼内屈光装置构成,具有折光成像和感觉换能两种作用。外界光线由角膜经瞳孔、晶状体、玻璃体折射至视网膜,其中晶状体曲率半径可随视物的远近而变化,以准确地将物体成像在视网膜上。视网膜感光细胞接受刺激,产生神经冲动达视觉中枢,产生视觉。眼球某些部分可在活体上观察,学习中应注意充分利用活体。

视器被保护在骨性眼眶内,学习前应复习眶的有关知识,帮助理解记忆。视器学习重点应放在眼球壁的层次、分部、形态结构特点及功能,眼内容物的组成、作用,各部分形态结构,眼折光系统的组成及眼的调节,常见的屈光不正及矫正方法等方面。

自我测试

一、名词解释

1.感受器　2.巩膜静脉窦　3.视神经盘　4.黄斑

二、填空题

1.视器由_____和_____2部分组成。

2.眼球壁自外向内分别为_____、_____和_____。

3.血管膜由前向后分别为_____、_____、和_____3部分。

4.虹膜中央的圆孔称_____,其内呈环状排列的是_____,呈放射状排列的是_____。

5.睫状肌收缩,睫状体向晶状体_____,睫状小带_____。

6.脉络膜具有_____和_____作用。

7.视网膜的细胞由外向内分别为_____、_____、_____和_____。

8.视锥细胞主要感受_____和_____。

9.眼球内容物包括_____、_____和_____。

10.房水由_____产生,自后房经_____流入前房,再经虹膜角膜角渗入_____。

11.房水的作用有_____、_____及_____。

12.眼的折光系统有_____、_____、_____和_____。

13.当视近物时,睫状肌_____,睫状小带_____,晶状体由于自身的弹性_____,折光力_____。

14.结膜可分为_____和_____两部分,睑裂闭合时,结膜围成_____。

15.泪器由_____、_____、_____和_____组成。

16.视细胞分为_____和_____。

17.眼房位于_____与_____之间,以_____为界分为前房和后房。

18.眼副器包括_____、_____、_____和_____等。

三、单项选择题

1.角膜的特点**不包括**

　　A.无色透明　　　　　　　　B.无血管　　　　　　　　C.无神经末梢

　　D.有屈光作用　　　　　E.占眼球外膜前1/6

2.有关纤维膜的描述,**错误**的是

　　A.由结缔组织构成　　　　　　　　B.无色透明

C. 有维持眼球形状的作用　　　　　　　D. 有保护眼内容物的作用

E. 分为角膜和巩膜两部分

3. 有关睫状体的叙述,**错误**的是

　A. 是血管膜增厚的部分　　　　　　　B. 借睫状小带与虹膜相连

　C. 能调节晶状体的凸度　　　　　　　D. 能分泌房水

　E. 前部为睫状突,后部为睫状环

4. 有关脉络膜的正确叙述是

　A. 呈乳白色　　　　　　　　　　　　B. 含丰富的神经末梢

　C. 有感光作用　　　　　　　　　　　D. 吸收眼内散射光

　E. 占中膜的1/3

5. 有关视网膜的描述,**错误**的是

　A. 有血管分布　　　　　　　　　　　B. 有色素细胞

　C. 有感光功能　　　　　　　　　　　D. 黄斑为生理盲点

　E. 分为盲部和视部

6. 有关黄斑的描述,正确的是

　A. 是视神经纤维汇集处　　　　　　　B. 是视网膜的生理盲点

　C. 中央凹是视网膜感光最敏锐的部位　D. 中央凹处只有视杆细胞

　E. 此处有中央动静脉通过

7. 有关视神经盘的描述,**错误**的是

　A. 是视神经纤维汇集处　　　　　　　B. 是视网膜的生理盲点

　C. 位于黄斑的外侧　　　　　　　　　D. 视网膜中央动脉由此穿过

　E. 呈圆盘状隆起

8. 具有感受强光和辨色能力的细胞是

　A. 视锥细胞　　　　　　　　　　　　B. 视杆细胞

　C. 双极细胞　　　　　　　　　　　　D. 节细胞

　E. 水平细胞

9. 有关晶状体的描述,**错误**的是

　A. 位于虹膜与玻璃体之间　　　　　　B. 呈双凸透镜状

　C. 富有弹性　　　　　　　　　　　　D. 曲率随睫状肌的舒缩而改变

　E. 有血管和神经

10. 结膜的特点**不包括**

　A. 薄而透明　　　　　　　　　　　　B. 富含血管

　C. 富含神经末梢　　　　　　　　　　D. 睑、球结膜移行构成结膜穹

　E. 结膜囊可与外界相通

11. 泪腺的排泄管开口于

　A. 泪点　　　　　　B. 泪小管　　　　　　C. 结膜上穹

　D. 泪囊　　　　　　E. 结膜下穹

12. 支配外直肌的神经损伤,眼球**不能**转向

　A. 外侧　　　　　　B. 上外　　　　　　C. 下外

　D. 内侧　　　　　　E. 下内

13. 下斜肌使眼球转向

    A. 上内   B. 上外   C. 下内

    D. 下外   E. 外侧

14. 巩膜与角膜交界处深面的环形小管是

    A. 眼静脉   B. 虹膜角膜角   C. 巩膜静脉窦

    D. 瞳孔   E. 睫状小带

15. 维持眼压的眼球内容物是

    A. 泪液   B. 晶状体   C. 房水

    D. 玻璃体   E. 角膜

16. 鼻泪管开口于

    A. 下鼻道   B. 上鼻道   C. 中鼻道

    D. 上鼻甲   E. 下鼻甲

17. 沟通眼球前房和后房的结构是

    A. 泪点   B. 虹膜角膜角   C. 巩膜静脉窦

    D. 瞳孔   E. 排泄小管

18. 泪小管起始于

    A. 泪腺   B. 泪点   C. 泪囊

    D. 鼻泪管   E. 排泄小管

四、多项选择题

1. 对眼描述正确的是

    A. 位于眼眶内   B. 眼球壁分 3 层   C. 内容物均可折光

    D. 运动眼球的肌有 7 块   E. 由眼球和眼副器两部分组成

2. 属于眼球中膜的结构有

    A. 虹膜   B. 睫状体   C. 脉络膜

    D. 巩膜   E. 角膜

3. 关于房水的叙述,正确的是

    A. 有屈光作用   B. 可维持眼压   C. 营养角膜

    D. 由睫状体产生   E. 具有支持视网膜作用

4. 眼副器包括

    A. 眼睑   B. 眼球外肌   C. 结膜

    D. 泪器   E. 玻璃体

五、简答题

1. 简述眼球壁的层次结构。

2. 简述房水的产生、循环途径及功能。

3. 写出外界光线投射到视网膜的路径。

4. 写出泪液的产生及回流途径。

5. 试述眼球的屈光系统的组成,并解释正常眼视近物及远物均很清晰的原因。

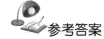

一、名词解释

1.感受器:机体接受内、外环境各种刺激的结构,分一般感受器和特殊感受器两种。

2.巩膜静脉窦:巩膜与角膜交界处深部的环形小管。

3.视神经盘:视网膜后部偏鼻侧处的白色圆盘状隆起,为视神经纤维的汇集处,此处无感光功能。

4.黄斑:视神经盘颞侧约3.5 mm处视网膜上的黄色圆形小区。

二、填空题

1.眼球、眼副器

2.纤维膜、血管膜、视网膜

3.虹膜、睫状体、脉络膜

4.瞳孔、瞳孔括约肌、瞳孔开大肌

5.移动、松弛

6.营养、吸收眼内散射光线

7.色素上皮、感光细胞、双极细胞、节细胞

8.强光、辨色

9.房水、晶状体、玻璃体

10.睫状体、瞳孔、巩膜静脉窦

11.折光、营养、维持眼压

12.角膜、房水、晶状体、玻璃体

13.收缩、松弛、变凸、加强

14.睑结膜、球结膜、结膜囊

15.泪腺、泪小管、泪囊、鼻泪管

16.视杆细胞、视锥细胞

17.角膜、晶状体、瞳孔

18.眼睑、泪器、结膜、眼外肌

三、单项选择题

1. C 2. B 3. B 4. D 5. D 6. C 7. C 8. A 9. E 10. C 11. C 12. A

13. B 14. C 15. C 16. A 17. D 18. B

四、多项选择题

1. ABCE 2. ABC 3. ABCD 4. ABCD

五、简答题

1.眼球壁分三层。外层称纤维膜,具有维持眼球外形的作用,分为前1/6的角膜和后5/6的巩膜。角膜具有屈光作用,它无色透明,无血管,有丰富神经末梢。巩膜不透明,有遮蔽光线的作用。中膜由前向后分为虹膜、睫状体和脉络膜。虹膜中央有

瞳孔,借其周围的瞳孔括约肌和瞳孔开大肌改变大小,以调节进入眼内光线的多少。睫状体舒缩可改变晶状体凸度,并有分泌房水的作用。脉络膜有营养和遮光作用。内层为视网膜,是感光成像的结构。含有4层细胞,视杆细胞感受弱光,视锥细胞感受强光和辨色。在视网膜后部有视神经盘和黄斑,黄斑中部的中央凹,是感光最敏感的部位。

2.房水由睫状体产生,从后房经瞳孔到前房,经虹膜角膜角渗出巩膜静脉窦,最后流入眼静脉。房水有屈光作用,还有营养角膜、晶状体及维持眼压的作用。

3.光线→角膜→前房→瞳孔→后房→晶状体→玻璃体→视网膜。

4.泪液由泪腺产生;经泪腺的排泄管流入结膜囊→泪点→泪小管→泪囊→鼻泪管→下鼻道。

5.眼球的屈光系统包括角膜、房水、晶状体、玻璃体,其中晶状体曲率半径可随视物的远近面变化,当看近物时,睫状肌收缩,睫状突向前内移动,睫状小带松弛,晶状体因本身的弹性回缩而增厚,屈光能力增强;而看远物时,睫状肌舒张,睫状突向后外退缩,睫状小带被拉紧,牵拉晶状体变薄,屈光能力减弱。晶状体的上述调节功能使所看物像恰巧聚焦到视网膜上,因此正常眼视近物及远物均很清晰。

第二节 前庭蜗器

一、位听器的组成及功能

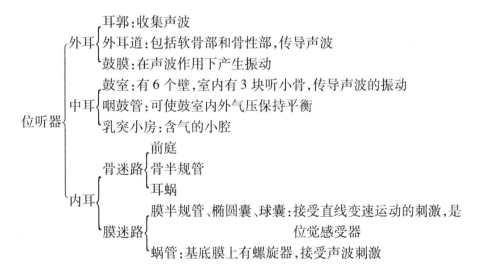

二、声波的传导途径

1.空气传导:声波→外耳道→鼓膜→听骨链→前庭窗→外淋巴→内淋巴→基底膜→螺旋器→蜗神经→中枢大脑皮层产生听觉。

2.骨传导:声波经颅骨和骨迷路导致内耳的内淋巴波动,刺激螺旋器产生神经冲动引起听觉。

笔记栏

学习指导

位听器由内耳、中耳、外耳组成,外耳和中耳是声波的传导装置,内耳是接受声波和位觉刺激的地方。位听器结构细小复杂,不可直视,学习中应明确要求,分清主次,充分利用图谱、模型等直观工具,帮助理解记忆。

位听器学习要点是位听器的组成,声波的传导途径,内耳骨迷路的组成及形态,内耳膜迷路的组成、形态及作用,耳蜗的功能。

自我测试

一、名词解释

1. 光锥　2. 咽鼓管　3. 膜迷路

二、填空题

1. 鼓膜位于_____与_____之间,中央向内凹陷称_____。

2. 鼓室位于_____与_____之间,前壁经_____通鼻咽。

3. 鼓室内有 3 块听小骨,由外向内依次是_____、_____和_____。

4. 外界声波经_____、_____、_____和_____传入内耳。这是声波传导的主要途径。

5. 骨迷路分三部分,由后外向前内依次是_____、_____和_____。

6. 内耳又称_____,分_____和_____。

7. 膜迷路分为_____、_____、_____和_____。

8. 位觉感受器有_____、_____和_____,听觉感受器是_____。

三、单项选择题

1. 做外耳检查观察鼓膜时,应将耳郭拉向
   A. 上方　　　　　　　　B. 后上方　　　　　　　　C. 下方
   D. 后下方　　　　　　　E. 后斜上方

2. 外耳道的特点**不包括**
   A. 是一弯曲的管道　　　B. 外 1/3 为软骨部　　　　C. 皮下组织丰富
   D. 疖肿时疼痛剧烈　　　E. 外耳道皮肤有耵聍腺

3. 有关鼓膜的描述,**错误**的是
   A. 位于中耳与内耳之间　B. 呈半透明的薄膜　　　　C. 光锥位于鼓膜前下部
   D. 下部为紧张部　　　　E. 呈椭圆形浅漏斗状

4. 鼓室位于哪块颅骨内
   A. 筛骨　　　　　　　　B. 蝶骨　　　　　　　　　C. 颞骨
   D. 颧骨　　　　　　　　E. 枕骨

5. 关于咽鼓管的叙述,**错误**的是
   A. 是鼓室与咽的通道　　　　　　　B. 有利于鼓膜振动
   C. 小儿咽鼓管较成人倾斜　　　　　D. 维持鼓室内外气压平衡

E. 分为骨部和软骨部

6. 人体内最小的骨是

    A. 泪骨   B. 锤骨   C. 砧骨

    D. 镫骨   E. 髌骨

7. 与鼓室相通的管道是

    A. 外耳道   B. 咽鼓管   C. 蜗管

    D. 骨半规管   E. 前庭

8. 外耳道的外侧 1/3 部为

    A. 膜性部   B. 肌性部   C. 软骨部

    D. 骨部   E. 紧张部

9. 内耳螺旋器位于

    A. 前庭阶   B. 鼓阶   C. 骨螺旋板

    D. 基底膜   E. 蜗底

四、多项选择题

1. 中耳包括

    A. 鼓室   B. 半规管   C. 咽鼓管

    D. 乳突小房   E. 前庭

2. 位置觉感受器有

    A. 壶腹嵴   B. 椭圆囊斑   C. 球囊斑

    D. 螺旋器   E. 蜗管

五、简答题

1. 用箭头表示声波传向内耳的途径。

2. 试述鼓室的各壁及其毗邻关系。

六、案例分析

患儿,男,8 岁,1 周前出现咳嗽、腹泻、发热,至当地诊所治疗,效果欠佳。1 d 前突发右耳剧烈疼痛,伴明显耳闷感,右耳听力下降。体格检查:T 38.4℃,P 90 次/min,R 20 次/min,BP 90/60 mmHg,神志清,精神欠佳。耳部检查:右耳压痛,右耳道有血性脓液排出。诊断:中耳炎,鼓膜穿孔。

思考:1. 为什么化脓性中耳炎好发于儿童?

2. 发生化脓性中耳炎时,可引起什么并发症?

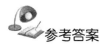 参考答案

一、名词解释

1. 光锥:在活体鼓膜前下部有一个三角形反光区,称为光锥,光锥消失是鼓膜内陷的标志。

2. 咽鼓管:为连通咽与鼓室之间的管道,分为外侧的骨部和内侧的软骨部,此管的作用是使鼓室的气压与外界大气压相等,以维持气压平衡,保证鼓膜的正常振动。

3.膜迷路:膜迷路在骨迷路内,分为膜半规管、椭圆囊、球囊和蜗管。

二、填空题

1.外耳道、鼓室、鼓膜脐

2.鼓膜、内耳、咽鼓管

3.锤骨、砧骨、镫骨

4.外耳道、鼓膜、听骨链、前庭窗

5.骨半规管、前庭、耳蜗

6.迷路、骨迷路、膜迷路

7.膜半规管、椭圆囊、球囊、蜗管

8.壶腹嵴、椭圆囊斑、球囊斑、螺旋器

三、单项选择题

1.B   2.C   3.A   4.C   5.C   6.D   7.B   8.C   9.D

四、多项选择题

1.ACD   2.ABC

五、简答题

1.声波→外耳道→鼓膜→听骨链→前庭窗→外淋巴→内淋巴→基底膜→螺旋器。

2.上壁又称鼓室盖,借薄骨板与颅中窝相邻;下壁又称颈静脉壁,借薄骨板与颈静脉窝相邻;前壁又称颈动脉壁,该壁与颈动脉管相邻,其上方有咽鼓管开口;后壁又称乳突壁,上部有乳突窦的开口并通乳突小房,下方有一锥状隆起内藏镫骨肌;外侧壁又称鼓膜壁;内侧壁又称迷路壁,与内耳相邻。

六、案例分析

1.儿童的咽鼓管较成人的管径短、内径较宽,且接近水平位。当儿童发生咽部感染时易沿此管侵入鼓室,引起中耳炎。

2.发生化脓性中耳炎时,中耳炎若破坏鼓室上壁,脓液可蔓延到颅内;若炎症侵及乳突壁,可向后蔓延至乳突小房引起乳突炎;若侵及鼓膜壁时,脓液可破坏鼓膜,造成鼓膜穿孔;若侵及迷路壁,可引起化脓性迷路炎和侵蚀面神经导致面瘫。

第三节　皮肤

一、皮肤的结构及附属器

表皮(由浅到深):角质层→透明层→颗粒层→棘层→基底层。

真皮(由浅到深):乳头层→网状层。

皮肤的附属结构:毛、皮脂腺、汗腺、指(趾)甲。

皮肤的学习要点:皮肤的结构,表皮与真皮的层次,皮肤的附属器。

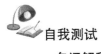自我测试

一、名词解释

1.黑素细胞　2.乳头层　3.皮脂腺

二、填空题

1.表皮由深到浅可分为_____、_____、_____、_____和_____。

2.毛分为_____和_____两部分。

3.皮肤的附属器包括_____、_____、_____和_____。

4.甲沟是指_____与_____之间的沟。

三、选择题

1.表皮中分裂能力最强的细胞是

A.基底层　　　　　　B.棘层　　　　　　C.颗粒层

D.角质层　　　　　　E.透明层

2.黑素细胞位于表皮哪层细胞中

A.基底层　　　　　　B.棘层　　　　　　C.颗粒层

D.角质层　　　　　　E.透明层

3.皮内注射是把药物注入

A.表皮　　　　　　　　　　　B.表皮与真皮乳头层之间

C.乳头层与网状层之间　　　　D.乳头层

E皮下组织

4.不属于皮肤附属器的是

A.毛　　　　　　　　B.皮脂腺　　　　　C.汗腺

D.指甲　　　　　　　E.皮下组织

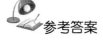参考答案

一、名词解释

1.黑素细胞:散在于基底细胞之间,内含黑色素,黑色素是决定皮肤颜色的主要成分。

2.乳头层:借基膜与表皮相连,并向表皮底部突出形成许多嵴状或乳头状隆起,含丰富的毛细血管、游离神经末梢和触觉小体。

3.皮脂腺:由2~5个腺泡(分泌部)和1个共同的短导管组成。

二、填空题

1.基底层、棘层、颗粒层、透明层、角质层

2.毛干、毛根

3.毛、汗腺、皮脂腺、指(趾)甲

4.甲皱襞、甲体

三、选择题

1.A　2.A　3.B　4.B

第八章
神经系统

第一节 总 论

内容简要

神经系统可分为中枢神经系统和周围神经系统,在人体各种功能活动中起主导作用。中枢神经系统由脑和脊髓组成;周围神经系统由脑神经和脊神经组成,其神经纤维成分比较复杂,如躯体(运动、感觉)神经、内脏(运动、感觉)神经。内脏运动神经包括交感神经和副交感神经,又称植物神经。

神经系统在调节机体生理活动中,通过反射弧完成反射。反射弧包括感受器→传入神经→中枢→传出神经→效应器,任何一个环节损伤,反射即减弱或消失,临床上常用检查反射的方法来诊断神经系统疾病。

神经系统内容的描述多数情况下用专门的术语来表示,这些术语按其组织结构分为灰质(皮质)、白质(髓质)、神经核、神经节、纤维束(传导束)、神经、网状结构等。

学习指导

学习方法:神经系统结构复杂,名词繁多,抽象难懂,学习时应认真预习,充分利用多媒体、挂图、模型、标本等教学资源循序渐进,提高学习效果。

掌握:神经系统的常用术语。

熟悉:神经系统的区分。

了解:神经组织的结构,反射与反射弧。

自我测试

一、名词解释

1. 灰质 2. 白质 3. 神经核 4. 神经节 5. 网状结构

二、填空题

1. 神经系统由_____和_____两部分组成。

2. 神经系统中枢部包括_____和_____,周围部包括_____和_____。

3. 内脏运动神经分为_____和_____两部分。

三、选择题

1. 在中枢神经系统内,由神经元胞体聚集而成的结构称

    A. 灰质   B. 白质   C. 神经核

    D. 神经节   E. 皮质

2. 属于植物性神经纤维的结构是

    A. 脊神经   B. 脑神经   C. 躯体运动神经

    D. 躯体感觉神经   E. 交感神经

3. 在周围神经系统内,由神经元胞体聚集而成的结构称

    A. 灰质   B. 白质   C. 神经核

    D. 神经节   E. 皮质

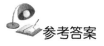 **参考答案**

一、名词解释

1. 灰质:中枢神经系统内,神经元的胞体和树突集合的部位。

2. 白质:中枢神经系统内,神经纤维集聚的部位。

3. 神经核:中枢神经系统内,形态与功能相似的神经元的胞体积聚而成的核团。

4. 神经节:周围神经系统内,形态与功能相似的神经元的胞体积聚而成的结构。

5. 网状结构:中枢神经系统内灰、白质相间的结构,即神经纤维交织成网、神经元的胞体散在其中的结构。

二、填空题

1. 中枢神经系统、周围神经系统

2. 脑、脊髓、脑神经、脊神经

3. 交感神经、副交感神经

三、选择题

1. C   2. E   3. D

第二节　中枢神经系统

内容简要

一、脊髓

1. 位置：位于椎管内，上端于枕骨大孔处与脑相连，成人下端平第 1 腰椎体下缘。

2. 外形
- 2 个膨大：颈膨大(发出神经到上肢)，腰骶膨大(发出神经到下肢)
- 6 条沟裂
  - 前正中裂
  - 后正中沟
  - 前外侧沟：脊神经前根穿过
  - 后外侧沟：脊神经后根穿过

3. 内部结构
- 灰质
  - 前角(柱)：有运动神经元
  - 侧角(柱)：交感、副交感神经元
  - 后角(柱)：内含联络神经元
- 白质
  - 上行纤维
    - 薄束和楔束：传导本体感觉和精细触觉
    - 脊髓丘脑束：传导痛、温、触、压觉
  - 下行纤维
    - 皮质脊髓束：管理骨骼肌随意运动
    - 红核脊髓束：协调肌群运动

4. 功能：传导功能、反射功能。

二、脑干

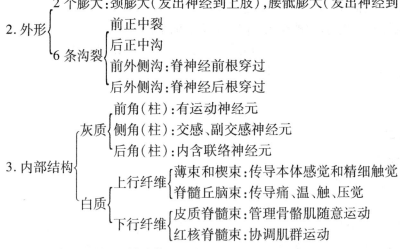

1. 分部与外形
- 延髓：连有第Ⅸ、Ⅹ、Ⅺ、Ⅻ对脑神经
- 脑桥：连有第Ⅴ、Ⅵ、Ⅶ、Ⅷ对脑神经
- 中脑：连有第Ⅲ、Ⅳ对脑神经
- 脑桥、延髓与背面小脑之间的室腔为第四脑室

灰质
- 脑神经核：名称、位置与相关脑神经的名称及出入脑的部位大致对应
- 传导中继核：薄束核、楔束核等

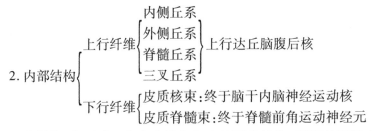

2. 内部结构
- 上行纤维
  - 内侧丘系
  - 外侧丘系
  - 脊髓丘系
  - 三叉丘系
  上行达丘脑腹后核
- 下行纤维
  - 皮质核束：终于脑干内脑神经运动核
  - 皮质脊髓束：终于脊髓前角运动神经元

网状结构：自延髓至中脑头端有发达的网状结构，可调节肌张力、调节内脏活动、影响大脑皮质的活动、对感觉信号中枢的传导进行控制等。

三、小脑

1. 位置:位于颅后窝,脑桥和延髓的后上方。
2. 外形:由小脑蚓和两侧的小脑半球组成。
3. 内部结构 $\begin{cases} 灰质 \begin{cases} 表面为小脑皮质 \\ 小脑核:最大的一对为齿状核 \end{cases} \\ 白质:为深部的髓质 \end{cases}$

小脑的主要功能是调节肌紧张度,维持身体姿势和平衡,协调骨骼肌随意运动。

四、间脑

主要分部 $\begin{cases} 背侧丘脑:被内髓板分为前核群、内侧核群和外侧核群三部分 \\ 后丘脑:由内、外侧膝状体组成,接受听觉、视觉冲动纤维 \\ 下丘脑:包括视交叉、灰结节和乳头体。是神经内分泌中心、\\ \qquad\quad 内脏活动高级中枢 \end{cases}$

位于两背侧丘脑之间的纵行裂隙称第三脑室。

五、端脑

1. 皮质功能定位 $\begin{cases} 躯体运动区:中央前回及中央旁小叶前部,管理对侧半身 \\ \qquad\qquad 骨骼肌运动 \\ 躯体感觉区:中央后回及中央旁小叶后部,接受对侧半身 \\ \qquad\qquad 感觉传入纤维 \\ 视区:楔叶和舌回,接受双眼对侧半视野视觉冲动的传入 \\ 听区:颞横回,接受双侧听觉冲动的传入 \\ 语言区:能理解他人的语言、文字,也可用说与写的方式 \\ \qquad\quad 表达语言 \end{cases}$

2. 基底核 $\begin{cases} \begin{cases} 豆状核 \\ 尾状核 \end{cases} 纹状体 \\ 杏仁核 \end{cases}$

3. 髓质 $\begin{cases} 内囊:内囊是位于背侧后脑、尾状核与豆状核之间的投射纤维。\\ \qquad 分为前肢、膝、后肢三部分 \\ 胼胝体:位于大脑纵裂底部,连接双侧大脑半球的连合纤维 \end{cases}$

4. 侧脑室:位于大脑半球内,呈"C"形,借室间孔通第三脑室。
5. 边缘系统。

六、脑和脊髓的被膜

1. 硬膜 $\begin{cases} 硬脊膜:与椎管内骨膜之间的狭窄腔隙称硬膜外隙,内有神经根等,\\ \qquad 是硬膜外麻醉的部位 \\ 硬脑膜:形成大脑镰、小脑幕、硬脑膜窦等特殊结构 \end{cases}$

2. 蛛网膜:与软膜之间形成蛛网膜下隙,内充满脑脊液。终池为临床腰穿抽取脑脊液的部位。

3. 软膜 {软脊膜:贴于脊髓表面,并伸入其沟裂中
软脑膜:在脑室附近的软脑膜,参与构成脉络丛,是产生脑脊液的部位

七、神经系统的传导通路

(一)感觉传导通路

1. 本体觉传导通路

(1)躯干和四肢意识性本体觉和精细触觉传导路:本体觉又称深感觉,是指肌、腱、关节等在不同状态下的位置觉、运动觉和振动觉;精细触觉指辨别两点之间距离和物体纹理粗细等。由脊神经节细胞、薄束核和楔束核、背侧丘脑腹后核 3 级神经元组成。

(2)躯干和四肢非意识性本体觉传导路:反射性调节肌张力、协调运动,维持身体姿势平衡。由脊神经节细胞、脊髓胸核和腰骶膨大处的后角细胞 2 级神经元组成。

2. 痛温觉、粗触觉和压觉传导路

(1)躯干和四肢痛温觉、粗触觉和压觉传导路:由脊神经节细胞、脊髓后角固有核、背侧丘脑腹后核 3 级神经元组成。

(2)头面部痛温觉、粗触觉和压觉传导路:由三叉神经节细胞、三叉神经脊束核和脑桥核、背侧丘脑腹后核 3 级神经元组成。

3. 视觉传导路　由视网膜双极细胞、节细胞、外侧膝状体内的神经元组成,发出视辐射经内囊后肢投射到视区。在此传导路中还包含着瞳孔对光反射通路。

(二)运动传导通路

1. 锥体系 {皮质脊髓束:管理对侧躯干和上、下肢骨骼肌的随意运动
皮质核束:主要管理对侧面部及颏舌肌的运动

2. 锥体外系:除锥体系以外其他所有下行纤维的总称。其功能是调节肌张力、协调肌群运动。

学习指导

1. 学习方法:神经系统结构复杂,名词繁多,抽象难懂,而且中枢神经的许多内部结构直观性差,学习时应认真预习,充分利用多媒体、图谱、标本、模型等教学资源,提高学习效果。

2. 掌握:脊髓的位置、内部结构。脑干的组成、功能及连接的脑神经;小脑的组成、功能;下丘脑的组成和功能;大脑半球的分叶、主要功能区,内囊的组成、分部及损伤后的表现;脑和脊髓的被膜、脑脊液循环。

3. 熟悉:脊髓的外形;脑干的外形;脑的动脉,各脑室的位置,边缘系统;深、浅感觉传导路,运动传导路,视觉传导路。

4. 了解:脊髓节段与椎骨序数的对应关系及临床意义;脑干的内部结构;小脑的位置、结构;间脑的分部;锥体外系。

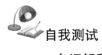自我测试

一、名词解释

1. 马尾　2. 脊髓节段　3. 脊神经节　4. 纹状体　5. 边缘系统　6. 脉络丛

7. 锥体束　8. 内囊　9. 硬膜外隙　10. 蛛网膜下隙　11. 硬脑膜窦　12. 基底核

13. 锥体交叉　14. 内侧丘系交叉　15. 大脑动脉环

二、填空题

1. 脊髓位于_____内,上端在枕骨大孔处与_____相连,成人脊髓下端平_____下缘,新生儿约平_____。

2. 脊髓呈圆柱形,位于_____内,末端变细,称为_____,由此向下延为细长的_____,止于尾骨。

3. 脊髓有2种膨大,上方的叫_____,发出至_____的神经,下方的叫_____,发出至_____的神经。

4. 脊髓的内部结构由中央的_____和周围的_____构成。

5. 脊髓分31个脊髓节段,即_____个颈节、_____个胸节、_____个腰节、_____个骶节、_____个尾节。

6. 在脊髓横断面上,每侧灰质向前扩大部叫_____,由_____神经元组成。

7. 脊髓白质中的上行纤维束主要有_____、_____和_____。

8. 脊髓白质中的下行纤维束主要有_____和_____等。

9. 脑位于_____内,可分为_____、_____、_____和_____。

10. 脑干自上而下分为_____、_____和_____。

11. 第四脑室位于_____、_____和_____之间。

12. 与延髓脑桥沟相连的脑神经中,由内向外依次是_____、_____和_____。

13. 中脑背面有上下两对隆起,上方称_____,是_____反射中枢;下方称_____,是_____反射中枢。

14. 脑干的内部结构包括_____、_____和_____。

15. 脑干白质中的上行纤维束有_____、_____、_____和_____。

16. 脑干白质中的下行纤维束有_____和_____。

17. 当颅内压增高时,_____常被挤压而嵌入枕骨大孔,压迫_____导致呼吸、循环障碍,危及生命,临床称_____。

18. 小脑占据_____窝的后部,在_____和_____的背侧。

19. 下丘脑主要包括_____、_____及乳头体等结构。

20. 背侧丘脑的后下方,有一对小隆起,其中_____与听觉传导有关,而_____视觉传导有关。

21. 基底核主要有_____和_____,两者合称为_____。

22. 内囊位于_____、_____和_____之间,可分为_____、_____和_____三部分。

23. 脑的动脉来源于_____和_____。

笔记栏

24.大脑半球的3条叶间沟是_____、_____和_____。

25.每侧大脑半球可分为_____、_____、_____、_____和_____五个叶。

26.位于大脑额叶的语言中枢是_____和_____。

27.一侧内囊损伤,将导致_____、_____和_____等"三偏症状"。

28.大脑动脉环由大脑后动脉、_____、_____、_____和_____在脑底部相互吻合而成。

29.脑和脊髓的被膜由外向内依次为_____、_____和_____。

30.硬脊膜与椎管内面的_____之间有一间隙,称为_____。

31.蛛网膜为半透明的薄膜,它与_____之间有一间隙,叫_____,内含脑脊液。

32.伸入两大脑半球之间的硬脑膜叫_____,伸入大脑半球枕叶与小脑之间的硬脑膜叫_____。

33.脑室包括位于两侧背侧丘脑与下丘脑之间的_____,位于脑桥、延髓与小脑之间的_____,位于大脑半球的_____。后者左右各一,按其位置可分为_____、_____、_____和_____四部分。

34.侧脑室内的脑脊液经_____流入第三脑室,由第三脑室经过_____至第四脑室,再经第四脑室的_____孔及_____孔,进入_____,然后通过蛛网膜粒渗入_____后注入颈内静脉。

35.运动传导路分为_____和_____。

36.躯干四肢深感觉和精细触觉传导路的第一级神经元位于_____内,第二级神经元即_____,第三级神经元是背侧丘脑_____。

37.躯干和四肢浅感觉传导路的第一级神经元位于_____内,第二级神经元即_____,第三级神经元_____。

38.视觉传导路的第一级神经元是_____,第二级神经元是_____,第三级神经元在_____。

39.瞳孔对光反射的传入神经是_____,反射中枢为_____,而传出神经是_____。

40.左侧内囊损伤,可导致左眼_____侧和右眼_____侧视野偏盲。

41.锥体系包括_____和_____,上运动神经元位于_____,下运动神经元位于_____和_____。

42.一侧皮质脊髓束损伤,引起对侧_____瘫痪,但_____一般不瘫痪。

三、单项选择题

1.成人脊髓下端平齐
   A.第1腰椎下缘   B.第2腰椎下缘   C.第3腰椎下缘
   D.第1骶椎下缘   E.第3骶椎下缘

2.腰椎穿刺的常选部位是
   A.第1~2腰椎之间   B.第2~3腰椎之间
   C.第3~4或4~5腰椎之间   D.第5腰椎与骶骨之间
   E.骶管裂孔处

3. 新生儿脊髓下端平
   A. 第 11 胸椎下缘　　　　B. 第 12 胸椎下缘　　　　C. 第 1 腰椎下缘
   D. 第 2 腰椎下缘　　　　E. 第 3 腰椎下缘

4. 脊髓灰质前角内的神经元是
   A. 感觉神经元　　　　B. 运动神经元　　　　C. 联络神经元
   D. 交感神经元　　　　E. 副交感神经元

5. 脊髓的副交感神经低级中枢位于
   A. 胸髓节段　　　　B. 腰髓 2 ~ 4 节　　　　C. 骶髓 2 ~ 4 节
   D. 腰髓侧角　　　　E. 尾髓节段

6. 薄束和楔束损伤可导致损伤平面以下
   A. 同侧浅感觉丧失　　　　B. 对侧浅感觉丧失　　　　C. 同侧深感觉丧失
   D. 对侧深感觉丧失　　　　E. 双侧深感觉丧失

7. 脊髓灰质后角的神经元是
   A. 传出神经元　　　　B. 交感神经元　　　　C. 联络神经元
   D. 运动神经元　　　　E. 副交感神经元

8. 脊髓白质中,传导痛觉、温度觉的纤维是
   A. 薄束　　　　B. 楔束　　　　C. 皮质脊髓束
   D. 脊髓丘脑束　　　　E. 红核脊髓束

9. 脊髓外侧索上行的纤维束是
   A. 楔束　　　　B. 薄束　　　　C. 脊髓丘脑侧束
   D. 内侧丘系　　　　E. 皮质脊髓束

10. 薄束和楔束位于脊髓白质的
    A. 前索　　　　B. 后索　　　　C. 外侧索
    D. 白质前连合　　　　E. 白质后连合

11. 躯体反射的基本中枢在
    A. 端脑　　　　B. 中脑　　　　C. 小脑
    D. 脊髓　　　　E. 下丘脑

12. 共济失调表现为
    A. 站立不稳　　　　B. 肌张力减弱　　　　C. 步态蹒跚
    D. 动作协调障碍　　　　E. 躯体平衡丧失

13. 管理骨骼肌随意运动的纤维束是
    A. 薄束和楔束　　　　B. 皮质脊髓束　　　　C. 脊髓丘脑束
    D. 红核脊髓束　　　　E. 网状脊髓束

14. 协调骨骼肌运动的纤维束是
    A. 皮质核束　　　　B. 脊髓丘脑侧束　　　　C. 薄束和楔束
    D. 红核脊髓束　　　　E. 皮质脊髓束

15. 脑干自上而下依次分为
    A. 中脑、脑桥、延髓　　　　B. 脑桥、中脑、延髓　　　　C. 延髓、脑桥、中脑
    D. 中脑、延髓、脑桥　　　　E. 延髓、中脑、脑桥

16. 下列对脑干的描述,正确的是
   A. 上接大脑　　　　　　B. 前有小脑　　　　　　C. 脑桥内有生命中枢
   D. 背侧有第四脑室　　　E. 位于枕骨大孔下方

17. 属于脑干背侧面的结构是
   A. 脚间窝　　　　　　　B. 上丘和下丘　　　　　C. 基底动脉沟
   D. 锥体交叉　　　　　　E. 延髓脑桥沟

18. 下列属于中脑的结构是
   A. 锥体　　　　　　　　B. 菱形窝　　　　　　　C. 大脑脚
   D. 小脑中脚　　　　　　E. 三叉神经根

19. 连于脑干背侧的脑神经是
   A. 面神经　　　　　　　B. 三叉神经　　　　　　C. 动眼神经
   D. 外展神经　　　　　　E. 滑车神经

20. **不属于**传导中继核的是
   A. 黑质　　　　　　　　B. 红核　　　　　　　　C. 薄束核
   D. 小脑核　　　　　　　E. 面神经核

21. 位于延髓内的神经核有
   A. 齿状核　　　　　　　B. 薄束核　　　　　　　C. 豆状核
   D. 面神经核　　　　　　E. 动眼神经核

22. 皮质脊髓束纤维交叉部位在
   A. 中脑　　　　　　　　B. 脑桥　　　　　　　　C. 延髓
   D. 脊髓　　　　　　　　E. 下丘脑

23. 下列**不参与**第四脑室构成的结构是
   A. 延髓　　　　　　　　B. 间脑　　　　　　　　C. 小脑
   D. 脑桥　　　　　　　　E. 菱形窝

24. 内脏活动的高级中枢是
   A. 延髓　　　　　　　　B. 间脑　　　　　　　　C. 小脑
   D. 中脑　　　　　　　　E. 下丘脑

25. 下丘脑**不包括**
   A. 垂体　　　　　　　　B. 漏斗　　　　　　　　C. 视神经
   D. 灰结节　　　　　　　E. 乳头体

26. 关于第四脑室,描述正确的是
   A. 底为菱形窝　　　　　B. 无脉络丛　　　　　　C. 有一对正中孔
   D. 上通侧脑室　　　　　E. 下通中脑水管

27. 与延髓相连的脑神经有
   A. 2 对　　　　　　　　B. 3 对　　　　　　　　C. 4 对
   D. 5 对　　　　　　　　E. 6 对

28. 瞳孔对光反射的中枢在
   A. 小脑　　　　　　　　B. 间脑　　　　　　　　C. 脑桥
   D. 中脑　　　　　　　　E. 延髓

29. 与中脑相连的脑神经是
    A. 展神经　　　　　　　B. 面神经　　　　　　　C. 动眼神经
    D. 三叉神经　　　　　　E. 舌下神经

30. 与延髓相连的脑神经是
    A. 听神经　　　　　　　B. 三叉神经　　　　　　C. 展神经
    D. 动眼神经　　　　　　E. 迷走神经

31. 与脑桥相连的脑神经是
    A. 动眼神经　　　　　　B. 滑车神经　　　　　　C. 舌咽神经
    D. 三叉神经　　　　　　E. 迷走神经

32. 连于端脑的脑神经是
    A. 嗅神经　　　　　　　B. 视神经　　　　　　　C. 动眼神经
    D. 滑车神经　　　　　　E. 三叉神经

33. 与间脑相连的脑神经是
    A. 嗅神经　　　　　　　B. 视神经　　　　　　　C. 动眼神经
    D. 滑车神经　　　　　　E. 三叉神经

34. 中脑内有
    A. 疑核　　　　　　　　B. 面神经核　　　　　　C. 动眼神经核
    D. 展神经核　　　　　　E. 三叉神经核

35. 内脏运动核**不包括**
    A. 上泌涎核　　　　　　B. 下泌涎核　　　　　　C. 动眼神经副核
    D. 迷走神经背核　　　　E. 面神经运动核

36. 内脏感觉核是
    A. 疑核　　　　　　　　B. 孤束核　　　　　　　C. 动眼神经副核
    D. 上泌涎核　　　　　　E. 迷走神经背核

37. 小脑的功能**不包括**
    A. 维持躯体平衡　　　　B. 调节肌张力　　　　　C. 协调肌群运动
    D. 完成精细活动　　　　E. 调节骨骼肌随意运动

38. 接受视觉冲动的间脑结构是
    A. 乳头体　　　　　　　B. 后丘脑　　　　　　　C. 内侧膝状体
    D. 外侧膝状体　　　　　E. 松果体

39. 大脑半球表面**看不到**的脑叶是
    A. 岛叶　　　　　　　　B. 额叶　　　　　　　　C. 颞叶
    D. 顶叶　　　　　　　　E. 枕叶

40. 下列何者**不属于**大脑的分叶
    A. 岛叶　　　　　　　　B. 颞叶　　　　　　　　C. 额叶
    D. 枕叶　　　　　　　　E. 楔叶

41. 关于端脑的叙述，**错误**的是
    A. 由左、右大脑半球组成　　　　　B. 每侧大脑半球分为五叶
    C. 外侧沟深面有岛叶　　　　　　　D. 中央沟是顶叶和枕叶的分界
    E. 两侧大脑半球借胼胝体相连

42. **不属于大脑半球内侧的结构是**

　　A. 扣带回　　　　　　　　B. 颞横回　　　　　　　　C. 侧副沟

　　D. 海马旁回　　　　　　　E. 中央旁小叶

43. 大脑皮质视区位于

　　A. 颞横回　　　　　　　　B. 中央前回　　　　　　　C. 顶上小叶

　　D. 中央后回　　　　　　　E. 楔叶和舌回

44. 大脑皮质听区位于

　　A. 颞横回　　　　　　　　B. 颞上回　　　　　　　　C. 缘上回

　　D. 额上回后部　　　　　　E. 楔叶和舌回

45. 躯体运动中枢位于

　　A. 颞横回　　　　　　　　　　　　B. 楔叶和舌回

　　C. 扣带回和海马旁回　　　　　　　D. 中央前回和中央旁小叶前部

　　E. 中央后回和中央旁小叶后部

46. 躯体感觉中枢位于

　　A. 颞横回　　　　　　　　　　　　B. 楔叶和舌回

　　C. 扣带回和海马旁回　　　　　　　D. 中央前回和中央旁小叶前部

　　E. 中央后回和中央旁小叶后部

47. 运动性语言中枢位于

　　A. 角回　　　　　　　　　B. 颞上回　　　　　　　　C. 缘上回

　　D. 额中回后部　　　　　　E. 额下回后部

48. **大脑半球的内部结构不包括**

　　A. 内囊　　　　　　　　　B. 丘脑　　　　　　　　　C. 基底核

　　D. 侧脑室　　　　　　　　E. 胼胝体

49. 属于大脑基底核的是

　　A. 薄束核　　　　　　　　B. 疑核　　　　　　　　　C. 豆状核

　　D. 视上核　　　　　　　　E. 齿状核

50. 纹状体的组成是

　　A. 苍白球　　　　　　　　B. 豆状核与尾状核　　　　C. 豆状核与杏仁体

　　D. 壳尾状核与杏仁体　　　E. 豆状核与屏状核

51. 有关内囊的描述,正确的是

　　A. 位于背侧丘脑之间　　　　　　　B. 属于连合纤维

　　C. 位于背侧丘脑与尾状核之间　　　D. 位于背侧丘脑和豆状核之间

　　E. 位于背侧丘脑、尾状核与豆状核之间

52. 内囊属于

　　A. 上行纤维　　　　　　　B. 下行纤维　　　　　　　C. 联络纤维

　　D. 投射纤维　　　　　　　E. 连合纤维

53. 内囊膝内通过的纤维是

　　A. 视辐射　　　　　　　　B. 额桥束　　　　　　　　C. 皮质核束

　　D. 皮质脊髓束　　　　　　E. 丘脑中央辐射

54. 下述哪项**不通过**内囊后肢
　　A. 视辐射　　　　　　　B. 皮质核束　　　　　　C. 皮质脊髓束
　　D. 丘脑皮质束　　　　　E. 丘脑中央辐射

55. 右侧内囊损伤导致
　　A. 右侧半身瘫痪　　　　B. 左侧半身瘫痪　　　　C. 右侧浅感觉障碍
　　D. 左侧动眼神经瘫痪　　E. 右侧深感觉障碍

56. 供应内囊血液的中央动脉来自
　　A. 椎动脉　　　　　　　B. 基底动脉　　　　　　C. 大脑前动脉
　　D. 大脑中动脉　　　　　E. 大脑后动脉

57. 关于硬脊膜的叙述,**错误**的是
　　A. 下端附于尾骨　　　　　　　　　B. 硬膜外隙内略呈负压
　　C. 硬膜外隙内含脑脊液　　　　　　D. 与硬脑膜在枕骨大孔边缘相续
　　E. 硬膜外隙内含脊神经根和静脉丛

58. 硬脑膜形成的结构**不包括**
　　A. 大脑镰　　　　　　　B. 小脑幕　　　　　　　C. 海绵窦
　　D. 脉络丛　　　　　　　E. 上矢状窦

59. 与面部静脉相交通的硬脑膜窦是
　　A. 横窦　　　　　　　　B. 窦汇　　　　　　　　C. 海绵窦
　　D. 上矢状窦　　　　　　E. 下矢状窦

60. 有关蛛网膜的正确描述为
　　A. 在脑室内形成脉络丛　　　　　　B. 富含血管、神经
　　C. 与硬膜之间有腔隙,内含脑脊液　　D. 蛛网膜下隙是麻醉药物注入的部位
　　E. 伸入上矢状窦形成蛛网膜粒

61. 临床穿刺抽取脑脊液的常用部位是
　　A. 终池　　　　　　　　B. 硬膜外隙　　　　　　C. 上矢状窦
　　D. 小脑延髓池　　　　　E. 蛛网膜粒

62. 颈内动脉的分支**不包括**
　　A. 眼动脉　　　　　　　B. 大脑前动脉　　　　　C. 大脑中动脉
　　D. 大脑后动脉　　　　　E. 中央动脉

63. 蛛网膜下隙内的脑脊液经何部位渗入上矢状窦
　　A. 终池　　　　　　　　B. 蛛网膜粒　　　　　　C. 中脑水管
　　D. 小脑延髓池　　　　　E. 第四脑室正中孔

64. 供应大脑半球外侧面的主要动脉是
　　A. 大脑前动脉　　　　　B. 大脑中动脉　　　　　C. 大脑后动脉
　　D. 基底动脉　　　　　　E. 交通动脉

65. **不参与**大脑动脉环组成的结构是
　　A. 大脑前动脉　　　　　B. 交通动脉　　　　　　C. 颈内动脉
　　D. 大脑中动脉　　　　　E. 大脑后动脉

66. 脑脊液的产生部位是
　　A. 蛛网膜　　　　　　　B. 颈内动脉　　　　　　C. 中央动脉

D. 大脑动脉环　　　　　　E. 脑室内的脉络丛

67. 颈内动脉的分支**不包括**

A. 眼动脉　　　　　　B. 大脑前动脉　　　　　　C. 大脑后动脉

D. 大脑中动脉　　　　　　E. 交通动脉

四、多项选择题

1. 关于脊髓的外形,描述正确的是

A. 前后略扁的圆柱形　　　　　　B. 有颈膨大和腰膨大

C. 前外侧沟穿出脊神经前支　　　　　　D. 脊神经后支连于后外侧沟

E. 脊髓下端变细称脊髓圆锥

2. 脊髓白质各索内的上行纤维束有

A. 薄束、楔束　　　　　　B. 皮质脊髓侧束　　　　　　C. 皮质脊髓前束

D. 脊髓丘脑侧束　　　　　　E. 脊髓丘脑前束

3. 与脑桥相连的脑神经是

A. 动眼神经　　　　　　B. 三叉神经　　　　　　C. 面神经

D. 展神经　　　　　　E. 迷走神经

4. 脑干腹侧面的结构包括

A. 大脑脚　　　　　　B. 上丘、下丘　　　　　　C. 锥体

D. 菱形窝　　　　　　E. 锥体交叉

5. 背侧丘脑

A. 为卵圆形的灰质团块　　　　　　B. 外侧面邻近内囊

C. 内部被内髓板分成 3 个核群　　　　　　D. 腹后核为感觉的重要中继站

E. 前核群协助调节内脏活动

6. 躯体运动中枢位于

A. 颞横回　　　　　　B. 中央后回　　　　　　C. 中央前回

D. 中央旁小叶前部　　　　　　E. 中央旁小叶后部

7. 硬膜外隙

A. 位于硬脊膜与椎管内面骨膜之间　　　　　　B. 位于硬脊膜与蛛网膜之间

C. 位于蛛网膜与椎管内面骨膜之间　　　　　　D. 内含脑脊液

E. 内含脊神经根

8. 大脑动脉环的组成是

A. 颈内动脉　　　　　　B. 椎动脉　　　　　　C. 前、后交通动脉

D. 大脑前动脉　　　　　　E. 大脑后动脉

9. 躯干、四肢本体感觉和精细触觉传导路的神经元位于

A. 脊神经节　　　　　　B. 延髓　　　　　　C. 脑桥

D. 中脑　　　　　　E. 背侧丘脑

10. 硬瘫的临床表现是

A. 肌张力增高　　　　　　B. 深反射亢进　　　　　　C. 病理反射阳性

D. 肌萎缩明显　　　　　　E. 浅反射减弱或消失

五、问答题

1. 试述脊髓灰质的分部及各部分布的神经元名称。

2.试述脊髓白质各索内主要纤维束的名称。

3.试述与中脑、脑桥、延髓连接的脑神经,连在脑干背侧的脑神经。

4.临床上发生急性枕骨大孔疝时,为何会引起死亡?

5.试述下丘脑的组成及功能。

6.试述大脑皮质主要功能区。

7.写出内囊的组成、分部,一侧内囊损伤会出现哪些临床症状?

8.试述脑脊液的产生及循环途径。

9.试述视觉传导路不同部位损伤后的临床表现。

10.试述上运动神经元损伤出现的症状。

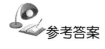 **参考答案**

一、名词解释

1.马尾:是腰骶部的神经根,在脊髓圆锥以下围绕终丝形成的。

2.脊髓节段:指每对脊神经根连接对应的一段脊髓。

3.脊神经节:位于脊神经后根上的一个膨大结节,内含感觉神经元,是躯干、四肢浅深部感觉传导路第一级神经元的胞体。

4.纹状体:由大脑基底核中的尾状核和豆状核组成,可调节肌张力、协调肌群运动。

5.边缘系统:由边缘叶及与其密切联系的皮质下结构(杏仁体、下丘脑、丘脑前核群等)组成,管理内脏活动、情绪反应、性活动等。

6.胼胝体:位于大脑纵裂的底,是连结两则大脑半球新皮质的横向纤维。

7.锥体束:由大脑皮质运动中枢发出的下行纤维束,包括皮质脊髓束和皮质核束,管理全身骨骼肌的随意运动。

8.内囊:位于丘脑、尾状核与豆状核之间,由出入大脑半球的投射纤维束构成。

9.硬膜外隙:位于硬脊膜与椎管内面骨膜之间的腔隙,内含神经根、静脉丛和脂肪,呈负压,与颅腔不通,是手术时麻醉的主要部位。

10.蛛网膜下隙:位于蛛网膜和软膜之间,内含脑脊液。

11.硬脑膜窦:硬脑膜在一定部位分为两层,形成衬以内皮的管道,含静脉血称硬脑膜窦。

12.基底核:位于大脑基底部的灰质团块,是豆状核、尾状核、杏仁体等的总称。

13.锥体交叉:在延髓前正中裂的下份,由左、右锥体(皮质脊髓)束的纤维交叉形成。

14.内侧丘系交叉:由薄束核与楔束核发出纤维,绕延髓中央管腹侧,左右交叉所形成的结构。

15.大脑动脉环:又称 Willis 环或基底动脉环,位于大脑底部,围绕视交叉、乳头体、漏斗,由大脑前动脉、颈内动脉、大脑后动脉及前、后交通动脉形成的动脉吻合。

二、填空题

1.椎管、延髓、第 1 腰椎体、第 3 腰椎体

2. 椎管、脊髓圆锥、马尾

3. 颈膨大、上肢、腰骶膨大、下肢

4. 灰质、白质

5. 8、12、5、5、1

6. 前角(柱)、运动

7. 薄束、楔束、脊髓丘脑束

8. 皮质脊髓束、红核脊髓束

9. 颅腔、脑干、小脑、间脑、端脑

10. 中脑、脑桥、延髓

11. 脑桥、延髓、小脑

12. 展神经、面神经、前庭蜗神经

13. 上丘、视觉、下丘、听觉

14. 灰质、白质、网状结构

15. 内侧丘系、脊髓丘系、三叉丘系、外侧丘系

16. 皮质脊髓束、皮质核束

17. 小脑扁桃体、延髓、枕骨大孔疝

18. 颅后窝、延髓、脑桥

19. 视交叉、灰结节

20. 内侧膝状体、外侧膝状体

21. 豆状核、尾状核、纹状体

22. 尾状核、背侧丘脑、豆状核、内囊前肢、内囊膝、内囊后肢

23. 颈内动脉、椎动脉

24. 外侧沟、中央沟、顶枕沟

25. 额叶、顶叶、颞叶、枕叶、岛叶

26. 运动性语言中枢、书写中枢

27. 对侧骨骼肌瘫痪、对侧感觉障碍、双眼对侧视野偏盲

28. 前交通动脉、大脑前动脉、颈内动脉、后交通动脉

29. 硬膜、蛛网膜、软膜

30. 骨膜、硬膜外隙

31. 软膜、蛛网膜下隙

32. 大脑镰、小脑幕

33. 第三脑室、第四脑室、侧脑室、前角、后角、下角、中央部

34. 室间孔、中脑水管、正中、外侧、蛛网膜下隙、上矢状窦

35. 锥体系、锥体外系

36. 脊神经节、薄束核和楔束核、腹后核

37. 脊神经节、脊髓后角(联络神经元)、腹后核

38. 视网膜双极细胞、节细胞、中脑上丘

39. 视神经、动眼神经副核、动眼神经

40. 鼻、颞

41. 皮质脊髓束、皮质核束、大脑皮质、脑干、脊髓

42.上肢与下肢瘫痪、躯干肌

三、单项选择题

1. A   2. C   3. E   4. B   5. C   6. D   7. C   8. D   9. E   10. B
11. A   12. D   13. B   14. D   15. A   16. D   17. B   18. C   19. E   20. E
21. B   22. C   23. B   24. E   25. C   26. A   27. C   28. D   29. C   30. E
31. D   32. A   33. B   34. C   35. E   36. B   37. E   38. D   39. A   40. E
41. D   42. B   43. E   44. A   45. D   46. E   47. D   48. B   49. C   50. B
51. E   52. D   53. C   54. B   55. B   56. D   57. C   58. E   59. A   60. A
61. A   62. D   63. B   64. B   65. D   66. E   67. C

四、多项选择题

1. ABCE   2. ADE   3. ABCD   4. ACE   5. ABCDE   6. CD   7. AE
8. ACDE   9. ABE   10. ABC

五、问答题

1. 在脊髓横断面上，灰质围绕中央管呈蝶形或"H"形。分三部分：前角(柱)，主要由运动神经元组成；后角(柱)，内含联络神经元；侧角(柱)，内含交感神经元。

2. 前索：皮质脊髓前束，脊髓丘脑前束。

后索：薄束和楔束。

侧索：脊髓丘脑侧束，皮质脊髓侧束。

3. 中脑：动眼神经，滑车神经。

脑桥：展神经，三叉神经，面神经，前庭蜗神经。

延髓：舌咽神经，迷走神经，副神经，舌下神经。

背侧：滑车神经。

4. 临床上，当颅部疾病引起颅内压升高，可挤压小脑扁桃体嵌入枕骨大孔，发生急性枕骨大孔疝，压迫延髓内生命中枢，使呼吸、心跳停止而导致死亡。

5. 组成：下丘脑包括视交叉、灰结节、乳头体、漏斗等结构。

功能：下丘脑是神经内分泌的中枢，是皮质下内脏活动的高级中枢，对体温、摄食、生殖、水盐平衡和内分泌活动等进行广泛的调节。此外，还与边缘系统有密切联系，参与情绪行为的调节。

6. 第Ⅰ躯体运动区，位于中央前回及中央旁小叶前部；第Ⅰ躯体感觉区，位于中央后回及中央旁小叶后部；视区，位于枕叶内侧面距状沟两侧的皮质(楔叶、舌回)；听区，位于颞横回。

7. 内囊位于尾状核、背侧丘脑与豆状核之间，分内囊前肢、内囊膝、内囊后肢三部分。一侧内囊损伤出现对侧偏身运动障碍，对侧偏身感觉障碍，双眼对侧半视野偏盲。

8. 脑脊液主要由各脑室脉络丛产生。左、右侧脑室→经室间孔→第三脑室→经中脑水管→第四脑室→经正中孔和左、右外侧孔→蛛网膜下隙→蛛网膜粒→渗透到上矢状窦。

9. 一侧视神经损伤，可导致同侧眼视野全盲；视交叉中交叉的纤维损伤(如垂体肿瘤)，可致双眼视野颞侧半偏盲；一侧视交叉中外侧的纤维损伤(如颈内动脉瘤)，可致同侧眼视野鼻侧半偏盲；一侧视束及其后的纤维(视辐射、视区皮质)损伤，可致双眼视野对侧半同向偏盲(即同侧眼鼻侧半、对侧眼颞侧半视野偏盲)。

10.上运动神经元损伤可出现肌张力增高、深反射亢进、浅反射减弱或消失、病理反射阳性、肌萎缩不明显。

第三节　周围神经系统

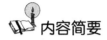

内容简要

一、脊神经的主要分区及分布

大部分交织成丛

颈丛
- 皮支:由胸锁乳突肌后缘中点穿出,分布于头颈、肩部皮肤
- 膈神经
  - 运动纤维支配膈肌
  - 感觉纤维分布于心包、纵隔胸膜、膈胸膜、膈腹膜

臂丛
- 肌皮神经:支配肱二头肌
- 正中神经:支配除尺侧腕屈肌、肱桡肌等以外的所有前臂屈肌、鱼际肌等
- 尺神经:支配尺侧腕屈肌、指深屈肌尺侧半、小鱼际肌等
- 桡神经:支配臂、前臂伸肌和肱桡肌
- 腋神经:支配三角肌

胸神经前支:11对肋间神经和1对肋下神经,支配肋间肌和腹前外侧群肌

腰丛
- 髂腹下神经和髂腹股沟神经:分布于腹股沟区的肌肉和皮肤
- 闭孔神经:分布于股内侧肌群、皮肤及髋关节
- 股神经在股三角内行于股动脉外侧,支配大腿前群肌

骶丛
- 臀上神经:支配臀中肌、臀小肌
- 臀下神经:支配臀大肌、髋关节
- 阴部神经:分布于会阴、外生殖器和肛门周围的肌肉和皮肤
- 坐骨神经
  - 胫神经:支配小腿后群肌和足底肌
  - 腓总神经
    - 腓浅神经:支配小腿外侧群肌
    - 腓深神经:支配小腿前群肌、足背肌

二、主要脑神经的分布情况

1.舌的神经分布　见表1-8-1。

表1-8-1　舌的神经分布

		舌前2/3	舌后1/3
感觉纤维	一般感觉	三叉神经之舌神经	舌咽神经
	味觉	面神经	舌咽神经
运动纤维:来自舌下神经,支配舌外肌和舌内肌的运动			

2.颜面部的神经分布

一般感觉
- 眼裂以上的皮肤——三叉神经之眶上神经(来自眼神经)
- 眼裂至口裂之间的皮肤——三叉神经之眶下神经(续于上颌神经)
- 口裂以下的皮肤——三叉神经之颏神经(续于下颌神经)

运动纤维
- 咀嚼肌——下颌神经
- 表情肌——面神经

3.眼的神经分布

感觉纤维
- 一般感觉:三叉神经之眼神经
- 视觉:视神经

运动纤维
- 眼外肌:动眼神经、滑车神经、展神经
- 眼内肌
  - 瞳孔括约肌:动眼神经的副交感纤维
  - 瞳孔开大肌:交感神经

三、内脏运动神经的组成及分布

内脏运动神经
- 交感神经
  - 低级中枢:胸1～腰3(T_1～L_3)脊髓灰质侧角
  - 周围神经节:脊柱两旁或前方(交感干和椎前方)
  - 分布:全身大部分内脏器官、心血管、皮肤汗腺和立毛肌
- 副交感神经
  - 低级中枢:脊髓骶2～4节段及脑干的副交感核
  - 周围神经节:所支配器官附近或壁内
  - 分布:同交感神经,但大部分血管、汗腺、立毛肌无副交感神经支配

学习指导

学习方法:周围神经系统纤维成分复杂,分布较广,有些器官有多种神经纤维支配,抽象难记,学习时应认真预习,充分利用多媒体、图谱、标本、模型等教学资源,提高学习效果。

掌握内容:脊神经各丛的组成、主要分支和分布;动眼神经、三叉神经、面神经、舌咽神经、迷走神经、舌下神经主要分支和分布。

熟悉内容:胸神经的分布概况;滑车神经、展神经的分布;内脏运动神经的中枢部、周围部;内脏感觉神经的特点。

了解内容:内脏运动神经纤维的分布概况。

笔记栏

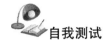自我测试

一、名词解释

1.灰交通支　2.白交通支　3.脊神经节　4.交感干　5.牵涉痛

二、填空题

1.脊神经由_____和_____纤维组成。

2.脊神经前根属_____性,后根属_____性。

3.颈丛由第_____颈神经前支组成,位于_____上部的深面,主要分支有_____和_____。

4.臂丛主要分支有_____、_____、_____、_____和_____。

5.支配臂部前群肌的神经是_____,支配三角肌的神经是_____,支配上肢伸肌的神经是_____。

6.分布于胸骨角平面的是第_____胸神经,分布于乳头平面的是第_____胸神经,分布于剑突平面的是第_____胸神经,分布于脐平面的是第_____胸神经。

7.临床上所见的"爪形手"是_____神经损伤引起的,"猿样手"是_____神经损伤引起的。"腕下垂"是_____神经损伤引起的。

8.支配股前群肌的神经是_____,支配股内群肌的神经是_____,支配股后群肌的神经是_____。

9.根据脑神经纤维成分不同,将脑神经分为_____、_____和_____。

10.混合性脑神经有_____、_____、_____和_____。

11.感觉性脑神经有_____、_____和_____。

12.视神经由视网膜的_____轴突组成,经_____穿入颅中窝,形成_____。

13.支配眼球外肌的神经有_____、_____和_____。

14.三叉神经的分支有_____、_____和_____。

15.接受眼球感觉的神经是_____,接受上牙感觉的神经是_____,接受下牙感觉的神经是_____。

16.滑车神经支配_____肌,展神经支配_____肌。

17.支配咀嚼肌的神经是_____,支配表情肌的神经是_____。

18.副神经支配_____和_____。

19.一侧舌下神经损伤,同侧_____瘫痪,伸舌时舌尖偏向_____。

20.交感神经低级中枢位于_____,副交感神经低级中枢位于_____内的副交感核和脊髓骶_____节的骶副交感核。

三、单项选择题

1.有关脊神经的描述,错误的是

A.31对脊神经均与相应的脊髓节段相连

B.由前、后根在椎间孔处合并而成

C.每对脊神经都从同序数椎骨下方出椎间孔

D.31对脊神经均属混合性神经

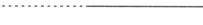
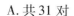

E. 前根是运动性纤维,后根是感觉性纤维

2. 关于脊神经的说法正确的是
    A. 共31 对   B. 是感觉性纤维   C. 是运动性纤维
    D. 所有前支均混合成丛   E. 在椎管内分前、后两支

3. 脊神经节的性质是
    A. 运动性   B. 感觉性   C. 交感性
    D. 副交感性   E. 混合性

4. 支配臂部屈肌群的神经是
    A. 桡神经   B. 腋神经   C. 正中神经
    D. 尺神经   E. 肌皮神经

5. 肱骨中段骨折易损伤
    A. 腋神经   B. 尺神经   C. 桡神经
    D. 肌皮神经   E. 正中神经

6. 支配三角肌的神经是
    A. 腋神经   B. 桡神经   C. 尺神经
    D. 正中神经   E. 肌皮神经

7. 分布于脐平面的皮神经是
    A. 第7 肋间神经   B. 第8 肋间神经   C. 第9 肋间神经
    D. 第10 肋间神经   E. 肋下神经

8. 分布于男性乳头平面的是
    A. 第3 胸神经前支   B. 第4 胸神经前支   C. 第5 胸神经前支
    D. 第6 胸神经前支   E. 第7 胸神经前支

9. 支配股四头肌的神经是
    A. 股神经   B. 股深神经   C. 闭孔神经
    D. 坐骨神经   E. 生殖股神经

10. 脊神经节位于
    A. 脊神经   B. 脊神经前根   C. 脊神经后根
    D. 脊神经前支   E. 脊神经后支

11. 膈神经的分布区**不包括**
    A. 膈肌   B. 纵隔胸膜   C. 心脏
    D. 膈下腹膜   E. 心包

12. 正中神经的支配范围**不包括**
    A. 臂前群肌   B. 前臂大部分屈肌   C. 手掌外侧群肌
    D. 掌心皮肤   E. 桡侧3 个半指掌面皮肤

13. 下列何处损伤可伤及尺神经
    A. 肩关节脱位   B. 肱骨外科颈骨折   C. 肱骨中段骨折
    D. 肘关节脱位   E. 肱骨内上髁骨折

14. 下列何处损伤易伤及桡神经
    A. 肩关节脱位   B. 肱骨外科颈骨折   C. 肱骨中段骨折
    D. 肘关节脱位   E. 肱骨内上髁骨折

15. 第 4 胸神经前支分布于
    A. 胸骨角平面   B. 第 2 肋平面   C. 乳头平面
    D. 剑突平面   E. 肋弓平面

16. 股神经损伤可出现
    A. 膝反射消失   B. 大腿不能内收   C. 大腿不能后伸
    D. 屈膝困难   E. 大腿不能外展

17. 关于股神经的描述,**错误**的是
    A. 发自腰丛   B. 肌支支配股四头肌
    C. 经腹股沟韧带后方进入股三角   D. 皮支分布于腹股沟区的皮肤
    E. 发出隐神经分布于小腿内侧皮肤

18. 支配大腿内侧群肌的神经是
    A. 股神经   B. 闭孔神经   C. 坐骨神经
    D. 阴部神经   E. 生殖股神经

19. 支配腓骨长、短肌的神经是
    A. 胫神经   B. 坐骨神经   C. 腓浅神经
    D. 腓深神经   E. 股神经

20. 下列**不属于**混合性神经的是
    A. 面神经   B. 三叉神经   C. 舌咽神经
    D. 迷走神经   E. 舌下神经

21. 哪条眼球外肌**不是**动眼神经支配
    A. 上直肌   B. 下直肌   C. 外直肌
    D. 下斜肌   E. 内直肌

22. 滑车神经支配
    A. 上直肌   B. 下直肌   C. 上斜肌
    D. 外直肌   E. 内直肌

23. **不经**眶上裂入颅的神经是
    A. 视神经   B. 滑车神经   C. 动眼神经
    D. 展神经   E. 眼神经

24. 支配面部感觉的是
    A. 面神经   B. 动眼神经   C. 三叉神经
    D. 舌咽神经   E. 舌下神经

25. 管理舌前 2/3 黏膜一般感觉的神经是
    A. 面神经   B. 舌下神经   C. 舌咽神经
    D. 三叉神经   E. 迷走神经

26. 支配咀嚼肌的神经是
    A. 面神经   B. 舌下神经   C. 舌咽神经
    D. 三叉神经   E. 迷走神经

27. 管理舌前 2/3 味觉的神经是
    A. 面神经   B. 舌下神经   C. 舌咽神经
    D. 三叉神经   E. 迷走神经

28. 支配腮腺分泌活动的是

    A. 面神经   B. 舌咽神经   C. 舌下神经

    D. 迷走神经   E. 三叉神经

29. 迷走神经的分布范围不包括

    A. 喉肌   B. 心肌   C. 喉黏膜

    D. 胃、肝、脾、肾等器官   E. 结肠左曲以后的肠管

30. 分布至声门裂以下喉黏膜的感觉神经是

    A. 舌神经   B. 舌咽神经   C. 喉返神经

    D. 喉上神经   E. 迷走神经颈心支

31. 甲状腺术后出现声音嘶哑,可能是损伤了

    A. 声带   B. 喉肌   C. 喉上神经

    D. 喉返神经   E. 会厌软骨

32. 三叉神经的性质是

    A. 混合性   B. 运动性   C. 感觉性

    D. 交感性   E. 副交感性

33. 三叉神经运动纤维伴行于

    A. 眼神经内   B. 动眼神经内   C. 额神经内

    D. 上颌神经内   E. 下颌神经内

34. 支配面肌的神经是

    A. 面神经   B. 下颌神经   C. 三叉神经

    D. 迷走神经   E. 舌咽神经

35. **不**属于感觉性脑神经的是

    A. 嗅神经   B. 视神经   C. 蜗神经

    D. 三叉神经   E. 前庭神经

36. 传导舌后1/3味觉的神经是

    A. 面神经   B. 迷走神经   C. 三叉神经

    D. 舌咽神经   E. 舌下神经

37. **不含**副交感神经纤维的脑神经是

    A. 动眼神经   B. 三叉神经   C. 面神经

    D. 舌咽神经   E. 迷走神经

38. 支配舌肌的脑神经是

    A. 面神经   B. 下颌神经   C. 舌下神经

    D. 迷走神经   E. 舌咽神经

39. 下颌神经来自

    A. 三叉神经   B. 面神经   C. 舌咽神经

    D. 舌下神经   E. 迷走神经

40. 临床上出现"塌肩症"是损伤了

    A. 腋神经   B. 副神经   C. 肌皮神经

    D. 舌咽神经   E. 下颌神经

笔记栏

41. 自主神经是指
    A. 躯体运动神经　　　　　B. 躯体感觉神经　　　　　C. 内脏感觉神经
    D. 内脏运动神经　　　　　E. 特殊感觉神经

42. 交感神经低级中枢位于脊髓灰质侧角的
    A. 颈 1～8 节段　　　　　B. 胸 1～12 节段　　　　　C. 胸 1～腰 3 节段
    D. 胸 1～骶 3 节段　　　　E. 骶 2～4 节段

43. 内脏运动神经的特点**不包括**
    A. 低级中枢位于脑干　　　　　　　B. 有交感、副交感 2 种纤维成分
    C. 节后纤维多交织成丛　　　　　　D. 在一定程度上不受意识支配
    E. 自低级中枢到支配器官须换一次神经元

44. 副交感神经的特点**不包括**
    A. 神经节为器官旁节或壁内节　　　B. 节前纤维长而节后纤维短
    C. 支配汗腺和立毛肌　　　　　　　D. 分布不如交感神经广泛
    E. 低级中枢在脑干和脊髓骶 2～4 节

45. 交感神经兴奋时
    A. 瞳孔缩小　　　　　　　B. 心率变慢　　　　　　　C. 胃肠运动增强
    D. 汗腺分泌减少　　　　　E. 支气管平滑肌舒张

四、多项选择题

1. 关于脊神经的描述，正确的是
    A. 是混合性神经　　　　　B. 都有灰交通支　　　　　C. 后支节段性明显
    D. 都含副交感纤维　　　　E. 脊髓节段与脊神经数目一致

2. 颈丛的分支是
    A. 膈神经　　　　　　　　B. 耳大神经　　　　　　　C. 颈横神经
    D. 枕大神经　　　　　　　E. 锁骨上神经

3. 关于膈神经的描述，正确的是
    A. 支配膈肌　　　　　　　　　　　B. 由第 3～5 颈神经前支组成
    C. 经肺根前方下行　　　　　　　　D. 在锁骨下动脉后方入胸腔
    E. 属运动性神经

4. 肌皮神经支配的是
    A. 肱肌　　　　　　　　　B. 肱二头肌　　　　　　　C. 肱三头肌
    D. 喙肱肌　　　　　　　　E. 前臂前群肌

5. 腰丛的分支包括
    A. 股神经　　　　　　　　B. 闭孔神经　　　　　　　C. 坐骨神经
    D. 股外侧皮神经　　　　　E. 髂腹下神经

6. 胫神经损伤后的主要运动障碍是
    A. 足内翻减弱　　　　　　B. 足不能跖屈　　　　　　C. 趾不能伸
    D. 足不能外翻　　　　　　E. 不能以足尖站立

7. 关于股神经的描述，正确的是
    A. 为腰丛最大分支　　　　　　　　B. 沿腰大肌内侧缘下行
    C. 经腹股沟韧带深面进入股三角　　D. 伴行于股动脉内侧

E.支配股四头肌、缝匠肌和耻骨肌

8.穿经颈静脉孔的脑神经有

 A.面神经   B.舌咽神经   C.迷走神经

 D.副神经   E.舌下神经

9.三叉神经分布于

 A.角膜   B.面部皮肤   C.硬脑膜

 D.舌前1/3黏膜   E.牙齿及牙龈

10.关于面神经的描述,正确的是

 A.支配泪腺分泌   B.管理腮腺分泌

 C.支配面部表情肌   D.传导舌前2/3黏膜的味觉

 E.管理舌下腺、下颌下腺的分泌

11.动眼神经支配

 A.上斜肌   B.下斜肌   C.瞳孔开大肌

 D.上、下直肌   E.瞳孔括约肌和睫状肌

12.关于舌咽神经的描述,正确的是

 A.含有副交感纤维   B.支配舌肌、咽喉肌运动

 C.经颈静脉孔出颅   D.经橄榄后沟出脑

 E.传导舌后1/3味觉和黏膜感觉

13.交感神经的功能是

 A.冠状动脉扩张   B.支气管扩张   C.皮肤血管扩张

 D.胃肠蠕动加强   E.瞳孔扩大

五、问答题

1.试述上肢肌的神经支配。

2.试述膈神经的行程及分布范围。

3.肱骨中段骨折损伤了什么神经? 会出现哪些症状?

4.试述手的皮支分布。

5.写出大腿肌、小腿肌的神经支配。

6.通过眶上裂入眶的神经有哪些? 各分布到哪些器官?

7.试述舌的神经支配。

8.试述面部皮肤的神经支配,面部肌肉的神经支配。

9.面神经颅内损伤、颅外损伤后出现哪些症状。

10.试述交感神经、副交感神经的区别。

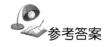 参考答案

一、名词解释

1.灰交通支:由交感神经椎旁节神经元发出的节后(无髓鞘)纤维,返回到相应的脊神经。

2.白交通支:$T_1 \sim L_3$ 对脊神经与相应的交感干神经节之间连接的节前神经(有髓

鞘)纤维。

3.脊神经节:脊神经后根在椎间孔附近有一椭圆形膨大,内含感觉神经元胞体,称脊神经节。

4.交感干:同侧椎旁节借节间支相连而成的串珠状结构。

5.牵涉痛:当某些脏器发生病变时,在身体体表的一定部位产生感觉过敏或疼痛现象。

二、填空题

1.前根、后根

2.感觉、运动

3.1~4、胸锁乳突肌、皮支、膈神经

4.肌皮神经、正中神经、尺神经、桡神经、腋神经

5.肌皮神经、腋神经、桡神经

6.2、4、6、10

7.尺、正中、桡

8.股神经、闭孔神经、坐骨神经

9.运动性神经、感觉性神经、混合性神经

10.三叉神经、面神经、舌咽神经、迷走神经

11.嗅神经、视神经、前庭蜗神经

12.节细胞、视神经管、视交叉

13.动眼神经、滑车神经、展神经

14.眼神经、上颌神经、下颌神经

15.眼神经、上颌神经、下颌神经

16.上斜肌、外直肌

17.三叉神经(下颌支)、面神经

18.胸锁乳突肌、斜方肌

19.颏舌肌、同侧

20.T_1~L_3灰质侧角、脑干、2~4

三、单项选择题

1.C 2.A 3.B 4.E 5.C 6.A 7.D 8.B 9.A 10.C

11.C 12.A 13.E 14.C 15.C 16.A 17.D 18.B 19.C 20.E

21.C 22.C 23.A 24.C 25.D 26.D 27.A 28.B 29.E 30.C

31.D 32.A 33.E 34.A 35.D 36.D 37.B 38.C 39.A 40.B

41.D 42.C 43.E 44.C 45.E

四、多项选择题

1.AE 2.ABCDE 3.ACD 4.AB 5.ABDE 6.AB

7.ABCD 8.BCD 9.ABDE 10.ACDE 11.BDE 12.ACDE 13.ABDE

五、问答题

1.腋神经:支配三角肌及肩部皮肤。

肌皮神经:支配臂部屈肌及皮肤。

桡神经：支配上肢所有的伸肌、臂和前臂伸侧皮肤、手背桡侧两个半指及其相应的手背皮肤。

正中神经：支配前臂除尺侧腕屈肌和指深屈肌以外的肌、鱼际肌等，掌心、鱼际、桡侧三个半指的掌面及其中节和远节指骨背面的皮肤。

尺神经：支配前臂尺侧腕屈肌、指深屈肌、小鱼际肌等，手掌尺侧一个半指及相应手掌皮肤，在手背分布于尺侧两个半指及相应的手背皮肤。

2.膈神经自颈丛发出后，沿前斜角肌前面下降，于锁骨下动脉、静脉之间通过胸廓上口入胸腔，经肺根前方、纵隔胸膜与心包间下行至膈。运动纤维支配膈肌运动，感觉纤维分布于心包、纵隔胸膜、膈胸膜、膈下面腹膜；右膈神经尚分布到肝、胆囊和肝外胆道的浆膜。

3.肱骨中段骨折可损伤桡神经，导致其支配的上肢所有伸肌瘫痪，出现前臂不能旋后、不能伸腕及伸指、抬前臂时呈"垂腕"状态；同时手背桡侧半皮肤感觉障碍。

4.正中神经分布于掌心、鱼际、桡侧三个半指的掌面及其中节和远节指骨背面的皮肤。

尺神经：分布于手掌尺侧一个半指及相应手掌皮肤，在手背分布于尺侧两个半指及相应的手背皮肤。

桡神经：分布于臂和前臂背面、手背桡侧两个半指及其相应的手背皮肤。

5.大腿肌的神经支配，前群肌——股神经，后群肌——坐骨神经，内侧肌群——闭孔神经。

小腿肌的神经支配：前群肌——腓深神经，后群肌——胫神经，外侧肌群——腓浅神经。

6.通过眶上裂入眶的神经有动眼神经、滑车神经、眼神经、展神经。

动眼神经支配上直肌、下肢肌、内直肌、下斜肌、上睑提肌、睫状肌及瞳孔括约肌。

滑车神经支配上斜肌。

眼神经分布于眼球、泪腺、结膜、上睑等处。

展神经支配外直肌。

7.下颌神经管理舌前2/3一般感觉。

面神经：管理舌前2/3的味蕾。

舌咽神经：管理舌后1/3的黏膜和味蕾。

舌下神经：支配舌肌。

8.眼裂以上(额顶部)及鼻背皮肤由眼神经管理；眼裂与口裂之间皮肤由上颌神经管理；口裂以下、颞部、耳郭、外耳道、下颌支表面皮肤由下颌神经管理。

9.面神经颅外损伤后导致伤侧面肌瘫痪，额纹消失、角膜反射消失、鼻唇沟变浅，不能做皱眉、闭眼、鼓腮、露齿、吹口哨等动作，口角歪向健侧，说话时流涎。

面神经颅内损伤后，除出现上述症状外，还可导致同侧泪腺及鼻黏膜腺分泌减少，出现眼干、鼻腔干燥等现象。

10.交感神经、副交感神经的区别：见表1-8-2。

表 1-8-2　交感神经与副交感神经的区别

	交感神经	副交感神经
低级中枢	$T_1 \sim L_3$ 脊髓节段侧角	脑干内脏运动核、$S_{2\sim4}$ 节段的副交感核
神经节	椎旁节、椎前节	器官旁节、壁内节
节前、节后纤维	节前纤维短、节后纤维长	节前纤维长、节后纤维短
分布范围	全身血管、汗腺、立毛肌,胸、腹、盆腔内脏的平滑肌,心肌,瞳孔开大肌等	胸、腹、盆腔内脏的平滑肌,心肌及腺体(肾上腺髓质除外),瞳孔括约肌、睫状肌

第九章
内分泌系统

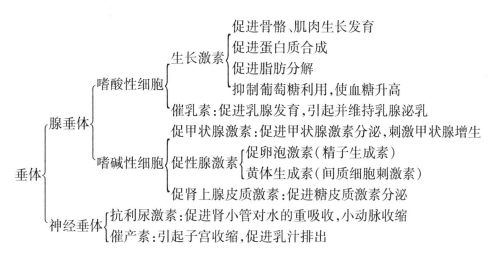

📖 内容简要

一、垂体激素及其作用

垂体 ┬ 腺垂体 ┬ 嗜酸性细胞 ┬ 生长激素 ┬ 促进骨骼、肌肉生长发育
　　 │ 　　　 │ 　　　　　 │ 　　　　 ├ 促进蛋白质合成
　　 │ 　　　 │ 　　　　　 │ 　　　　 ├ 促进脂肪分解
　　 │ 　　　 │ 　　　　　 │ 　　　　 └ 抑制葡萄糖利用,使血糖升高
　　 │ 　　　 │ 　　　　　 └ 催乳素:促进乳腺发育,引起并维持乳腺泌乳
　　 │ 　　　 └ 嗜碱性细胞 ┬ 促甲状腺激素:促进甲状腺激素分泌,刺激甲状腺增生
　　 │ 　　　　　　　　　　 ├ 促性腺激素 ┬ 促卵泡激素(精子生成素)
　　 │ 　　　　　　　　　　 │ 　　　　　 └ 黄体生成素(间质细胞刺激素)
　　 │ 　　　　　　　　　　 └ 促肾上腺皮质激素:促进糖皮质激素分泌
　　 └ 神经垂体 ┬ 抗利尿激素:促进肾小管对水的重吸收,小动脉收缩
　　　　　　　　 └ 催产素:引起子宫收缩,促进乳汁排出

二、甲状腺素的生理作用

甲状腺素 ┬ 代谢 ┬ 糖代谢:促进糖的吸收、利用和肝糖原分解
　　　　 │ 　　 ├ 脂类代谢:促进胆固醇合成,加速胆固醇分解(分解大于合成)
　　　　 │ 　　 ├ 蛋白质代谢:生理剂量促进合成,大剂量加速分解
　　　　 │ 　　 └ 基础代谢率:增高
　　　　 ├ 生长发育:促进骨骼和神经系统发育
　　　　 ├ 神经系统:兴奋中枢神经
　　　　 └ 心血管:增加心肌收缩力,使心率加快

三、糖皮质激素的作用

糖皮质激素
- 代谢
  - 糖代谢:促进糖异生,升高血糖
  - 蛋白质代谢:促进肝外组织蛋白质分解
  - 脂肪代谢:四肢脂肪分解加强,面部、躯干脂肪合成增加
- 血细胞:红细胞、血小板、中性粒细胞增多
- 血管:提高血管平滑肌对去甲肾上腺素的敏感性
- 消化:促进胃酸、胃蛋白酶原分泌
- 神经系统:提高中枢神经兴奋性
- 应激反应:增加机体对有害刺激的耐受性

四、胰岛素的生理作用

胰岛素
- 糖代谢:促进糖的利用,促进糖原合成,抑制糖异生(降低血糖)
- 脂类代谢:促进脂肪合成,促进葡萄合成甘油和脂肪酸
- 蛋白质代谢:促进核酸、蛋白质合成,抑制蛋白质分解,能与生长激素协同促进蛋白质合成,降低血钾

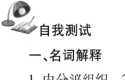

学习目标

掌握:内分泌系统的组成;甲状腺的位置、形态及组织结构;肾上腺的位置、形态;垂体的位置及分部。

熟悉:甲状腺分泌的激素及各激素的作用;甲状旁腺的位置、形态;甲状旁腺素的作用;肾上腺分泌的激素及其作用;腺垂体分泌激素的种类;神经垂体的作用。

自我测试

一、名词解释

1. 内分泌组织　2. 滤泡旁细胞　3. 垂体

二、填空题

1. 人体内主要的内分泌腺有_____、_____、_____、_____和_____等。

2. 肾上腺髓质细胞又称为_____,可分泌_____和_____激素。

3. 垂体前部称为_____垂体,后部称为_____垂体。

4. 甲状旁腺可分泌_____激素,作用是_____。

5. 肾上腺皮质细胞由浅至深排列为_____、_____和_____。

三、单项选择题

1. 甲状腺峡位于
   A. 舌骨前方　　　　　　　　　B. 第2~4颈椎前方
   C. 第2~4气管软骨前方　　　　D. 甲状软骨前方

E. 喉的外侧

2. 降钙素是由

A. 滤泡旁细胞分泌　　　　　　　　B. 球旁细胞分泌

C. 间质细胞分泌　　　　　　　　　D. 甲状腺腺泡分泌

E. 主细胞分泌

3. 下面关于激素的说法,**不正确**的是

A. 由腺细胞分泌　　　　　　　　　B. 不能直接入血液

C. 量少作用大　　　　　　　　　　D. 调节人体新陈代谢

E. 具有特定的靶器官或靶细胞

4. 缺碘可引起哪种内分泌腺肿大

A. 甲状腺　　　　　B. 甲状旁腺　　　　C. 肾上腺

D. 垂体　　　　　　E. 松果体

5. 去甲肾上腺素是由

A. 球状带分泌　　　　B. 束状带分泌　　　C. 网状带分泌

D. 嗜铬细胞分泌　　　E. 肾上腺素细胞分泌

6. **不属于**内分泌腺的是

A. 甲状腺　　　　　B. 胰腺　　　　　　C. 肾上腺

D. 垂体　　　　　　E. 松果体

7. 神经垂体释放的激素是

A. 促甲状腺激素　　　B. 促肾上腺皮质激素　　C. 促性腺激素

D. 催产素　　　　　　E. 生长激素

8. 盐皮质激素是由

A. 肾上腺皮质球状带分泌　　　　　B. 肾上腺皮质束状带分泌

C. 肾上腺皮质网状带分泌　　　　　D. 肾上腺髓质肾上腺素细胞分泌

E. 肾上腺髓质去肾上腺素细胞分泌

9. 甲状腺滤泡分泌

A. 降钙素　　　　　　B. 甲状腺激素　　　C. 甲状旁腺素

D. 促甲状腺激素　　　E. 生长激素

10. 血钙降低可能是由于哪个内分泌腺分泌的激素不足

A. 甲状腺　　　　　B. 甲状旁腺　　　　C. 肾上腺

D. 垂体　　　　　　E. 松果体

11. 肾上腺皮质网状带分泌

A. 盐皮质激素　　　　B. 皮质醇　　　　　C. 肾上腺素

D. 雄激素和少量雌激素　　E. 皮质酮

12. 肾上腺髓质可分泌

A. 肾素　　　　　　B. 肾上腺素　　　　C. 促肾上腺皮质激素

D. 促性腺激素　　　E. 糖皮质激素

四、多项选择题

1. 关于甲状旁腺的描述,正确的是

A. 位于甲状腺侧叶背面　　B. 共有 4 颗　　　C. 分泌甲状旁腺激素

D. 分泌降钙素　　　　　E. 分泌促甲状腺素

2. 肾上腺皮质束状带

A. 位于肾上腺皮质浅层　B. 位于肾上腺皮质中层　C. 位于肾上腺皮质深层

D. 分泌糖皮质激素　　　　E. 分泌盐皮质激素

3. 腺垂体分泌

A. 促生长激素　　　　　B. 催产素　　　　　　　C. 催乳素

D. 抗利尿激素　　　　　E. 促性腺激素

4. 肾上腺

A. 位于肾的上方　　　　　　　　B. 左为半月形,右为三角形

C. 其实质分为皮质和髓质　　　　D. 髓质中含有嗜铬细胞

E. 腺体中含有丰富的毛细血管

5. 甲状腺

A. 位于颈前方,喉和气管的前方及两侧　B. 可随吞咽上下移动

C. 分泌甲状腺激素　　　　　　　　　　D. 分泌降钙素

E. 分泌甲状旁腺素

6. 有关松果体的描述,正确的是

A. 位于丘脑的后上方

B. 儿童时期较发达,成年后可部分钙化

C. 不能在 X 射线片上见到

D. 具有抑制性成熟的作用

E. 为一椭圆形小体

五、简答题

1. 简述内分泌腺的定义及其特点。

2. 简述腺垂体分泌的激素。

3. 简述肾上腺皮质的微细结构及分泌的激素。

六、论述题

试述甲状腺的位置和功能,甲状腺肿大时会出现的症状。

七、案例分析

患者,男,22 岁,身高 94 cm,躯干、四肢和头部比例对称,有"老小孩"早衰形貌,智力正常。体格检查:X 射线提示骨骺发育迟缓,骨龄低于其实际年龄;第二性征不发育。实验室检查:生长激素分泌不足,促性腺激素缺乏。诊断:垂体性侏儒症。

思考:1. 生长激素有哪些功能? 其分泌异常时会怎样影响机体发育?

　　　2. 垂体性侏儒症与呆小症有何区别?

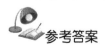参考答案

一、名词解释

1. 内分泌组织:分散存在于其他器官、组织中的内分泌细胞团。

2. 滤泡旁细胞:在甲状腺腺泡之间和腺泡上皮细胞之间的细胞称滤泡旁细胞。

3. 垂体:垂体色灰红,呈椭圆形,位于颅中窝蝶骨体上面的垂体窝内,上端借漏斗连于下丘脑,前上方与视交叉相邻。

二、填空题

1. 垂体、甲状腺、甲状旁腺、肾上腺、松果体

2. 嗜铬细胞、肾上腺素、去甲肾上腺素

3. 腺、神经

4. 甲状旁腺、升高血钙

5. 球状带、束状带、网状带

三、单项选择题

1. C 2. A 3. B 4. A 5. D 6. B 7. D 8. A 9. B 10. B 11. D 12. B

四、多项选择题

1. ABC 2. BD 3. CE 4. ABCDE 5. ABCD 6. ABDE

五、简答题

1. 内分泌腺是指结构上独立存在、肉眼可见的内分泌器官,包括甲状腺、甲状旁腺、肾上腺、垂体、松果体及胸腺。其特点为:①腺细胞常排列成索状、团状或囊泡状。②无导管。③腺组织中有丰富的毛细血管和毛细淋巴管。④分泌物为激素。

2. 生长激素、促甲状腺激素、促肾上腺皮质激素、促黑(素细胞)激素、卵泡刺激素、黄体生成素和催乳素。

3. 球状带细胞分泌盐皮质激素,束状带细胞分泌糖皮质激素,网状带细胞主要分泌性激素。

六、论述题

甲状腺位于颈前部,呈"H"形,分为左、右两个侧叶,中间以甲状腺峡相连,峡部上方偶有一个指状突起,为锥状叶。峡部连接两侧叶,位于第二至第四气管环之间,甲状腺侧叶与甲状软骨、环状软骨之间有韧带相连,因此,吞咽时,甲状腺随喉上下移动。甲状腺有合成、储存和分泌甲状腺激素的功能,甲状腺激素可调节机体的基础代谢,维持机体正常生长发育,尤其对骨骼和神经系统的发育十分重要。由于甲状腺直接与喉及气管等结构相连接,因此甲状腺过度肿大时可压迫喉和气管而发生呼吸困难。

七、案例分析题

1. 生长激素能促进体内多种代谢过程,尤其能促进骨和软组织生长。幼年时期,生长激素分泌不足可导致侏儒症,分泌过多则引起巨人症;成人时期,生长激素分泌过多则导致肢端肥大症。

2. 垂体性侏儒症是由于幼年时期垂体分泌生长激素不足所致,主要表现为身材矮小,但是智力与正常人是没有区别的;而呆小症是由于患儿甲状腺功能低下,甲状腺激素分泌不足引起,不仅表现为身体矮小,还会出现脑发育障碍,智力发育不健全,反应迟钝。

第二篇　组织学与胚胎学

第一章
细　胞

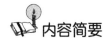内容简要

一、细胞的基本结构

细胞膜：单位膜，在内、外两层类脂分子中镶嵌有蛋白质与糖类

基质：均匀一致的透明胶状物

细胞质

  细胞器

   线粒体：内含多种酶，参与营养物质氧化供能

   核糖体：细胞内合成蛋白质的场所

   内质网：粗面内质网表面有核糖体附着

   滑面内质网：参与糖及脂类的代谢、某些激素的合成与分泌

   高尔基复合体：参与细胞的分泌活动和细胞分泌物的加工、浓缩和运输

   溶酶体：含有多种水解酶，执行细胞内外物质交换

   中心体：参与细胞分裂活动

   微体：清除细胞内过多的过氧化氢

细胞核

  核膜：维持细胞的形态，控制细胞核内外物质交换

  核基质：透明的液态胶状物，内含水、无机盐、多种蛋白质等

  染色质与染色体：含个体遗传基因，是遗传物质的载体

  核仁：表面无膜的海绵球状体，与核糖体的合成有关

细胞

二、细胞的增殖周期

细胞增殖周期
- 分裂间期
  - G1 期(DNA 合成前期):物质代谢旺盛,迅速合成 DNA、蛋白质
  - S 期(DNA 合成期):复制 DNA,使含量增加一倍,合成与染色体形成有关的蛋白质
  - G2 期(DNA 合成后期):合成少量 RNA 和组蛋白
- 分裂期
  - 前期:中心粒复制,星体形成并向细胞两极移动,染色质成为染色体,核仁、核膜逐渐消失
  - 中期:染色体分裂为两条染色单体,排列在赤道面上
  - 后期:每对染色体单体分开并在纺缍丝的牵引下向细胞两极移动
  - 末期:染色体恢复为染色质,形成 2 个新的细胞核,原来的细胞分裂形成 2 个子细胞

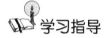

学习指导

一、学习方法

本章内容较多,且比较抽象、复杂,不易理解,课前应预习,运用与其功能相联系的方法理解和记忆细胞各构成部分的名称与结构特点,要在把握细胞分裂意义的基础上去了解细胞周期的每一个过程,明确分裂间期的生理意义是合成 DNA,复制两套遗传信息;分裂期的意义是把两套遗传基因准确、平均地分配到 2 个子细胞中,从而保持遗传的稳定性和特异性,这就不难理解在一个细胞周期中从细胞核到细胞连续的微妙变化。

二、重点、难点及其解析

细胞是人体形态结构、生理功能和生长发育的基本单位,是学习和认识人体的基础。人体不同组织器官的细胞,其形态、大小各不相同,但都与其功能相适应。任何细胞都是由细胞膜、细胞质和细胞核组成。细胞膜是以液态的脂质双分子层为基架,其中镶嵌着具有不同结构和功能的蛋白质和质膜;细胞器中线粒体是细胞的"能量工厂",内质网与蛋白质的运输及糖、脂类等的合成和分泌有关;细胞核中含有染色质与染色体,是人类遗传物质的载体,它们是同一物质在细胞不同时期的两种形态。

细胞增殖是机体生长发育的基础,人体细胞以有丝分裂的增殖方式为主。细胞的生长和分裂是有周期性的,一个细胞周期可被分为相对静止的分裂间期和最终引起细胞增殖的分裂期。

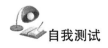

自我测试

一、名词解释

1.单位膜 2.染色质 3.受体 4.细胞增殖周期 5.星体 6.自溶作用 7.异

溶作用

二、填空题

1. 细胞由_____、_____和_____3部分构成。

2. 根据液态镶嵌模型学说,细胞膜以_____为基架,其中镶嵌着具有不同结构和功能的_____。

3. 内质网根据表面有无核糖体附着分为_____和_____。

4. 细胞核由_____、_____、_____和_____组成。

5. 人类体细胞有46条染色体,其中22对为_____,1对为_____。

6. 一个细胞增殖周期可分为四期,即_____、_____、_____和_____,其中_____是分裂期。

7. 分裂期的S期的主要特征是复制_____,合成与染色体形成有关的_____。

三、单项选择题

1. 构成生物体的基本结构和功能单位是
   A. 细胞膜　　　　　　B. 细胞器　　　　　　C. 细胞核
   D. 细胞　　　　　　　E. 细胞质

2. 给细胞提供能量的细胞器是
   A. 核糖体　　　　　　B. 线粒体　　　　　　C. 溶酶体
   D. 粗面内质网　　　　E. 高尔基复合体

3. 参与细胞分裂活动的细胞器是
   A. 线粒体　　　　　　B. 中心体　　　　　　C. 高尔基复合体
   D. 核糖体　　　　　　E. 内质网

4. 细胞内的消化器是
   A. 内质网　　　　　　B. 溶酶体　　　　　　C. 内网器
   D. 中心体　　　　　　E. 线粒体

5. 细胞内合成核糖体的场所是
   A. 粗面内质网　　　　B. 线粒体　　　　　　C. 核仁
   D. 染色质　　　　　　E. 高尔基复合体

6. 粗面内质网的功能是
   A. 提供能量　　　　　B. 构成细胞骨架　　　C. 与细胞分裂有关
   D. 参与细胞分泌　　　E. 合成、分泌白蛋白

7. 非膜相结构是
   A. 核膜　　　　　　　B. 内质网　　　　　　C. 核糖体
   D. 溶酶体　　　　　　E. 线粒体

8. 下列属于膜相结构的是
   A. 微管　　　　　　　B. 微丝　　　　　　　C. 核糖体
   D. 溶酶体　　　　　　E. 脂滴

9. 有关核膜的描述,**错误**的是
   A. 由三层单位膜构成　　　　　　　　B. 核膜由两层平行的单位膜组成

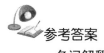

C. 膜上有孔   D. 与粗面内质网相连

E. 外表附有核糖体

10. 有关染色体的描述,**错误**的是

A. 成熟的生殖细胞有 23 条染色体

B. 人体细胞内有 23 对染色体

C. 主要化学成分是 RNA 和组蛋白

D. 染色体结构变异可导致遗传性疾病

E. 男性的性染色体为 X 和 Y

11. 在细胞分裂期,下列哪个时期染色体的形态结构最清晰、典型,便于观察

A. 前期   B. 中期   C. 后期

D. 末期   E. 间期

12. 细胞增殖周期为

A. G1 期—S 期—G2—M 期   B. G2 期—G1 期—S 期—M 期

C. M 期—S 期—G1 期—G2 期   D. S 期—M 期—G1 期—G2

E. G1 期—G2 期—S 期—M 期

三、简答题

1. 简述细胞内主要的细胞器及其功能。

2. 简述染色体的形态、化学组成及功能。

3. 简述细胞增殖周期中,分裂间期和分裂期的生理意义。

参考答案

一、名词解释

1. 在电子显微镜下观察,细胞膜分三层结构,即内、外两层的亲水极与中间层的疏水极,一般把这三层结构称单位膜。

2. 染色质是指间期细胞核内由 DNA、组蛋白、非组蛋白及少量 RNA 组成的线性复合结构,是遗传物质存在的形式。

3. 受体是指任何能够与激素、神经递质、药物或细胞内信号分子结合并能引起细胞功能变化的生物大分子。

4. 指细胞从第一次分裂结束产生新细胞到第二次分裂结束所经历的全过程,分间期与分裂期两个阶段。

5. 细胞有丝分裂时,细胞两极围绕中心伴向外辐射排列的微管所组成的星形结构。

6. 是细胞的自我毁灭,即溶酶体将酶释放出来将自身细胞降解。

7. 溶酶体是细胞内重要的消化器,对细胞吞噬的异物进行消化分解,称异溶作用。

二、填空题

1. 细胞膜、细胞质、细胞核

2. 液态的脂质双分子层、蛋白质

3. 粗面内质网、滑面内质网

4. 核膜、核基质、染色质、核仁

5. 常染色体、性染色体

6. G1 期、S 期、G2 期、M 期、M 期

7. DNA、组蛋白

三、单项选择题

1. D　2. B　3. B　4. B　5. C　6. E　7. C　8. D　9. A　10. C　11. B　12. A

四、简答题

1. ①线粒体:参与细胞内营养物质的氧化供能。②高尔基复合体,参与细胞的分泌和物质运输。③中心体:参与细胞的分裂活动。④粗面内质网:表面附有核糖体,参与蛋白质的合成与运输;滑面内质网:与糖、脂类、固醇类激素的合成及分泌有关。⑤溶酶体:具有细胞内消化作用。⑥核糖体:是合成蛋白质的场所。

2. 染色体由 2 条染色单体组成,借着丝粒连结,分为长臂和短臂两部分。人类体细胞有 23 对染色体,其中 22 对常染色体,1 对性染色体。成熟的生殖细胞只有 23 条染色体。染色体的主要化学成分是 DNA 和组蛋白,在 DNA 中含有遗传基因,是人体遗传物质的载体。

3. 在细胞增殖周期中,分裂间期的生理意义是合成 DNA,复制两套遗传信息;分裂期的生理意义是通过染色体形成、分裂和移动,把两套遗传信息准确、平均地分到两个子细胞中,使子细胞具有与母细胞完全相同的染色体,使遗传性状代代传下去,保持了遗传的稳定性和特异性。

内容简要

组织由细胞和细胞外基质(细胞间质)组成,是构成机体器官的基本成分。人体由上皮组织、结缔组织、肌组织和神经组织四大基本组织组成。

上皮组织简称上皮,其特点为:细胞多、细胞外基质少,细胞排列紧密;有极性,分游离面和基底面;上皮组织内有丰富的神经末梢,无血管和淋巴管。依据功能不同,上皮可分为被覆上皮、腺上皮、感觉上皮等。

被覆上皮覆盖在体表,或衬于有腔器官的腔面。根据细胞的层数和表层细胞的形态分类如下。①单层扁平上皮:由1层扁平细胞组成;内衬于心、血管和淋巴管腔面的,称内皮;分布在心包膜、胸膜和腹膜表面的,称间皮;主要功能为润滑。②单层立方上皮:由1层立方形细胞组成,有分泌和吸收功能。③单层柱状上皮:由1层柱状细胞组成,多有吸收和分泌功能;肠黏膜的单层柱状上皮中散在有杯状细胞,可分泌黏液,润滑和保护上皮。④假复层纤毛柱状上皮:由梭形、锥形、柱状和杯状4种细胞组成,细胞高低不同,胞核不在同一平面,但上皮中每个细胞的基底面都位于基膜上;主要分布在呼吸道黏膜,有保护和分泌功能。⑤复层扁平上皮:分为角化和未角化2种。基底层为1层低柱状或立方形细胞,为干细胞,中间是数层多边形和梭形细胞,表层为几层扁平鳞片状细胞;上皮与深部结缔组织的连接面凹凸不平;有很强的机械性保护作用。⑥变移上皮:由多层细胞组成,细胞层数和形状可随所在器官容积的大小而改变;主要分布在泌尿管道腔面。

腺上皮是具有分泌功能的上皮,以腺上皮为主要成分构成的器官,称腺(体)。根据腺分泌物排泌方式的不同,分外分泌腺和内分泌腺。外分泌腺由导管部和分泌部组成。

上皮细胞的各个面常形成与功能相适应的特殊结构。游离面有微绒毛与纤毛,二者均为细胞质膜和胞质向表面伸出的小突起;微绒毛内有微丝,可扩大细胞游离面表面积;纤毛较粗长,内有微管,使纤毛规律性地摆动。侧面有紧密连接、中间连接、桥粒和缝管连接。基底面的特殊结构有基膜、质膜内褶和半桥粒。

学习指导

一、学习方法

人体各个器官都是由上皮组织、结缔组织、肌组织、神经组织这4种基本组织有机结合构成的。

基本组织属于微观解剖学,必须借助于放大仪器才可看到,所以学习效果受实验条件、学习方法等的影响,加之突然接触大量生疏的专业名词,难以记忆,因此在学习中要充分利用挂图、图谱、模型、组织切片观察等,帮助理解记忆。

二、重点、难点及其解析

上皮组织要重点掌握被覆上皮的分类和各类上皮的结构特点,分布范围。结缔组织的学习重点在于对疏松结缔组织的理解,掌握其细胞类型和功能,纤维的分类及基质的成分。肌组织的重点是骨骼肌,了解其一般结构和超微结构。神经组织的重点是神经元的构造及分类,理解突触为神经元之间的一种特殊的细胞连接。血液是特殊的结缔组织,要掌握其组成,重点是血细胞正常值,了解各种血细胞的形态及作用。

三、熟悉内容

熟悉腺上皮和腺的概念;致密结缔组织、脂肪组织、网状组织的结构特点和分布;骨骼肌的超微结构特点;神经胶质细胞的功能。

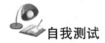

自我测试

一、名词解释

1.内皮　2.间皮　3.微绒毛　4.纤毛　5.基膜　6.紧密连接　7.缝管连接　8.连接复合体

二、单项选择题

1.被覆上皮的分类依据是

 A.上皮组织的来源   B.上皮组织的功能

 C.上皮细胞的层数与表层细胞的形态 D.上皮组织的分布部位

 E.上皮组织的特殊结构

2.间皮分布于

 A.肺泡上皮   B.胸、腹腔浆膜   C.血管外表面

 D.心血管的内表面   E.肾小囊壁层

3.甲状腺滤泡壁的上皮通常情况下是

 A.内皮   B.间皮   C.单层立方上皮

 D.复层扁平上皮   E.变移上皮

笔记栏

4. 下述上皮中,含有杯状细胞的是
    A. 胃黏膜上皮　　　　　B. 变移上皮　　　　　C. 小肠上皮
    D. 口腔上皮　　　　　　E. 血管内皮

5. 气管的上皮为
    A. 单层柱状上皮　　　　　　　　B. 未角化的复层扁平上皮
    C. 角化的复层扁平上皮　　　　　D. 假复层纤毛柱状上皮
    E. 变移上皮

6. 食管的上皮为
    A. 角化的复层扁平上皮　　　　　B. 未角化的复层扁平上皮
    C. 单层柱状上皮　　　　　　　　D. 单层立方上皮
    E. 变移上皮

7. 人体表面被覆的是
    A. 单层柱状上皮　　　　　　　　B. 假复层纤毛柱状上皮
    C. 角化的复层扁平上皮　　　　　D. 变移上皮
    E. 单层扁平上皮

8. 关于单层柱状上皮的描述,正确的是
    A. 由 1 层棱柱状细胞组成　　　　B. 胞核呈椭圆形,位于细胞中央
    C. 常分布于消化道和呼吸管道腔面　D. 以吸收、保护功能为主
    E. 形态可随器官的功能状态变化

9. 人体最耐摩擦的上皮是
    A. 复层扁平上皮　　　　　　　　B. 变移上皮
    C. 假复层纤毛柱状上皮　　　　　D. 单层柱状上皮
    E. 单层立方上皮

10. 关于泌尿管道上皮的描述,正确的是
    A. 被覆未角化的复层扁平上皮
    B. 被覆角化的复层扁平上皮
    C. 被覆立方上皮
    D. 上皮细胞的形状和层数可随器官容积而变化
    E. 被覆假复层纤毛柱状上皮

11. 含有纤毛的上皮是
    A. 小肠上皮　　　　　　B. 肾小管上皮　　　　C. 气管上皮
    D. 膀胱上皮　　　　　　E. 血管内皮

12. 有关微绒毛的描述,正确是
    A. 即绒毛　　　　　　B. 位于上皮细胞基底面　C. 内有9+2 组微管结构
    D. 扩大了上皮表面积　E. 可以定向摆动

13. 复层扁平上皮细胞间最常见的细胞连接是
    A. 紧密连接　　　　　　B. 桥粒　　　　　　　C. 中间连接
    D. 缝管连接　　　　　　E. 连接复合体

14. 胃肠上皮中,可以阻止细菌等入侵的连接是
    A. 缝管连接　　　　　　B. 桥粒　　　　　　　C. 紧密连接

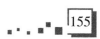

D. 中间连接　　　　　　E. 基膜

15. 有关基膜的描述,正确的是
　　A. 较厚的有基板与网板　　　　　　B. 较薄的只有网板
　　C. 不具半透膜性质　　　　　　　　D. 网板靠近上皮组织,由上皮细胞产生
　　E. 基板由结缔组织产生

16. 关于被覆上皮的结构特点,**错误**的是
　　A. 上皮细胞呈现明显极性　　　　　　B. 有血管营养上皮细胞
　　C. 细胞排列密集、细胞外基质少　　　D. 上皮借基膜与结缔组织相连
　　E. 有保护、吸收、分泌和排泄等功能

17. 下列哪项**不是**上皮组织的功能
　　A. 保护　　　　　　B. 营养　　　　　　C. 分泌
　　D. 吸收　　　　　　E. 排泄

18. 下列器官的上皮,**不属于单层扁平上皮的是**
　　A. 心室内面　　　　　　B. 心包膜　　　　　　C. 肾小囊壁层
　　D. 胃、肠黏膜上皮　　　E. 血管内面

19. 关于单层扁平上皮的描述,**错误**的是
　　A. 细胞多、细胞外基质少,排列紧密　　B. 细胞边界平整,无细胞间连接
　　C. 核位于细胞中央　　　　　　　　　　D. 细胞扁薄,利于物质交换
　　E. 分布于血管内表面

20. 关于杯状细胞的描述,**错误**的是
　　A. 多见于气管和肠的黏膜　　　　　　B. 细胞呈高脚杯状
　　C. 细胞核常呈三角形夹在底部　　　　D. 膨大的细胞顶部充满酶原颗粒
　　E. H-E 染色呈空泡状

21. 关于假复层纤毛柱状上皮的描述,**错误**的是
　　A. 细胞核高低不等　　　　　　　　　　B. 细胞都附着于基膜上
　　C. 细胞表面都有纤毛　　　　　　　　　D. 主要分布于呼吸道腔面
　　E. 具有清洁、保护的功能

22. 关于腺的描述,**错误**的是
　　A. 以腺上皮为主构成的器官称腺　　　　B. 有外分泌腺
　　C. 有内分泌腺　　　　　　　　　　　　D. 内分泌腺间有丰富的毛细血管
　　E. 外分泌腺的分泌物称激素

23. 微绒毛的分布部位,**错误**的是
　　A. 巨噬细胞　　　　　　　　　　　　　B. 小肠上皮细胞表面
　　C. 近曲小管上皮细胞表面　　　　　　　D. 杯状细胞
　　E. 刷状细胞表面

24. 在纤毛的结构特点中,**错误**的是
　　A. 表面为质膜　　　　　　　　　　　　B. 是上皮细胞游离面伸出的指状突起
　　C. 内有9+2组微管结构　　　　　　　　D. 较微绒毛细小
　　E. 可定向摆动

25.下列哪一种不属于细胞侧面的连接
　　A.紧密连接　　　　　　B.中间连接　　　　C.桥粒
　　D.半桥粒　　　　　　　E.缝管连接

三、问答题

1.上皮组织有何特点？如何分类？
2.上皮组织的特殊结构有哪些？

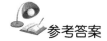参考答案

一、名词解释

1.内皮:衬贴在心、血管和淋巴管腔面的单层扁平上皮,称内皮。其游离面光滑,利于血液、淋巴液流动及物质通透。血管内皮还有内分泌功能。

2.间皮:分布在胸膜、腹膜、心包膜等腔面的单层扁平上皮,称间皮。其游离面湿润光滑,有利于内脏运动。

3.微绒毛:指上皮细胞游离面伸出的许多指状突起(表面为质膜,中间为胞质,内有纵行微丝。密集的微绒毛在光镜下可形成纹状缘或刷状缘,如小肠及肾小管上皮)。其功能是扩大细胞游离面表面积,有利于对物质的吸收。

4.纤毛:是上皮细胞游离面伸出的能摆动的突起,较微绒毛粗且长,光镜下即可分辨(电镜下,纤毛表面有质膜,内含胞质,中央有2根独立的微管,周围有9组成对的二联微管)。可定向摆动。

5.基膜:位于上皮组织与结缔组织之间的一层薄膜状结构,主要成分为糖蛋白。由上皮组织和结缔组织共同产生(电镜下,由基板和网板组成,它能引导上皮细胞生长与分化,有连接支持作用,并具有半透膜性质,可将营养物质由结缔组织渗入上皮组织)。

6.紧密连接:常见于相邻上皮细胞间靠近游离面处。该处相邻细胞膜外层呈脊状部分融合,未融合处有较窄间隙,形成桶箍状结构环绕细胞顶部,故又称闭锁小带。紧密连接有连接作用及封闭细胞顶部间隙、阻挡细胞外大分子物质经细胞间隙进入深部组织的作用。紧密连接也见于其他组织的细胞之间。

7.缝管连接:是一种细胞之间的连接方式。该处细胞间隙很窄,细胞膜间有许多连接点,每个点是由两侧细胞膜上6个镶嵌蛋白质围成的小管,小管互连而通。离子、小分子物质及电兴奋可沿小管而通,可传递细胞内物质及兴奋。多见于上皮细胞间、骨细胞、肌细胞及神经元之间(又称电突触)。

8.连接复合体:是指在上皮细胞的侧面,有一系列的细胞连接,包括紧密连接、中间连接和桥粒、缝管连接,这些细胞连接只要有两个或两个以上同时存在,即可称连接复合体,也见于心肌细胞之间。紧密连接、中间连接和桥粒起着增强细胞连接的作用;缝管连接起着传递信息和电冲动的作用。

二、单项选择题

1.C　2.B　3.C　4.C　5.D　6.B　7.C　8.A　9.A　10.D
11.C　12.D　13.B　14.C　15.A　16.B　17.B　18.D　19.B　20.D
21.C　22.E　23.D　24.D　25.D

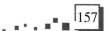

三、问答题

1. 上皮组织的特点：①细胞多，排列紧密，细胞外基质少。②细胞有极性，分游离面和基底面。③上皮组织无血管，其营养由结缔组织经基膜渗透供给。④有丰富的神经末梢，可感受各种刺激。⑤呈膜状分布于体表及体内所有管、腔、囊的内表面。⑥主要功能是保护、吸收、分泌及排泄。

按功能上皮组织主要分为被覆上皮和腺上皮。被覆上皮按细胞排列的层数及浅层细胞的形状分为单层与复层两大类。单层又分为：单层扁平、单层立方、单层柱状及假复层纤毛柱状上皮；复层又分为复层扁平及变移上皮。

2. 上皮细胞具有极性，有游离面和基底面，相邻的细胞之间为侧面。各个面因功能需要都特化形成一些特殊结构。

位于游离面的有微绒毛与纤毛。前者可以扩大细胞游离面表面积与增大吸收功能有关。后者能做定向摆动，可排除细菌、灰尘，协助卵细胞及受精卵的运输等。

位于侧面的有紧密连接、中间连接、桥粒及缝管连接等。紧密连接、中间连接、桥粒可加强细胞间连接作用。缝管连接可使细胞间离子、小分子物质、电兴奋等得以交流。

位于基底面的有基膜、质膜内褶及半桥粒。基膜有加强上皮组织与结缔组织连接，引导上皮分化的功能，并具半透膜性质，可使营养物质渗入上皮。质膜内褶扩大了细胞基底面的面积，有利于重吸收物质的转运。半桥粒加强了细胞与基膜的连接。

第三章
结缔组织

内容简要

结缔组织特点：细胞数量少、种类多，细胞无极性，分散于细胞外基质中；细胞外基质结构复杂，由纤维、基质和组织液构成，具有支持、充填、营养、保护和防御等功能。广义的结缔组织包括固有结缔组织、软骨、骨和血液。狭义的结缔组织指固有结缔组织，分为疏松结缔组织、致密结缔组织、脂肪组织和网状组织。

结缔组织由胚胎时期的间充质演化而成。固有结缔组织的细胞种类较多。成纤维细胞是疏松结缔组织的主要细胞成分，具有合成和分泌纤维与基质的功能。巨噬细胞是结缔组织中另一种重要的细胞，形态常不规则并有粗短的突起，含各种与分泌生物活性物质及吞噬作用有关的细胞器。浆细胞超微结构具有活跃的蛋白质分泌细胞的特点，能合成和分泌抗体，参与体液免疫。肥大细胞常沿小血管分布，细胞质内含有异染性颗粒，颗粒内含肝素、组胺及嗜酸性粒细胞趋化因子等生物活性物质，胞质内合成并释放白三烯，参与过敏反应。脂肪细胞胞质内充满脂滴，能够合成和储存脂肪。未分化间充质细胞是一种分化程度低的干细胞，具有增殖和分化的潜能。间质中有3种纤维：胶原纤维、弹性纤维、网状纤维以及含蛋白多糖和结构性糖蛋白的无定形胶状基质，基质中的生物大分子形成分子筛结构，由此进行物质交换，并起到局部屏障作用。细胞膜上的整合素在细胞与细胞外基质的互相作用中起关键作用。

致密结缔组织以纤维为主要成分，包括不规则、规则致密结缔组织和弹性组织。含大量脂肪细胞的疏松结缔组织称脂肪组织。网状组织由网状细胞、网状纤维和基质构成，主要构成淋巴组织、淋巴器官和造血器官的支架。脂肪组织由脂肪细胞和疏松结缔组织为主组成，分为黄色脂肪、棕色脂肪两类，具有维持体温、缓冲、保护等功能。

软骨组织由软骨细胞、基质、纤维构成，被覆软骨膜组成软骨，依据其所含纤维不同可分为透明软骨、纤维软骨和弹性软骨。

骨组织由骨细胞和基质构成，以密质、松质形式分布。在长骨的骨干排列为骨单位、环骨板和间骨板。

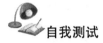 学习指导

一、学习方法

结缔组织分类多,结构差异明显,在学习过程中要充分利用现有实验条件,仔细观察辨认各种组织切片,验证课本知识,帮助理解记忆。

二、学习目标

掌握:细胞类型和功能,纤维的分类及基质的成分。

熟悉:致密结缔组织、脂肪组织、网状组织的结构特点和分布;软骨的分类;长骨骨干的组织特征。

了解:骨的发生及理化特性。

自我测试

一、名词解释

1.组织液 2.嗜银纤维 3.分子筛 4.脂肪组织 5.网状组织 6.骨单位

二、单项选择题

1.结缔组织的分类是

  A.疏松结缔组织、致密结缔组织、脂肪组织和骨组织

  B.固有结缔组织、血液、软骨和骨组织

  C.疏松结缔组织、血液、软骨和骨组织

  D.疏松结缔组织、致密结缔组织、脂肪组织和网状组织

  E.疏松结缔组织、网状组织、血液和骨组织

2.组成结缔组织的主要成分有

  A.细胞和纤维   B.细胞和基质   C.细胞和细胞外基质

  D.纤维和基质   E.纤维和细胞外基质

3.可产生纤维和基质的细胞是

  A.浆细胞   B.肥大细胞   C.成纤维细胞

  D.巨噬细胞   E.脂肪细胞

4.巨噬细胞来源于

  A.中性粒细胞   B.嗜酸性粒细胞   C.淋巴细胞

  D.巨核细胞   E.单核细胞

5.关于成纤维细胞结构的描述,正确的是

  A.胞体较大呈扁平状或梭形,胞质嗜酸性

  B.核圆,染色质致密,着色深

  C.有丰富的粗面内质网和发达的高尔基复合体

D. 有大量管状嵴的线粒体

    E. 体内唯一产生纤维的细胞

6. 关于巨噬细胞结构的描述,正确的是

    A. 细胞规则,无突起

    B. 胞质少,嗜碱性

    C. 核大且不规则,着色浅

    D. 胞质内含许多溶酶体、吞饮小泡和吞噬体

    E. 微丝、微管少

7. 胞质中含有异染性颗粒的细胞是

    A. 浆细胞   B. 肥大细胞   C. 成纤维细胞

    D. 巨噬细胞   E. 脂肪细胞

8. 疏松结缔组织中能产生抗体的细胞是

    A. 巨噬细胞   B. 肥大细胞   C. 成纤维细胞

    D. 浆细胞   E. 间充质细胞

9. 关于浆细胞结构特点的描述,正确的是

    A. 胞体呈圆形或卵圆形,胞质嗜酸性

    B. 核位于中央,染色质致密,呈辐射状排列

    C. 胞质嗜碱性,核呈马蹄状

    D. 核旁浅染区内含有大量溶酶体和中心体

    E. 胞质内含有大量粗面内质网及高尔基复合体

10. 关于脂肪细胞结构特点的描述,正确的是

    A. 胞体呈圆球形,胞质内充满脂滴

    B. 核位于中央,染色质致密,着色深

    C. 胞质嗜碱性,胞核呈马蹄状

    D. 胞质内含有大量溶酶体和中心体

    E. 胞质内含有大量粗面内质网及高尔基复合体

11. 蜂窝组织是指

    A. 脂肪组织   B. 网状组织   C. 疏松结缔组织

    D. 致密结缔组织   E. 血液

12. 胶原纤维

    A. 又称黄纤维

    B. H-E染色片上呈浅粉红色,有折光性

    C. 由胶原原纤维构成

    D. 电镜下无周期性横纹

    E. 韧性差,弹性好

13. 弹性纤维

    A. 又称白纤维   B. H-E染色呈粉红色   C. 由胶原原纤维构成

    D. 电镜下无周期性横纹   E. 韧性好,弹性差

14. 嗜银纤维是指

    A. 胶原纤维   B. 微原纤维   C. 弹性纤维

D. 网状纤维　　　　　　　　E. 肌原纤维

15. 癌细胞产生的哪种物质可破坏分子筛的防御屏障
    A. 透明质酸酶　　　　　　B. 碱性磷酸酶　　　　　　C. 酸性磷酸酶
    D. 胶原蛋白酶　　　　　　E. 弹性蛋白酶

16. 下列哪一项不是间充质细胞的特点
    A. 是一种分化程度低的干细胞　　　　B. H-E 染色片上不易辨别
    C. 多沿毛细血管分布　　　　　　　　D. 可分化为成纤维细胞
    E. 能够调节免疫应答

17. 下列哪一项**不是**脂肪细胞的特点
    A. 胞核扁圆形,位于细胞一侧
    B. 体积大,呈圆形,胞质内含大脂滴
    C. H-E 染色中胞质均匀嗜酸性
    D. 分布在血管周围,是合成和储存脂肪的细胞
    E. 单个或成群分布

18. 下列哪一项**不是**巨噬细胞的特点
    A. 由 B 细胞分化而来　　　　　　　B. 胞质丰富多为嗜酸性
    C. 细胞表面有伪足　　　　　　　　D. 胞质内溶酶体较多
    E. 胞质内含吞饮小泡、吞噬体、微丝和微管等结构

19. 下列哪一项**不是**肥大细胞的特点
    A. 多见于小血管周围
    B. 胞质内充满粗大的嗜酸性颗粒
    C. 颗粒表面有膜包裹
    D. 颗粒内含肝素、组胺及嗜酸性粒细胞趋化因子等
    E. 参与过敏反应

20. 下列哪一项**不是**浆细胞的特点
    A. 多出现在慢性炎症部位
    B. 由 B 细胞分化而成
    C. 胞质嗜碱性
    D. 近核处有一浅染区,是粗面内质网和高尔基复合体所在部位
    E. 参与免疫应答

21. 关于弹性纤维的描述,**错误**的是
    A. 又称黄纤维
    B. H-E 染色片上呈粉红色,融合成片
    C. 电镜下无周期性横纹
    D. 由弹性蛋白和微原纤维构成
    E. 韧性差,弹性好

22. 关于胶原纤维的描述,**错误**的是
    A. 新鲜时呈乳白色
    B. H-E 染色片上呈粉红色,融合成片
    C. 由胶原原纤维构成

D. 电镜下无周期性横纹

E. 韧性大,弹性差

23. 关于网状纤维的描述,**错误**的是

A. 纤维细短、分支多

B. H-E 染色片上呈黑色,交织成网

C. 电镜下有周期性横纹

D. 纤维表面含较多的蛋白多糖和糖蛋白

E. 作为淋巴组织及淋巴器官的支架

24. 关于疏松结缔组织基质的描述,**错误**的是

A. 是一种液态物质

B. 能够限制细菌扩散

C. 主要成分为蛋白多糖

D. 蛋白多糖构成很多分子微孔的结构称分子筛

E. 能够被透明质酸酶分解

25. 关于组织液的描述,**错误**的是

A. 是从毛细血管动脉端渗入基质的液体

B. 是经毛细血管静脉端回流后剩余的液体

C. 处于动态平衡

D. 对组织细胞代谢起重要作用

E. 最终回流入血液和淋巴

三、问答题

1. 简述疏松结缔组织的基本组成。

2. 比较疏松结缔组织 3 种纤维的异同。

3. 比较成纤维细胞和纤维细胞的异同。

4. 简述分子筛的组成及功能。

5. 试述巨噬细胞的来源和光镜结构,主要的电镜结构和功能。

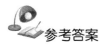 参考答案

一、名词解释

1. 组织液:指在组织的细胞外基质内不断流动的液体。它是从毛细血管动脉端渗透到基质中的不含大分子物质的血浆成分,再经毛细血管静脉端或毛细淋巴管返回到血液中。体内细胞通过组织液和血液进行物质交换,获取营养物质,并释放出代谢产物。

2. 嗜银纤维:即网状纤维。由Ⅲ型胶原蛋白构成,和胶原原纤维一样也有周期性横纹。纤维表面包有较多的蛋白多糖和糖蛋白,所以 PAS 反应阳性,并具嗜银性,可被银盐染为黑褐色,故又称嗜银纤维。

3. 分子筛:是以蛋白多糖复合物的立体构型为主体。蛋白多糖在基质中形成有许多微孔隙的立体结构,称为分子筛。分子筛具有屏障作用,小于孔隙的水和溶于水的

营养物、代谢产物、激素、气体分子等可以通过,便于血液与细胞之间进行物质交换。大于孔隙的物质,如细菌、异物等不能通过。

4.脂肪组织:主要由大量脂肪细胞集聚而成,并由疏松结缔组织分隔成许多脂肪小叶,脂肪组织可分为两类:白色(黄色)脂肪组织和棕色脂肪组织。

5.网状组织:由网状细胞、网状纤维和基质构成。是构成淋巴组织、淋巴器官和造血器官的基本组成成分,并参与构成造血诱导微环境或淋巴细胞分化的微环境。

6.骨单位:又称哈弗斯系统,是内、外环骨板之间呈同心圆状排列的骨板。

二、单项选择题

1.B　2.C　3.C　4.E　5.C　6.D　7.B　8.D　9.E　10.A
11.C　12.C　13.D　14.D　15.A　16.E　17.C　18.A　19.B　20.D
21.B　22.D　23.B　24.A　25.B

三、问答题

1.疏松结缔组织由细胞和细胞外基质组成。细胞数量少,但种类多,包括成纤维细胞、纤维细胞、巨噬细胞、浆细胞、肥大细胞、脂肪细胞、未分化间充质细胞和少量白细胞。细胞外基质由无定形的基质和细丝状的纤维成分组成,其中还有不断流动的组织液。纤维成分包括胶原纤维、弹性纤维和网状纤维。

2.疏松结缔组织3种纤维的区别见表2-3-1。

表2-3-1　疏松结缔组织3种纤维的区别

项目	胶原纤维	弹性纤维	网状纤维
新鲜	白色,又名白纤维,最多	黄色,又名黄纤维	
H-E染色	粉红色、片状	折光性强、细、交织成网	不着色
特殊染色	地依红-棕褐色 醛复红-蓝紫色	银染-黑褐色、很细、 很多分支交织成网	
化学成分	胶原蛋白Ⅰ型和Ⅲ型 胶原原纤维	弹性蛋白 微原纤维和弹性蛋白	胶原蛋白Ⅲ型 胶原原纤维
电镜	有周期性横纹		有周期性横纹
物理特性	韧性大,抗拉性强	弹性大,韧性差有韧性	

3.成纤维细胞和纤维细胞是处于不同功能状态下的同一种细胞。即功能活跃类型的成纤维细胞和功能不甚活跃的纤维细胞,二者随功能状态不同可以互相转化。

成纤维细胞呈扁平多突起或梭形;核较大,着色浅,核仁明显;胞质弱嗜碱性。电镜:细胞表面有少量微绒毛和短粗的突起,胞质内有丰富的粗面内质网、游离核糖体和发达的高尔基复合体。具有合成,分泌纤维和基质的功能。

纤维细胞呈细长梭形,核小色深,核仁不明显,胞质弱嗜酸性。电镜:胞质内粗面内质网少,高尔基复合体亦不发达。其超微结构表明,纤维细胞是功能不活跃的细胞。

4.基质的主要化学成分是结构性蛋白多糖,为蛋白质和多糖结合成的复合物,其中多糖分子数量远远超过蛋白分子。多糖以透明质酸含量最多,它是一长链的大分子,呈曲折盘绕状态分布在基质中,以其为骨架结合着许多蛋白质和多糖分子,形成蛋白多糖亚单位,它借助结合蛋白结合在透明质酸长链分子上,形成了带有许多微孔隙的分子筛立体构型。功能:此构型具有屏障作用,小于孔隙的水和溶于水的营养物等可以通过,便于血液与细胞之间进行物质交换。大于孔隙的物质,如细菌、异物等不能通过。

5. 巨噬细胞来源于血液中的单核细胞。包括固有的巨噬细胞,又称为组织细胞和游走的巨噬细胞。**LM**:组织细胞常沿胶原纤维散在分布,细胞多呈梭形或星形。游走巨噬细胞常伸出较长的伪足,呈不规则形态,细胞核卵圆形、肾形或不规则形,胞质丰富,多呈嗜酸性。**EM**:细胞表面布满许多不规则的皱褶和微绒毛,还有一些较大的钝性突起(伪足),胞质内含大量初级溶酶体、次级溶酶体、吞噬体、吞饮小泡和残余体。细胞膜附近有较多的微丝和微管。功能:趋化性和变形运动,吞噬作用,参与免疫应答的调节及合成,分泌多种生物活性物质。

第四章
血 液

内容简要

血液由血浆和血细胞组成,血细胞包括红细胞、白细胞和血小板。

红细胞呈双凹圆盘状,成熟的红细胞无细胞核和细胞器,细胞质中充满了血红蛋白,血红蛋白具有与 O_2 或 CO_2 结合的能力。正常成人血液中,女性含 $(3.5 \sim 5.0) \times 10^{12}/L$ 个红细胞,血红蛋白 $110 \sim 140$ g/L,男性含 $(4.0 \sim 5.5) \times 10^{12}/L$ 个红细胞,血红蛋白 $120 \sim 150$ g/L;网织红细胞是未完全成熟的红细胞,占成人外周血红细胞总数的 $0.5\% \sim 1.5\%$,可合成血红蛋白。白细胞为无色、有核的球形细胞,具有很强的防御和免疫功能,正常成人的血液中含量为 $(4.0 \sim 10) \times 10^9/L$,白细胞可分为有粒和无粒白细胞两类:有粒白细胞分为中性粒细胞、嗜酸性粒细胞和嗜碱性粒细胞 3 种;无粒白细胞分为淋巴细胞和单核细胞。中性粒细胞占白细胞总数的 $50\% \sim 70\%$,有杆状核和分叶核,无核仁,胞质中散布着许多细小的特殊颗粒和嗜天青颗粒,有活跃的吞噬能力;嗜酸性粒细胞占白细胞总数的 $0.5\% \sim 3\%$,细胞核常为 2 叶,胞质内充满嗜酸性颗粒,有减弱过敏反应、杀灭寄生虫的作用;嗜碱性粒细胞占白细胞总数的 $0 \sim 1\%$,胞核分叶,呈 S 形或不规则形,着色较浅,胞质内含有嗜碱性颗粒,可覆盖在核上,参与过敏反应;淋巴细胞为白细胞总数的 $25\% \sim 30\%$,分为大、中、小 3 型淋巴细胞,小淋巴细胞数量最多,细胞核圆形,一侧常有凹陷,染色质致密呈块状,染色深,细胞质很少,嗜碱性,染为天蓝色,含少量嗜天青颗粒,根据其发生部位等不同,又可分为 T 细胞、B 细胞、自然杀伤(NK)细胞等 3 类,T 细胞参与机体细胞免疫,B 细胞参与体液免疫;单核细胞占白细胞总数 $3\% \sim 8\%$,是血液中体积最大的细胞,细胞核呈卵圆形、肾形、不规则形或马蹄铁形,核染色质颗粒细小,染色较浅,细胞质呈弱嗜碱性,染为浅灰蓝色,内含紫红色的嗜天青颗粒,单核细胞在血液内具有一定的吞噬作用。

骨髓造血组织由网状组织和造血细胞形成,网状组织构成支架,各种血细胞、少量造血干细胞、巨噬细胞、脂肪细胞、成纤维细胞和未分化间充质细胞位于网孔中,网状组织、微血管及巨噬细胞等共同组成了造血诱导微环境,具有调节造血细胞增殖与分化的功能。

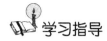 学习指导

一、学习方法

借助显微镜反复观察血液涂片,加强理解记忆。

二、学习目标

掌握:血细胞的分类、正常值。

熟悉:血细胞的形态及作用。

了解:血细胞的发生、发育。

 自我测试

一、名词解释

1.网织红细胞　2.造血干细胞　3.造血祖细胞　4.核左移　5.造血组织

6.单核吞噬细胞系统　7.血象　　8.溶血及血影

二、单项选择题

1.血液约占体重的

A.5%　　　　　　　　　B.7%　　　　　　　　　C.10%

D.12%　　　　　　　　E.15%

2.血液的组成成分是

A.红细胞和白细胞　　　　　　B.红细胞、白细胞和血小板

C.血浆和血细胞　　　　　　　D.血清和血细胞

E.血浆、血清和血细胞

3.抽取血液加抗凝剂沉淀后,血液可分出3层,从上至下依次为

A.血清、白细胞和血小板、红细胞　　B.血浆、白细胞和血小板、红细胞

C.血清、红细胞、白细胞和血小板　　D.血浆、红细胞、白细胞和血小板

E.血清、血小板、红细胞和白细胞

4.血浆中相当于结缔组织纤维成分的是

A.胶原纤维　　　　　B.胶原原纤维　　　　　C.网状纤维

D.纤维蛋白原　　　　E.纤维蛋白

5.CFU-S是下列哪项的缩写

A.血细胞生成单位　　　B.脾集落生成单位　　　C.干细胞生成单位

D.祖细胞生成单位　　　E.骨髓细胞生成单位

6.正常情况下血浆约占血液容积的

A.55%　　　　　　　　B.60%　　　　　　　　C.70%

D.40%　　　　　　　　E.45%

笔记栏

7. 观察各种血细胞形态常用的染色方法是

    A. H-E 染色法   B. 甲苯胺蓝染色法   C. 镀银染色法

    D. PAS 染色法   E. 瑞氏染色法

8. 红细胞发生过程中开始出现血红蛋白的细胞是

    A. 原红细胞   B. 早幼红细胞   C. 中幼红细胞

    D. 晚幼红细胞   E. 网织红细胞

9. 临床血象测定的内容包括

    A. 血细胞形态   B. 血细胞形态和数量

    C. 血细胞形态数量和比例   D. 血细胞形态、数量、比例和血红蛋白

    E. 血细胞形态、数量、比例、血红蛋白和比重

10. 血红蛋白从红细胞逸出称为

    A. 出血   B. 渗血   C. 血影

    D. 凝血   E. 溶血

11. 正常成人外周血液中,网织红细胞占红细胞总数的百分比是

    A. 0.5% ~ 1.5%   B. 3% ~ 6%   C. 8%

    D. 10% ~ 15%   E. 20%

12. 新生儿外周血液中,网织红细胞占红细胞总数的百分比是

    A. 0.5% ~ 1.5%   B. 3% ~ 6%   C. 8%

    D. 10% ~ 15%   E. 20%

13. 网织红细胞的胞质内含有

    A. 线粒体   B. 溶酶体   C. 核糖体

    D. 中心体   E. 高尔基复合体

14. 红细胞发育过程中开始丧失分裂能力的细胞是

    A. 原红细胞   B. 早幼红细胞   C. 中幼红细胞

    D. 晚幼红细胞   E. 网织红细胞

15. 新鲜单个红细胞的颜色为

    A. 猩红色   B. 黄色   C. 浅绿色

    D. 绿色   E. 黄绿色

16. 红细胞胞质中主要含有

    A. 游离核蛋白   B. 肌红蛋白   C. 血红蛋白

    D. 糖蛋白   E. 脂蛋白

17. 红细胞的平均寿命一般是

    A. 数周   B. 数天   C. 24 ~ 48 h

    D. 半年至 1 年   E. 120 d 左右

18. 红细胞脱核发生在

    A. 原红细胞   B. 早幼红细胞   C. 中幼红细胞

    D. 晚幼红细胞   E. 网织红细胞

19. 白细胞分类的主要依据是

    A. 核的形态   B. 胞质有无特殊颗粒及其嗜色性

    C. 胞质的嗜色性   D. 胞质的嗜色性和核的形态

E. 胞质内有无颗粒

20. 成人血白细胞的正常值是

A. $(0.4\sim1)\times10^9/mL$　　　B. $(0.4\sim1)\times10^9/L$　　　C. $(4.0\sim10)\times10^9/L$

D. $(4.0\sim10)\times10^{12}/L$　　　E. $(40\sim100)\times10^9/L$

21. 中性粒细胞的特殊颗粒内含有

A. 碱性磷酸酶、吞噬素、溶菌酶　　　B. 酸性磷酸酶、吞噬素、溶菌酶

C. 过氧化物酶、组胺酶　　　D. 组胺酶、溶菌酶、过氧化物酶

E. 芳基硫酸酯酶、组胺酶、碱性磷酸酶

22. 中性粒细胞的嗜天青颗粒内含有

A. 碱性磷酸酶　　　B. 吞噬素和溶菌酶

C. 酸性磷酸酶和过氧化物酶　　　D. 组胺酶和肝素

E. 芳基硫酸酯酶

23. 脓细胞是由下列哪种细胞形成的

A. 单核细胞　　　B. 嗜酸性粒细胞　　　C. 嗜碱性粒细胞

D. 中性粒细胞　　　E. 淋巴细胞

24. 下列哪种细胞的特殊颗粒大小不等、分布不均

A. 单核细胞　　　B. 嗜酸性粒细胞　　　C. 嗜碱性粒细胞

D. 中性粒细胞　　　E. 淋巴细胞

25. 嗜酸性粒细胞的嗜酸性颗粒内含有

A. 碱性磷酸酶和组胺　　　B. 碱性磷酸酶、组胺和肝素　　　C. 肝素和组胺

D. 组胺　　　E. 以上都不是

26. 下列哪项不是血清的成分

A. 清蛋白　　　B. 球蛋白　　　C. 纤维蛋白原

D. 葡萄糖　　　E. 代谢产物

27. 关于成熟红细胞形态的叙述,下列哪项是**错误**的

A. 双凹圆盘状　　　B. 线粒体多　　　C. 无细胞核

D. 胞质内充满血红蛋白　　　E. 直径平均为 $7.5\ \mu m$

28. 下列哪种细胞无核、无细胞器

A. 成熟红细胞　　　B. 网织红细胞　　　C. 幼稚红细胞

D. 中性粒细胞　　　E. 淋巴细胞

29. 关于衰老红细胞的叙述,下列哪项是**错误**的

A. 酶活性降低　　　B. 血红蛋白变性　　　C. 细胞膜脆性增大

D. 形态发生变化　　　E. 表面电荷改变

30. 在周围血涂片中,最不易找到的白细胞是

A. 中性粒细胞　　　B. 嗜酸性粒细胞　　　C. 嗜碱性粒细胞

D. 淋巴细胞　　　E. 单核细胞

31. 各类白细胞占白细胞总数的正常值,下列哪项是**错误**的

A. 中性粒细胞为50%～70%　　　B. 嗜酸性粒细胞6%～10%

C. 嗜碱性粒细胞为0～1%　　　D. 淋巴细胞为25%～30%

E. 单核细胞为3%～8%

32. 关于影响白细胞数值的因素,下列哪项是**错误**的
    A. 男性高于女性　　　　　　　　B. 婴幼儿稍高于成人
    C. 劳动、运动时增多　　　　　　D. 妇女月经期增多
    E. 病理状态下可发生改变

33. 关于嗜酸性粒细胞形态结构的叙述,下列哪项是**错误**的
    A. 细胞呈球形　　　　　　　　　B. 核常为 2 叶
    C. 胞质内充满嗜酸性颗粒　　　　D. 嗜酸性颗粒是一种溶酶体
    E. 电镜下颗粒有膜包被、内含板层状结晶

34. 关于嗜碱性粒细胞形态结构的叙述,下列哪项是**错误**的
    A. 细胞呈球形　　　　　　　　　B. 核分叶或呈 S 形或不规则形
    C. 胞质内有大小不等的嗜碱性颗粒　D. 颗粒具有异染性
    E. 电镜下颗粒内含方形或长方形结晶

35. 关于单核细胞形态结构的途述,下列哪项是**错误**的
    A. 细胞体积大,直径 14 ~ 20 μm　B. 核形态多样
    C. 胞质较多,弱嗜酸性　　　　　D. 胞质内有许多嗜天青颗粒
    E. 电镜下,细胞表面有皱褶和微绒毛

36. 关于单核细胞功能的叙述,下列哪项是**错误**的
    A. 活跃的变形运动　　　　　　　B. 明显的趋化性
    C. 一定的吞噬功能　　　　　　　D. 进入组织分化为巨噬细胞
    E. 死亡后变为脓细胞

37. 关于淋巴细胞形态结构的叙述,下列哪项是**错误**的
    A. 细胞圆形或椭圆形　　　　　　B. 细胞大小不等
    C. 胞质少,嗜碱性　　　　　　　D. 胞质内含大量粗面内质网
    E. 胞质内含少量嗜天青颗粒

38. 关于淋巴细胞功能的叙述,下列哪项是**错误**的
    A. 淋巴细胞的分化程度不同　　　B. 小淋巴细胞为终末细胞
    C. 在抗原刺激下可转化　　　　　D. T 细胞参与细胞免疫
    E. B 细胞参与体液免疫

39. 关于血小板形态结构的叙述,下列哪项是**错误**的
    A. 双凸扁盘状,活动时形态改变　B. 颗粒区含有紫蓝色的颗粒
    C. 透明区含有环形空泡　　　　　D. 胞质内有开放小管与外界相通
    E. 胞质内致密小管与外界不相通

40. 以下对于网织红细胞的描述中,哪一项**错误**
    A. 是一种未完全成熟的红细胞
    B. 数量很少,只占成人外周血红细胞总数的 0.5% ~1.5%
    C. 新生儿可达 3% ~6%
    D. 较成熟红细胞略大,故很容易与成熟红细胞相区分
    E. 还具有合成血红蛋白的能力

41. 以下哪一项**不是**淋巴细胞的特点
    A. 为白细胞总数的 20% ~25%

B. 根据形态可分为大、中、小 3 型

C. 血液中小淋巴细胞最多

D. 根据功能的不同,可分为 T、B、NK 细胞

E. T、B 细胞分别参与细胞免疫和体液免疫

42. 外周血中,以下哪一项血小板数**不能**称为血小板减少

A. 低于 $90×10^9/L$　　　B. 低于 $150×10^9/L$　　　C. 低于 $60×10^9/L$

D. 低于 $80×10^9/L$　　　E. 低于 $50×10^9/L$

43. 对骨髓的描述,哪一项**错误**

A. 出生后,造血主要由骨髓来完成

B. 主要产生红系、粒系、单核细胞系的细胞及血小板

C. T、B、NK 细胞也来自骨髓

D. 成人红、黄骨髓比例为 1∶1

E. 红骨髓由造血组织和血窦所构成

三、问答题

1. 血细胞发生过程中的形态变化有何规律?

2. 试述血小板的数目、结构和功能。

3. 试述淋巴细胞的类群、结构和功能。

4. 试述中性粒细胞的形态结构特点。

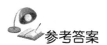 参考答案

一、名词解释

1. 网织红细胞:网织红细胞是一种未成熟的红细胞,在成人外周血中仅占红细胞总数的 0.5%～1.5%。网织红细胞比红细胞略大,胞质内含丰富的血红蛋白,无细胞核和细胞器,仅有少量残存的核糖体。用煌焦油蓝染色可显示细粒状的核糖体,表明其仍有合成血红蛋白的能力。是血液病患者诊断、治疗和预后的指标之一。

2. 造血干细胞:造血干细胞起源于人胚卵黄囊血岛,胚体血液循环建立后,迁入胚肝。出生后主要存在于红骨髓。其基本特征是:有很强的增殖潜能;有多向分化能力;有自我复制能力。

3. 造血祖细胞:造血祖细胞是由造血干细胞分化而来的分化方向确定的干细胞。它们在不同的集落刺激因子作用下,分别分化为形态可辨认的各种血细胞。

4. 核左移:当机体受细菌严重感染时,大量新生细胞从骨髓进入血液,杆状核与 2 叶核的细胞增多,称为核左移。

5. 造血组织:主要由网状结缔组织和造血细胞组成。网状细胞和网状纤维构成造血组织的网架。网孔中充满不同发育阶段的各种血细胞,以及少量造血干细胞、巨噬细胞、脂肪细胞和间充质细胞等。

6. 单核吞噬细胞系统:是指分散在人体各处具有活跃吞噬及防御能力的细胞系统,该系统包括结缔组织的巨噬细胞、肝库普弗细胞、肺的尘细胞、神经组织的小胶质细胞、骨组织的破骨细胞、表皮的郎格汉斯细胞和淋巴组织内的交错突细胞等。它们

均来源于骨髓内的幼单核细胞,幼单核细胞分化为单核细胞进入血流,后者从不同部位穿出血管壁进入其他组织内,分别分化为上述各种细胞。

7.血象:临床上将血细胞的形态、数量、比例和血红蛋白的含量的测定称为血象。血象对于了解机体状况和诊断疾病十分重要。

8.溶血及血影:将红细胞置于低渗溶液中,过量水分可进入细胞内,造成红细胞膨胀成球形,甚至破裂,血红蛋白溢出,此现象称溶血。残留的红细胞膜囊称血影。

二、单项选择题

1. B 2. C 3. B 4. D 5. B 6. A 7. E 8. B 9. D 10. E
11. A 12. B 13. C 14. D 15. E 16. C 17. E 18. D 19. B 20. C
21. A 22. C 23. D 24. C 25. E 26. C 27. B 28. A 29. D 30. C
31. B 32. A 33. E 34. E 35. C 36. E 37. D 38. B 39. C 40. D
41. A 42. B 43. C

三、问答题

1.血细胞发生是一连续发展过程,分原始、幼稚和成熟3个阶段,其形态变化规律是:①胞体由大变小,巨核细胞由小变大。②胞核由大变小,红细胞核消失,粒细胞核由圆形变成杆状至分叶,着色由浅变深。③胞质的量由少逐渐增多,胞质嗜碱性渐变弱,粒细胞胞质内出现特殊颗粒。④细胞分裂能力从有到无。

2.①数目:$(100\sim300)\times10^9/L(10$ 万 ~30 万$/mm^3)$。②结构:直径 $2\sim4~\mu m$,呈双凸圆盘状,受刺激时可伸出突起,呈不规则形。血涂片中,常呈多角形,聚集成群。其中央为颗粒区,周边为透明区。电镜下,膜表面有糖衣,细胞内无核,但有小管系、线粒体、微丝和微管等细胞器。③功能:有凝血和止血作用。

3.淋巴细胞占白细胞总数的25%~30%,圆形或椭圆形,大小不等。小淋巴细胞(6~8 μm)数量最多,核圆形,一侧有小凹陷,染色质致密呈块状,着色深,胞质很少,嗜碱性,染为蔚蓝色,含少量嗜天青颗粒。中淋巴细胞(9~12 μm)和大淋巴细胞(13~20 μm)的核为椭圆形,染色质较疏松,着色较浅,胞质较多,胞质内也可见少量嗜天青颗粒。少数大、中淋巴细胞的核呈肾形,胞质内含有较多的嗜天青颗粒,称大颗粒淋巴细胞。根据淋巴细胞发生部位、表面特征、寿命长短和免疫功能不同,至少可将其分为 T 细胞、B 细胞和 NK 细胞等 3 类。血液中的 T 细胞占淋巴细胞总数的75%,参与细胞免疫,如排斥异体移植、抗肿瘤等。B 细胞占血液淋巴细胞的10%~15%,受抗原刺激后增殖分化为浆细胞,产生抗体,参与体液免疫。

4.中性粒细胞是白细胞中最多的一种,占白细胞总数的50%~70%,细胞直径10~12 μm。细胞核有杆状核和分叶核两种。分叶核的叶数2~5叶不等,正常成人血液中多见2~3叶核的细胞。杆状核的细胞较幼稚,占粒细胞总数的5%~10%,若比例显著增高,临床上称为核左移。细胞核染色质颗粒粗大,凝聚成块状,无核仁。细胞质有许多细小的颗粒,电镜下又可分为两种:特殊颗粒,较小,显中性,被染为淡粉红色,约占80%;嗜天青颗粒,较大,染为红紫色,约占20%。

第五章
肌组织

内容简要

　　肌组织主要由肌细胞组成,其间有少量的结缔组织、血管、淋巴管和神经。肌细胞细长呈纤维状,故又称肌纤维。肌细胞的细胞膜称肌膜,细胞质称肌质,又称肌浆;细胞内的滑面内质网称肌质网,又称肌浆网,是储存与释放 Ca^{2+} 的细胞器。细胞质中有大量肌丝,是细胞进行舒缩运动的物质基础。根据肌纤维的形态结构、存在部位和功能特点,可将肌组织分为骨骼肌、心肌和平滑肌 3 类。骨骼肌和心肌纤维都有横纹。骨骼肌的运动受意识支配,属随意肌;心肌和平滑肌属不随意肌。

　　骨骼肌纤维呈细长圆柱状,有数十个至数百个核,位于肌膜下。肌质中的肌原纤维上有相间排列的明带和暗带。明带中央有 Z 线,暗带中央有 H 带,H 带的中央有 M线。相邻两条 Z 线之间的一段肌原纤维称肌节,是骨骼肌的基本结构和功能单位。肌原纤维由粗肌丝和细肌丝组成,粗肌丝位于 A 带内,固定于 M 线,两端游离。细肌丝一端固定在 Z 线,另一端插入粗肌丝之间,止于 H 带外侧。凹陷的肌膜形成横小管,可将肌膜的兴奋迅速传到细胞内。横小管和其两侧的终池构成三联体。骨骼肌的收缩机制为肌丝滑动学说。当肌纤维收缩时,细肌丝沿粗肌丝向 A 带内滑入,I 带变窄,H 带变窄或消失,肌节缩短;舒张时细肌丝反向运动,肌节变长。

　　心肌纤维呈短柱状,有分支,并借闰盘相互吻合成网,有 1 ~ 2 个核,核两端肌质丰富。心肌纤维也有横纹,但不如骨骼肌的横纹明显,横小管较粗,纵小管稀疏,只形成二联体。闰盘与心肌细胞间的信息传递有关,可保证心肌纤维收缩的同步性和协调性。

　　平滑肌纤维呈长梭形,1 个核,肌质中有各种细胞器,但无肌原纤维。平滑肌纤维表面有许多小凹,肌质内密斑、密体和中间丝构成细胞骨架。细肌丝围绕粗肌丝排列,穿行于密斑之间,构成肌丝单位。

学习指导

　　学习方法:肌组织结构复杂,名词繁多,肌丝滑行理论抽象难懂,学习时应认真预习,课堂集中注意力,课后及时归纳总结复习,提高学习效果。

　　掌握:掌握骨骼肌的结构特点。

笔记栏

熟悉:熟悉心肌和平滑肌的特点。

了解:肌丝滑行理论。

自我测试

一、名词解释

1.肌节　2.肌卫星细胞　3.横小管　4.闰盘

二、填空题

1.肌组织可分为_____、_____和_____。

2.肌肉的收缩与舒张,就是由于_____牵拉_____向 A 带中部滑行造成的。肌丝的滑行过程,就是在一定的_____浓度下,肌钙蛋白与其结合和解离的过程。

三、单项选择题

1.骨骼肌纤维的结构特点**不包括**

　A.细胞核均位于肌膜下

　B.肌浆中有大量平行排列的肌原纤维

　C.相邻两 M 线间的肌原纤维称肌节

　D.所有肌原纤维的明带和暗带排在同一平面上

　E.肌原纤维呈细丝状

2.分布到内脏器官的肌主要是

　A.平滑肌　　　　　　B.骨骼肌　　　　　　C.心肌

　D.平滑肌和心肌　　　E.骨骼肌和心肌

3.心肌纤维特有的结构是

　A.有明显的横纹　　　B.有闰盘　　　　　　C.有多核

　D.细胞为长柱形　　　E.具有分泌功能

4.分布于内脏和血管壁的是

　A.平滑肌　　　　　　B.心肌　　　　　　　C.骨骼肌

　D.间皮　　　　　　　E.骨骼肌和心肌

5.区分骨骼肌与心肌的是

　A.纤维的长短及有无分支　　　　B.有无闰盘

　C.核的数量和位置　　　　　　　D.横小管的位置及肌浆网的疏密

　E.以上均是

6.心肌细胞彼此相连形成功能整体是靠

　A.T 小管　　　　　　B.肌丝　　　　　　　C.闰盘

　D.二联体　　　　　　E.三联体

7.关于骨骼肌纤维的光镜结构,哪项是**错误**的

　A.为细长圆柱形的细胞　　　　　B.有多个细胞核

　C.肌原纤维顺肌纤维的长轴平行排列　　D.细胞核位于肌纤维中央

　E.肌原纤维有明暗相间的横纹

8. 细肌丝含

    A. 肌球蛋白、肌动蛋白和原肌球蛋白

    B. 肌球蛋白、肌动蛋白和肌钙蛋白

    C. 肌动蛋白、原肌球蛋白和肌钙蛋白

    D. 肌球蛋白、原肌球蛋白和肌钙蛋白

    E. 肌球蛋白、肌动蛋白、原肌球蛋白和肌钙蛋白

9. 肌节是

    A. 两条相邻 Z 线之间的一段肌原纤维

    B. 两条相邻 Z 线之间的一段肌纤维

    C. 两条相邻 M 线之间的一段肌原纤维

    D. 两条相邻 M 线之间的一段肌纤维

    E. 两条相邻 H 带之间的一段肌原纤维

10. 心肌闰盘的纵位含有

    A. 中间连接   B. 桥粒   C. 缝隙连接

    D. 连接复合体   E. 半桥粒

11. 骨骼肌纤维的肌膜向肌浆内凹陷形成

    A. 肌浆网   B. 胞质内的小泡群   C. 终池

    D. 纵小管   E. 横小管

12. 哺乳动物骨骼肌纤维的横小管位于

    A. I 带   B. A 带   C. H 带

    D. I 与 A 交界处   E. Z 线水平

13. 组成粗肌丝的蛋白质是

    A. 肌球蛋白   B. 肌动蛋白   C. 原肌球蛋白

    D. 肌原蛋白   E. 肌红蛋白

14. 骨骼肌三联体的结构和功能是

    A. 一个横小管(传递兴奋)和一个终池(储存释放钙离子)

    B. 两个横小管(传递兴奋)和一个终池(储存释放钙离子)

    C. 一个横小管(传递兴奋)和两侧的终池(储存释放钙离子)

    D. 一个横小管(储存释放钙离子)和一个终池(传递兴奋)

    E. 两个横小管(传递兴奋)和两个终池(储存释放钙离子)

四、多项选择题

1. 肌组织的特点是

    A. 单纯由肌细胞构成

    B. 由肌细胞和大量细胞间质构成

    C. 由肌纤维和少量结缔组织构成

    D. 骨骼肌受神经支配,属随意肌

    E. 心肌和平滑肌不受神经支配,属不随意肌

2. 在骨骼肌纤维收缩过程中

    A. 大量的 Ca^{2+} 从肌浆转入肌质网内

    B. 横桥与细肌丝的肌动蛋白接触

C.肌球蛋白分子头 ATP 酶被激活

D.细肌丝向 Z 线方向滑动

E.肌节缩短

3.肌纤维的肌质网

A.是肌浆内的滑面内质网

B.肌质网膜上有钙泵,是一种 ATP 酶

C.纵行于肌原纤维内

D.两端呈环形扁囊,称为终池,与横小管相通

E.储存肌红蛋白

4.心肌纤维的结构特点是

A.横小管较粗,位于 Z 线水平　　　　B.肌质网发达,储钙能力强

C.终池小,多与横小管形成二联体　　　D.肌原纤维和横纹不明显

E.细胞间有闰盘

5.平滑肌细胞的超微结构特点是

A.不含滑面内质网

B.粗、细肌丝聚集形成肌丝单位,但不形成肌节

C.粗肌丝上无横桥

D.只有二联体,没有三联体

E.细胞之间有缝隙连接

6.骨骼肌纤维的粗肌丝

A.位于暗带内

B.由豆芽状肌球蛋白分子组成

C.球蛋白分子头朝向两端并露出表面形成横桥

D.横桥具有 ATP 酶活性

E.肌纤维收缩时粗肌丝变短

7.构成骨骼肌纤维细肌丝的蛋白质有

A.肌红蛋白　　　　　　　　　　B.原肌球蛋白

C.肌动蛋白　　　　　　　　　　D.肌钙蛋白

E.肌球蛋白

8.心肌纤维的光镜结构是

A.肌细胞呈短柱状,可有分支　　　　B.1 或 2 个细胞核,居中

C.肌浆较丰富　　　　　　　　　　D.横纹不明显

E.有闰盘

五、判断题

1.肌组织内的粗面内质网称肌浆网。

2.电镜下,闰盘的横向部分为中间连接和桥粒,纵向部分则为缝隙连接。

3.肌节是骨骼肌结构和功能的基本单位,它由 1/2A 带+I 带+1/2A 带组成。

4.粗肌丝是由肌动蛋白构成的。

5.细肌丝是由肌动蛋白、原肌球蛋白和肌钙蛋白构成的。

6.人骨骼肌的横小管位于 Z 线水平。

六、简答题

1.骨骼肌、心肌、平滑肌各具有什么结构特点?

2.什么叫肌节? 请说出它的构成。

七、论述题

试述骨骼肌纤维的收缩机制。

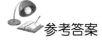参考答案

一、名词解释

1.肌节:相邻两 Z 线之间的一段肌原纤维称肌节,它是肌纤维收缩的基本功能单位。

2.肌卫星细胞:骨骼肌表面分布的扁平、有突起、具有增殖分化能力的干细胞。

3.横小管:骨骼肌纤维的肌膜向肌浆内凹陷形成的横行小管称横小管,是兴奋从肌膜传入肌纤维的通道。

4.闰盘:相邻心肌纤维连接处形成闰盘,它能传递冲动,使心肌产生同步收缩。

二、填空题

1.骨骼肌、心肌、平滑肌

2.粗肌丝、细肌丝、Ca^{2+}

三、单项选择题

1.C　2.A　3.B　4.A　5.E　6.C　7.D　8.C　9.A　10.C

11.E　12.D　13.A　14.C

四、多项选择题

1.CD　2.BCE　3.AB　4.ACDE　5.BE　6.ABCD　7.BCD　8.ABCDE

五、判断题

1.×　2.√　3.×　4.×　5.×　6.×

六、简答题

1.①骨骼肌纤维:细长圆柱状;核多个,扁椭圆形,紧靠肌膜;横纹明显;无闰盘。②心肌纤维:短柱状,有分支;有横纹,不明显;有闰盘;核 1～2 个,椭圆形,位于中央。③平滑肌:长梭形,无横纹;核 1 个,椭圆形,位于中央。

2.肌节:相邻两 Z 线之间的一段肌原纤维称肌节,它是肌纤维收缩的基本功能单位。构成:1/2I 带+A 带+1/2I 带。

七、论述题

骨骼肌收缩的机制目前公认的是肌丝滑动学说。收缩过程大致如下:①神经冲动经运动终板传至肌膜,沿横小管迅速传向终池和肌质网。②肌质网将大量的 Ca^{2+} 转运到肌浆内。③Ca^{2+} 与 TnC 结合,使肌钙蛋白分子构型和位置改变,原肌球蛋白的位置随之变化,原来被掩盖的肌动蛋白单体上的肌球蛋白结合位点暴露。④肌球蛋白头与肌动蛋白接触,ATP 酶被激活,分解 ATP 并释放能量,使肌球蛋白的头向 M 线方向驱

动,将细肌丝向 M 线拉动。⑤细肌丝向暗带内滑入,明带变窄,H 带变窄甚至消失,肌节缩短,肌纤维收缩。⑥收缩结束,肌浆内 Ca^{2+} 重新被泵入肌质网内,肌浆内 Ca^{2+} 浓度降低,肌钙蛋白恢复原来构型,原肌球蛋白恢复原位又掩盖肌动蛋白上的位点;同时肌球蛋白头结合 1 个 ATP 分子,与肌动蛋白脱离,细肌丝复位,肌纤维松弛。

内容简要

神经组织由神经元和神经胶质细胞组成。神经元是神经系统的结构和功能单位，有接受刺激、整合信息和传导冲动的能力，有些神经元还有分泌激素的功能。神经胶质细胞无传导神经冲动的能力，对神经元起支持、营养、保护和绝缘等作用。

神经元包括胞体和突起。胞体由细胞膜、细胞质和细胞核三部分组成，突起分树突和轴突。树突功能主要是接受刺激，并将兴奋传向胞体。轴突功能是将兴奋传离胞体。神经元按功能分运动神经元、感觉神经元、中间神经元。按突起分多极神经元、双极神经元和假单极神经元。按神经元释放的神经递质和神经调质的化学性质分为胆碱能神经元、去甲肾上腺素能神经元、胺能神经元、氨基酸能神经元和肽能神经元。神经元与神经元、神经元与非神经元之间的连接，称突触。最常见是化学性突触，如轴-树突触、轴-棘突触或轴-体突触，其结构由突触前成分、突触间隙和突触后成分组成。

中枢神经系统的神经胶质细胞包括星形胶质细胞、少突胶质细胞、小胶质细胞和室管膜细胞。周围神经系统的神经胶质细胞包括施万细胞和卫星细胞。

神经纤维是神经元的长轴突及包绕周围的神经胶质细胞构成。神经纤维分有髓神经纤维和无髓神经纤维。神经是由若干条神经纤维束聚集构成。

周围神经纤维的终末部分称神经末梢。按功能分为感觉神经末梢和运动神经末梢，分布全身。感觉神经末梢又称感受器，可以接受内、外环境中的各种刺激，将刺激转化为冲动，传至中枢，产生感觉。运动神经末梢又称效应器，运动神经元的轴突终末分布于肌纤维和腺细胞，支配肌纤维收缩、舒张或腺细胞的分泌活动。

学习目标

学习方法：神经组织结构复杂，名词繁多，抽象难懂，学习时应认真预习，充分利用多媒体、挂图、模型、切片等教学资源循序渐进，提高学习效果。

掌握：神经元的分类和构造。

熟悉：突触的结构和各类神经胶质细胞的结构与功能。

了解：神经末梢的结构与功能。

自我测试

一、名词解释

1. 神经纤维　2. 神经末梢　3. 血-脑屏障　4. 突触　5. 尼氏体

二、填空题

1. 神经组织由_____和_____组成。

2. 神经元形态多样,其基本结构可分为_____和_____两部分。

3. 神经元胞质内两种特殊的成分是_____和_____。

4. 神经元按突起数目不同,分为_____、_____和_____。

5. 神经元按功能不同分为_____、_____和_____。

6. 根据神经元之间传递物质的不同,将突触分为_____和_____。

7. 电镜下,化学突触由_____、_____和_____三部分组成。

8. 神经纤维根据有无髓鞘分为两种,其中_____在轴索外面包绕一层髓鞘和神经膜,相邻节间段缩窄处无髓鞘,称_____。

9. 触觉小体能感受_____;环层小体能感受_____;肌梭能感受_____和_____,在调节骨骼肌的活动中起重要作用。

10. 在周围神经系统中,可参与髓鞘形成的是_____细胞;能感受压觉和振动觉的感觉神经末梢是_____。

11. 神经元胞体的胞质内,可见特征性结构有_____和_____。

12. 突触可分_____和_____两大类。

13. 电镜下,尼氏体由发达的_____和_____构成,而神经元纤维由_____和_____构成。

14. 中枢神经系统神经胶质细胞有_____、_____、_____和_____。

15. 中枢神经系统中参与髓鞘形成的是_____,有吞噬功能的是_____,能感受一般冷、热、痛、温感觉的神经末梢是_____。

16. 根据神经元轴突接触部位的不同,突触可分为_____、_____和_____三种类型。

17. 神经元细胞核的特点是_____而_____,位于细胞中央,着色_____,_____明显。

18. 每个神经元只有_____根轴突,其中无_____。

19. 神经末梢可分为两大类即_____和_____。

20. 感觉神经末梢又可分为_____和_____、_____。

三、单项选择题

1. 神经元内合成神经递质的细胞器是

　　A. 线粒体　　　　　　B. 内质网　　　　　　C. 尼氏体

　　D. 神经元纤维　　　　E. 脂褐素

2. 有关神经元形态结构的描述,**错误**的是

　　A. 胞体形态多样　　　B. 核大,核仁明显　　　C. 有许多树突和轴突

　　D. 胞质内含尼氏体　　E. 可分为胞体和突起两部分

3. 形成中枢神经系统内神经纤维髓鞘的胶质细胞是

    A. 星形胶质细胞   B. 少突胶质细胞   C. 小胶质细胞

    D. 神经膜细胞   E. 室管膜细胞

4. 运动终板是指

    A. 分布于心肌、平滑肌的运动神经末梢

    B. 游离神经末梢

    C. 有被囊的神经末梢

    D. 分布到骨骼肌的躯体感觉神经末梢

    E. 分布到骨骼肌的躯体运动神经末梢

5. 神经元与神经元接触并传递信息的部位称为

    A. 突触传递   B. 突触   C. 兴奋性突触后电位

    D. 抑制性突触后电位   E. 核周体

6. 组织内一般不含血管的是

    A. 上皮组织   B. 结缔组织   C. 肌组织

    D. 神经组织   E. 上皮组织和结缔组织

7. 小胶质细胞的功能是

    A. 具有吞噬功能   B. 传导神经冲动   C. 释放化学物质

    D. 形成髓鞘   E. 营养作用

8. 神经组织的构成是

    A. 神经元和神经纤维   B. 神经元和突触

    C. 神经纤维和神经末梢   D. 神经纤维和神经胶质细胞

    E. 神经元和神经胶质细胞

9. 神经元特有的细胞器是

    A. 尼氏体   B. 溶酶体   C. 线粒体

    D. 神经纤维   E. 突触

10. 光镜下神经元的特征哪项是**错误**的

    A. 细胞形态多样，均有突起

    B. 由胞体、树突、轴突构成

    C. 核一个，居中，大而圆，色浅，核仁大而明显

    D. 胞体和突起内含尼氏体

    E. 胞体和突起内均有神经元纤维

11. 触觉小体位于

    A. 表皮   B. 真皮乳头层   C. 真皮网状层

    D. 皮下组织   E. 以上都不是

12. 突触中含有神经递质的结构是

    A. 突触前成分   B. 突触后成分   C. 线粒体

    D. 微管   E. 突触小泡

13. 关于神经胶质细胞，哪项是**错误**的

    A. 数目比神经元多   B. 广泛分布于神经系统各处

    C. 胞质内无嗜染质   D. 有支持、营养、保护、绝缘作用

E. 能释放和接受神经递质

14. 能感受压觉与振动觉的是
A. 游离神经末梢 B. 环层小体 C. 肌梭
D. 神经肌连接 E. 触觉小体

15. 形成周围神经髓鞘的细胞是
A. 星形胶质细胞 B. 少突胶质细胞 C. 小胶质细胞
D. 施万细胞 E. 巨噬细胞

16. 对轴突的描述,哪项是**错误**的
A. 每个神经元只有一个 B. 表面光滑、分支少 C. 含嗜染质
D. 含神经元纤维 E. 将冲动传离胞体

17. 形成中枢神经系统有髓神经纤维髓鞘的细胞是
A. 原浆性星形胶质细胞 B. 纤维性星形胶质细胞 C. 小胶质细胞
D. 少突胶质细胞 E. 施万细胞

18. 有活跃吞噬功能的神经胶质细胞是
A. 少突胶质细胞 B. 星形胶质细胞 C. 小胶质细胞
D. 施万细胞 E. 卫星细胞

19. 电突触是神经元之间存在的
A. 中间连接 B. 紧密连接 C. 缝隙连接
D. 桥粒 E. 连接复合体

四、多项选择题

1. 化学性突触电镜下结构有
A. 突触前膜 B. 突触后膜 C. 突触间隙
D. 突触小泡 E. 神经递质

2. 神经元按功能分为
A. 假单极神经元 B. 双极神经元 C. 感觉神经元
D. 联络神经元 E. 运动神经元

3. 神经元按形态分为
A. 传入神经元 B. 传出神经元 C. 假单极神经元
D. 双极神经元 E. 多极神经元

4. 神经元特有的细胞器是
A. 线粒体 B. 尼氏体 C. 溶酶体
D. 神经元纤维 E. 脂褐素

五、判断题

1. 终池与两侧的横小管共同形成三联体。

2. 周围神经系统的髓鞘是由少突胶质细胞的胞膜呈同心圆包卷轴突而形成的,髓鞘的化学成分是磷脂和蛋白质。

3. 能参与髓鞘形成的神经胶质细胞,在中枢神经系统为小胶质细胞,在周围神经系统为施万细胞。

4. 每个神经元有一至多个树突,它的功能主要是接受刺激。

5.在电镜下突触前成分不仅含有许多突触小泡,还含有微管和微丝。

6.周围神经系统神经纤维的髓鞘是由卫星细胞所形成的。

7.在中枢神经系统中,参与形成血-脑屏障的是星形胶质细胞,有吞噬功能的是小胶质细胞。

8.电突触实际是紧密连接和缝隙连接。

9.环层小体是本体感受器,主要感受压力觉和振动。

六、简答题

1.简述神经元的形态结构特点。

2.简述突触的定义、分类和超微结构。

七、论述题

试述有髓神经纤维的组织结构。

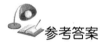

参考答案

一、名词解释

1.神经纤维:神经纤维由神经元的长突起及其周围的神经胶质细胞构成,分为有髓神经纤维和无髓神经纤维两种。

2.神经末梢:神经纤维的末端终止于其他组织器官所形成的特殊结构称神经末梢,分感觉和运动神经末梢两种。

3.血-脑屏障:是存在于血液和脑组织之间的一种屏障,由连续性毛细血管内皮及其基膜,包绕毛细血管的神经胶质膜共同组成,具有限制某些物质进入脑神经组织的作用。

4.突触:是指神经元之间和神经元与效应细胞之间的接触部位。

5.尼氏体:尼氏体是分布于神经元胞体和树突中的嗜碱性团块,呈颗粒状或虎斑状,电镜下为密集排列的粗面内质网和游离核糖体,是蛋白质合成的部位。

二、填空题

1.神经细胞、神经胶质细胞

2.胞体、突起

3.尼氏体、神经元纤维

4.多极神经元、双级神经元、假单极神经元

5.运动神经元、感觉神经元、中间神经元

6.电突触、化学性突触

7.突触前成分、突触间隙、突触后成分

8.有髓神经纤维、郎飞结

9.触觉、压觉和振动觉、肌纤维的牵引、收缩的变化

10.施万细胞、环层小体

11.尼氏体、神经元纤维

12.电突触、化学性突触

13. 粗面内质网、游离核糖体、神经丝、微管

14. 星形胶质细胞、小胶质细胞、少突胶质细胞、室管膜细胞

15. 少突胶质细胞、小胶质细胞、游离神经末梢

16. 轴-树突触、轴-棘突触、轴-体突触

17. 大、圆、浅、核仁

18. 一、尼氏体

19. 感觉神经末梢、运动神经末梢

20. 游离神经末梢、触觉小体、环层小体、肌梭

三、单项选择题

1. C 2. C 3. B 4. E 5. B 6. A 7. A 8. E 9. A 10. D

11. B 12. A 13. E 14. B 15. D 16. C 17. D 18. C 19. C

四、多项选择题

1. ABCD 2. CDE 3. CDE 4. BD

五、判断题

1. × 2. × 3. × 4. √ 5. √ 6. × 7. √ 8. × 9. √

六、简答题

1. 神经元为多突起细胞,由细胞体和突起组成。

(1)细胞体:呈星形、锥体形、梭形、梨形或颗粒形等。细胞核大、圆形、染色浅、核仁清楚。除了一般细胞器之外,含有尼氏体和神经元纤维。

(2)突起:分树突和轴突。①树突:每个神经元具有一至多支,表面常有树突棘。②轴突:每个神经元只有1支。轴突自细胞体的起始部,呈锥体形,不含尼氏体,染色浅,称轴丘。轴突细长,分支少,无尼氏体,但含有神经元纤维等其他细胞器。

(3)细胞膜:神经元的细胞膜为可兴奋性膜,能够接受刺激、传导冲动。

2. 突触是神经元与神经元之间或神经元与效应细胞(肌细胞或腺细胞)之间特化的细胞连接。分为电突触和化学性突触两类。电突触即缝隙连接。化学性突触由三部分组成。①突触前成分:一般是前一个神经元的轴突终末膨大部分,有突触小泡、线粒体。与下一个神经元接触部位的细胞膜为突触前膜。②突触后成分:是后一神经元或效应细胞与突触前成分相对应的局部区域。该处的细胞膜增厚,为突触后膜,含有能与神经递质特异性结合的受体。③突触间隙:是突触前膜与突触后膜之间的狭窄间隙。

七、论述题

①有髓神经纤维由神经元的轴突及包绕其外的神经胶质细胞构成。②在周围神经系统,施万细胞为长卷筒状,一个接一个地套在轴突外面;相邻的施万细胞不完全连接,神经纤维上这一部位较狭窄,轴膜裸露,称郎飞结;相邻两个郎飞结之间的一段称结间体,一个结间体即为一个施万细胞。③在横切面,施万细胞可分为3层,中层为多层细胞膜呈同心圆状卷绕轴突形成的髓鞘,以髓鞘为界胞质分为内侧胞质和外侧胞质;内侧胞质极薄,外侧胞质可略厚,其中含细胞核。④内、外侧胞质之间的胞质通道形成施-兰切迹。⑤施万细胞最外面的细胞膜和其外的基膜形成神经膜。⑥中枢神

经系统有髓神经纤维的结构与周围神经系统的基本相同,也有郎飞结和结间体;但髓鞘由少突胶质细胞突起末端的扁平薄膜反复包卷轴突而成,髓鞘内没有施-兰切迹,神经纤维外面也没有基膜包裹。

第七章
消化系统

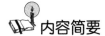 内容简要

一、消化管

(一)消化管壁的一般结构

黏膜(上皮、固有层、黏膜肌层)、黏膜下层、肌层、外膜。

(二)口腔与咽

口腔黏膜:只有上皮和固有层,上皮为复层扁平上皮。

舌:由表面的黏膜和深部的舌肌构成;舌背部有丝状乳头、菌状乳头和轮廓乳头3种乳头状突起。

咽:咽壁包括黏膜、肌层和外膜3层结构。

(三)食管

黏膜上皮为复层扁平上皮,耐摩擦;肌层分为内环行与外纵行2层;外膜为纤维膜。

(四)胃

黏膜上皮为单层柱状上皮;固有层有贲门腺、胃底腺和幽门腺3种管状胃腺;外膜为浆膜。

(五)小肠

黏膜表面有肠绒毛和皱襞,使小肠内表面积扩大约30倍,以利于消化和吸收;黏膜上皮为单层柱状细胞,绒毛部上皮由吸收细胞、杯状细胞和内分泌细胞组成;肠绒毛中轴的固有层内有中央乳糜管。

(六)大肠

盲肠、结肠与直肠黏膜表面无绒毛,上皮为单层柱状细胞,由吸收细胞和杯状细胞构成;外膜多为浆膜,小部分为纤维膜。

二、消化腺

(一)大唾液腺

大唾液腺包括腮腺、下颌下腺和舌下腺,分泌唾液经导管进入口腔;均为复管泡状腺,腺实质由分支的导管及腺泡组成。

(二)胰腺

外分泌部:纯浆液性复管泡状腺;腺泡由 40 ~ 50 个腺泡细胞构成,分泌多种消化酶;导管包括闰管、小叶内导管、小叶间导管和主导管 4 级。

内分泌部:内分泌细胞分布于腺泡之间,称胰岛;A 细胞分泌胰高血糖素;B 细胞分泌胰岛素;D 细胞分泌生长抑素;PP 细胞分泌胰多肽。

(三)肝

肝表面被覆致密结缔组织被膜,在肝门处随门静脉和肝固有动脉的分支延伸入肝实质,将肝实质分成许多肝小叶,肝小叶之间血管和胆管密集的区域称为门管区。

肝小叶是肝的基本结构和功能单位,肝小叶中央为一条沿长轴走形的中央静脉,肝细胞单层排列成板状,称肝板,呈放射状排列,横切面呈条索状,又称肝索。相邻肝细胞膜局部凹陷,形成微细的胆小管,是运输胆汁的通道;肝血窦位于肝板之间,腔大壁薄,内有肝巨噬细胞,窦周隙内充满血浆,内有储脂细胞;相邻肝小叶之间的结缔组织小区称门管区,其中有小叶间静脉、小叶间动脉和小叶间胆管。

(四)胆囊与胆管

胆囊壁由黏膜、肌层和外膜 3 层构成,黏膜上皮为单层柱状上皮。

肝细胞分泌的胆汁经胆小管、小叶间胆管、左右肝管、肝总管、胆囊管进入胆囊储存并浓缩,进食后经胆囊管、胆总管排入十二指肠。

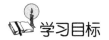 学习目标

掌握:消化管壁的一般结构;胃底腺各类细胞的结构及功能;肝小叶的结构及功能;胆囊及输胆管道。

熟悉:各段消化管的结构及功能;胰腺外分泌部和内分泌部的结构及功能。

了解:小肠腺各类细胞的结构及功能。

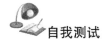 自我测试

一、名词解释

1.浆膜　2.胃小凹　3.胃黏膜屏障　4.中央乳糜管　5.胰岛　6.泡心细胞　7.胆小管　8.肝门管区　9.肝小叶　10.皱襞　11.窦周隙

二、填空题

1.消化管壁由内向外依次分为_____、_____、_____、_____ 4 层

结构。

2.外膜由薄层结缔组织构成的称为_____,由薄层结缔组织和间皮共同构成的称为_____。

3.舌乳头主要有_____、_____和_____3种。

4.壁细胞可分泌_____、_____。

5.大唾液腺包括_____、_____、_____各1对。

6.可分泌胰高血糖素的是_____,可分泌胰岛素的是_____。

7.在肝门管区,门静脉的分支称_____,肝动脉的分支称_____,肝管的分支称_____。

三、单项选择题

1.关于味蕾,下列哪项是**错误**的
   A.是味觉感受器,可接受味觉刺激
   B.由大量长梭形的味细胞和少量锥体形的基细胞组成
   C.味觉神经末梢与味蕾中各种细胞形成突触连接
   D.味蕾顶端有味孔
   E.分布在菌状乳头和轮廓乳头内

2.腮腺的结构特点是
   A.无闰管,无纹状管的纯浆液性腺
   B.闰管短,纹状管长的纯浆液性腺
   C.闰管较长,有纹状管的纯浆液性腺
   D.闰管较长,有纹状管的混合腺
   E.闰管和纹状管都长,纯黏液性腺

3.皱襞是
   A.黏膜与黏膜下层共同向消化管腔的突起
   B.黏膜、黏膜下层与肌层共同向消化管腔的突起
   C.上皮与固有层向肠腔的突起
   D.上皮、固有层与黏膜肌层向肠腔的突起
   E.上皮细胞膜、细胞质向肠腔的突起

4.肠绒毛是
   A.吸收细胞游离面细胞膜、细胞质向肠腔的突起
   B.上皮与固有层向肠腔伸出的指状突起
   C.黏膜层向肠腔伸出的指状突起
   D.黏膜与黏膜下层共同向消化管腔的突起
   E.黏膜与肌层共同向消化管腔的突起

5.胃底腺的组成,下列哪项**不正确**
   A.主细胞　　　　　　　B.壁细胞　　　　　　　C.帕内特细胞
   D.内分泌细胞　　　　　E.颈黏液细胞

6.关于人的食管,哪项是**错误**的
   A.黏膜上皮为未角化的复层鳞状上皮
   B.黏膜的复层鳞状上皮,在食管与贲门交界处突然变成单层柱状上皮

C. 黏膜肌为纵行平滑肌

D. 黏膜下层内有食管腺

E. 外膜为纤维膜

7. 内因子与食物中维生素 B$_{12}$ 结合形成复合物后能在消化管的哪一段被吸收

A. 十二指肠　　　　B. 空肠　　　　C. 回肠

D. 盲肠　　　　　　E. 结肠

8. 小肠腺与大肠腺的**不同点**是有

A. 吸收细胞　　　　B. 杯状细胞　　　　C. 内分泌细胞

D. 帕内特细胞　　　E. 未分化细胞

9. 胃主细胞的特征,哪项**不正确**

A. 细胞柱状,基底部胞质嗜碱性　　　B. 有酶原颗粒

C. 粗面内质网丰富　　　　　　　　　D. 有膜包颗粒

E. 分泌胃蛋白酶

10. 分泌盐酸与内因子的是

A. 壁细胞　　　　　B. 主细胞　　　　C. 内分泌细胞

D. 帕内特细胞　　　E. 颈黏液细胞

11. 小肠吸收细胞的结构,哪项**不正确**

A. 细胞柱状　　　　B. 游离面有刷状缘　　　C. 有微绒毛

D. 微绒毛表面有细胞衣　　E. 相邻细胞浅部有连接复合体

12. 下面哪项结构**没有**杯状细胞

A. 小肠单层柱状上皮　　B. 大肠单层柱状上皮　　C. 小肠腺

D. 大肠腺　　　　　　　E. 胃单层柱状上皮

13. 消化管壁的组织结构是

A. 黏膜→黏膜下层→肌层→外膜　　　B. 黏膜→黏膜下层→肌层→浆膜

C. 黏膜→黏膜下层→肌层→纤维膜　　D. 黏膜→黏膜下层→外膜

E. 内膜→中膜→外膜

14. 约占胰岛细胞总数 70% 的是

A. A 细胞　　　　　B. B 细胞　　　　C. D 细胞

D. PP 细胞　　　　E. 帕内特细胞

15. 分泌生长抑素的细胞是

A. PP 细胞　　　　B. A 细胞　　　　C. D 细胞

D. B 细胞　　　　　E. M 细胞

16. 下列各项中哪一项**不属于**胰腺结构

A. 胰岛　　　　　　B. 黏液性腺泡　　　　C. 浆液性腺泡

D. 泡心细胞　　　　E. 闰管

17. 胰腺外分泌部的腺泡是

A. 黏液性腺泡　　　　　　　B. 黏液性腺泡为主,间有浆液性腺泡

C. 混合性腺泡　　　　　　　D. 以浆液性腺泡为主,间有混合腺泡

E. 浆液性腺泡

18. 胰岛内分泌细胞起源于
    A. 内胚层   B. 外胚层   C. 中胚层
    D. 神经嵴   E. 间充质

19. 胰岛内 A、B、D 细胞的功能是
    A. A 细胞分泌胰高血糖素,B 细胞分泌胰岛素,D 细胞分泌生长素
    B. A 细胞分泌胰高血糖素,B 细胞分泌胰岛素,D 细胞分泌生长抑素
    C. A 细胞分泌胰岛素,B 细胞分泌胰高血糖素,D 细胞分泌生长抑素
    D. A 细胞分泌胰岛素,B 细胞分泌胰高血糖素,D 细胞分化为 A、B 细胞
    E. A 细胞分泌胰高血糖素,B 细胞分泌胰岛素,D 细胞是 A、B 细胞分泌后状态

20. 与肝防御功能有关的细胞是
    A. 肝细胞   B. 肝巨噬细胞   C. 贮脂细胞
    D. 肝血窦内皮细胞   E. 血管内皮细胞

21. 关于窦周隙,**错误**的是
    A. 充满血浆   B. 肝血窦内皮通透性高   C. 位于肝板之间
    D. 内有贮脂细胞   E. 是肝小叶的一部分

22. 分泌胆汁的结构是
    A. 肝细胞   B. 胆小管   C. 贮脂细胞
    D. 肝血窦内皮细胞   E. 胆囊

23. 关于肝小叶的描述,**错误**的是
    A. 单层肝细胞排列成肝板   B. 胆小管位于肝板与血窦之间
    C. 肝板以中央静脉为中心放射状排列   D. 相邻肝板之间为肝血窦
    E. 肝细胞有丰富的粗面内质网

24. 肝细胞结构与功能,哪项**不正确**
    A. 体积大的多面体   B. 胞质嗜碱性
    C. 滑面内质网合成胆汁   D. 粗面内质网合成血浆蛋白质
    E. 微体消除过氧化氢的毒害

25. 肝巨噬细胞的特征,哪项**不正确**
    A. 形状不规则   B. 分布在肝血窦或窦周隙
    C. 无吞噬能力   D. 可清除门静脉的细菌和异物
    E. 处理抗原,参与免疫反应

26. 肝血窦的特征,哪项**不正确**
    A. 内皮有窗孔   B. 孔上无隔膜   C. 无基膜
    D. 内皮之间有紧密连接   E. 通透性大

27. 窦周隙的特征,哪项**不正确**
    A. 在血窦内皮与肝细胞之间   B. 有网状纤维
    C. 有贮脂细胞   D. 充满血浆
    E. 肝细胞的绒毛伸入窦周隙

28. 胆小管的描述,哪项**不正确**
    A. 单层上皮管道   B. 胆汁在胆小管内
    C. 胆小管周围有紧密连接   D. 胆小管从肝小叶中央向周边汇集

笔记栏

E.肝细胞膜形成

29.肝血窦内的血液来自

　　A.静脉血　　　　　　　B.动脉血　　　　　　　C.动、静脉混合血

　　D.血细胞匮乏的血　　　E.含有胆汁的血

四、多项选择题

1.位于消化管黏膜下层的腺体有

　　A.食管腺　　　　　　　B.胃底腺　　　　　　　C.十二指肠腺

　　D.小肠腺　　　　　　　E.大肠腺

2.消化管中复层扁平上皮覆盖的区域包括

　　A.口腔　　　　　　　　B.咽　　　　　　　　　C.食管

　　D.胃　　　　　　　　　E.肛门

3.纤维膜主要分布于消化管的下列区域

　　A.食管　　　　　　　　B.胃　　　　　　　　　C.小肠

　　D.小肠末段　　　　　　E.大肠末段

4.参与皱襞构成的组织有

　　A.上皮　　　　　　　　B.固有层　　　　　　　C.黏膜肌层

　　D.黏膜下层　　　　　　E.肌层

5.肝细胞的特点是

　　A.细胞内丰富的细胞器　　　　　　B.具有强大的再生能力

　　C.成人肝的四倍体肝细胞占60%以上　D.相邻的肝细胞膜形成胆小管

　　E.肝细胞参与多种物质代谢

五、问答题

1.简述消化管管壁的一般特征。

2.试述主细胞的形态及功能。

3.试述壁细胞的形态及功能。

4.试述胰岛的结构及功能。

5.试述小肠如何扩大吸收面积。

6.试述小肠黏膜的组织结构与小肠吸收功能的关系。

7.简述黄疸形成的原因。

8.试述肝小叶的结构与功能的关系。

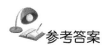 参考答案

一、名词解释

1.浆膜:由薄层结缔组织和间皮共同构成的外膜称为浆膜,主要分布于胃肠道表面。

2.胃小凹:胃黏膜表面有大量不规则小孔,称胃小凹,底部与胃腺相通。

3.胃黏膜屏障:由胃上皮细胞间的紧密连接及细胞表面的黏液组成,能阻止离子通透,防止酸与胃蛋白酶对胃的自身消化。

4.中央乳糜管:肠绒毛中轴的固有层中央有1~2条纵行毛细淋巴管,称中央乳糜管。

5.胰岛:胰腺内分泌细胞形成球形细胞团,分布于腺泡之间,称胰岛。

6.泡心细胞:胰腺腺泡腔内可见一些较小的扁平或立方形细胞,是延伸入腺泡腔内的闰管起始部上皮细胞。

7.胆小管:由相邻肝细胞膜局部凹陷形成,管径较细,在肝板内连接成网。

8.肝门管区:相邻肝小叶之间的结缔组织小区称门管区,其中有小叶间静脉、小叶间动脉和小叶间胆管。

9.肝小叶:是肝的基本结构和功能单位,呈多面棱柱体,中央有一条中央静脉,肝板、肝血窦、窦周隙及胆小管以中央静脉为中心,向周围呈放射状排列,共同组成复杂的立体结构。

10.皱襞:黏膜和部分黏膜下层常共同形成纵行或环形皱褶,突入腔内,借以扩大黏膜面积。

11.窦周隙:为肝血窦内皮与肝细胞之间的狭小间隙,宽约0.4 μm,其中充满血浆,是肝细胞与血浆进行物质交换的场所。

二、填空

1.黏膜、黏膜下层、肌层、外膜

2.纤维膜、浆膜

3.丝状乳头、菌状乳头、轮廓乳头

4.盐酸、内因子

5.腮腺、下颌下腺、舌下腺

6.A细胞、B细胞

7.小叶间静脉、小叶间动脉、小叶间胆管

三、单项选择题

1.C 2.C 3.A 4.B 5.C 6.C 7.C 8.D 9.E 10.A

11.B 12.E 13.A 14.B 15.C 16.B 17.E 18.A 19.B 20.B

21.C 22.A 23.B 24.B 25.C 26.D 27.E 28.A 29.C

四、多项选择题

1.AC 2.ABCE 3.AE 4.ABCD 5.ABCDE

五、问答题

1.消化管壁由内向外依次为黏膜、黏膜下层、肌层与外膜。黏膜由上皮、固有层和黏膜肌层构成,是消化管各段差异最大、功能最重要的部分;黏膜下层由疏松结缔组织构成,内含小血管和淋巴管;肌层多为平滑肌,一般分内环、外纵行两层;外膜由薄层结缔组织构成的称为纤维膜,由薄层结缔组织和间皮共同构成的称为浆膜。

2.主细胞又称产酶细胞,呈柱状,胞质基部强嗜碱性,顶部充满酶原颗粒,染色较淡,核圆形,位于细胞基部,可分泌胃蛋白酶原。

3.壁细胞又称泌酸细胞,体积较大,多呈圆锥形,胞质嗜酸性,核圆而深染,居中,可见双核。壁细胞分泌盐酸和内因子,盐酸可激活胃蛋白酶原,使之转变为胃蛋白酶,对蛋白质进行初步分解;内因子与食物中的维生素 B_{12} 结合,促进其吸收。

4. 胰岛是由内分泌细胞组成的细胞团,散在于胰腺外分泌部之间。胰岛大小不等,小的仅由数个细胞组成,大的可含数百个细胞。细胞排列呈团状或索状,细胞间有丰富的有孔毛细血管,胰岛细胞分泌的激素直接进入毛细血管。内分泌细胞分四类:A 细胞分泌胰高血糖素,促使血糖升高。B 细胞分泌胰岛素,使血糖降低。胰岛素与胰高血糖素协同作用,维持血糖浓度的相对恒定。D 细胞分泌生长抑素。PP 细胞分泌胰多肽。

5. 小肠具有环形皱襞、肠绒毛、微绒毛,使小肠内表面积扩大约 30 倍。

6. 小肠黏膜的组织结构与小肠吸收功能的关系表现为:①丰富的环形皱襞、绒毛和微绒毛,大大扩大了小肠吸收的表面积。②上皮的吸收细胞呈高柱状,游离面有密集排列的微绒毛,在微绒毛表面的细胞膜上覆盖有一层较厚的细胞衣,其中吸附有多种消化酶类,是消化吸收的重要部位。③绒毛中轴为固有层,内有丰富的毛细血管、毛细淋巴管和平滑肌纤维,细胞吸收的水溶性物质如单糖、氨基酸进入毛细血管网,大分子物质如乳糜微粒进入中央乳糜管。④平滑肌纤维收缩时使绒毛摆动和缩短,有利于营养物质经上皮吸收入毛细血管和中央乳糜管。

7. 当患黄疸性肝炎或胆道阻塞等疾患时,肝细胞出现变性、坏死或胆道阻力增高,破坏胆小管的正常结构,胆汁溢出,流经窦周隙进入肝血窦,经血液循环到达全身,其中胆红素使皮肤、巩膜等部位黄染形成黄疸。

8. 肝小叶是肝的结构和功能单位,由中央静脉、肝板、肝血窦和胆小管组成。肝板是肝细胞以中央静脉为中心向周围呈放射状排列而成的板状结构。肝细胞为多面体形,体积大,核圆位于中央,偶见双核。肝细胞有血窦面、胆小管面和细胞连接面。肝细胞含丰富的内质网,发达的高尔基复合体,较多的线粒体等细胞器。其中粗面内质网合成多种血浆蛋白;滑面内质网参与胆汁合成,脂类、糖、激素、药物等的代谢;高尔基复合体参与细胞的分泌活动。肝板之间有肝血窦,窦腔内除血液外还有参与防御和保护作用的肝巨噬细胞。肝细胞与血窦内皮细胞之间有窦周隙,其内充满血浆,肝细胞有许多微绒毛深入其中,有利于肝细胞和血液之间进行物质交换。窦周隙内还含有散在的网状纤维和贮脂细胞,可储存脂肪和维生素 A。相邻肝细胞膜局部凹陷形成胆小管,肝细胞合成的胆汁首先进入胆小管,然后经一系列管道排入十二指肠。

第八章
呼吸系统

内容简要

一、鼻和喉

1. 鼻腔　鼻腔内面为黏膜,由上皮和固有结缔组织构成;黏膜下方与软骨、骨或骨骼肌相连;鼻黏膜分为前庭区、呼吸区和嗅区。

2. 喉　喉由软骨、软骨间连接、喉肌及表面被覆的黏膜构成。

喉腔侧壁黏膜形成两对皱襞,上为室襞,下为声襞,两者之间为喉室。

二、气管与支气管

1. 气管　气管管壁从内向外分为黏膜、黏膜下层和外膜,各层间无明显界限。

黏膜上皮由纤毛细胞、杯状细胞、刷细胞、弥散神经内分泌细胞、基底细胞组成。

黏膜下层为疏松结缔组织,含较多的混合性气管腺。

外膜由 C 形透明软骨环和疏松结缔组织组成。

2. 支气管　支气管与气管壁结构相似,软骨成分减少,平滑肌成分逐渐增多。

三、肺

肺组织分实质和间质,实质是指肺内各级支气管及其相连的肺泡,间质包括肺内结缔组织、血管、淋巴管和神经等。

导气部:叶支气管、段支气管、小支气管、细支气管、终末细支气管;仅行使气体运送功能。

呼吸部:呼吸性细支气管、肺泡管、肺泡囊及肺泡;可行使气体交换功能。

每一细支气管连同它所属的分支和末端相连的肺泡共同组成一个肺小叶,是肺的结构单位。肺泡上皮由Ⅰ型肺泡细胞和Ⅱ型肺泡细胞构成,Ⅰ型肺泡细胞参与构成肺泡毛细血管膜;Ⅱ型肺泡细胞可分泌表面活性物质,能降低肺泡表面张力,防止肺泡塌陷及肺泡过度膨胀,起到稳定肺泡大小的作用。

肺泡毛细血管膜(气-血屏障,也称呼吸膜):位于肺泡与肺泡隔毛细血管之间,是肺泡与血液进行气体交换所必须通过的结构,包括肺泡表面活性物质、Ⅰ型肺泡细胞

笔记栏

与基膜、薄层结缔组织、连续性毛细血管内皮基膜和毛细血管内皮。

肺的血管:肺有两套血管。①肺动脉和肺静脉:肺动脉是肺的功能性血管,入肺后不断分支与各级支气管伴行直至肺泡,在肺泡隔内形成密集的毛细血管网,与肺泡进行气体交换后,再逐渐汇集成肺静脉出肺。②支气管动脉与支气管静脉:支气管动脉是肺的营养性血管,与支气管伴行入肺,支气管静脉与支气管伴行,经肺门出肺。

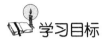

学习目标

掌握:气管壁的结构,导气部的结构变化规律;肺泡上皮及气-血屏障的结构与功能。

熟悉:鼻腔黏膜的构成及分区;喉的结构;气管黏膜上皮细胞的特点;呼吸性细支气管、肺泡管和肺泡囊的结构特点;肺泡隔及其主要结构。

了解:肺的血管。

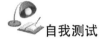

自我测试

一、名词解释

1.肺泡隔　2.肺巨噬细胞　3.气-血屏障　4.肺的导气部　5.肺的呼吸部
6.肺小叶

二、填空题

1.嗅黏膜分布在_____、_____和_____的表面。

2.嗅黏膜上皮内有分裂和分化能力的细胞是_____,含有黄色色素颗粒的细胞是_____,具神经元性能的细胞是_____。

3.气管的软骨环缺口朝向_____,缺口处有_____和_____;软骨环之间以_____相连接。

4.肺的结构单位是_____,每叶肺有_____个。

5.肺叶支气管以下的导气部依次称为_____、_____、_____和_____。

6.肺有两套血管,即_____和_____,前者参与气体交换,后者供给肺氧气和营养物质。

7.肺泡上的_____起侧支通气作用;肺泡隔内的纤维中以_____最丰富。

三、单项选择题

1.气管壁的三层结构是

　A.黏膜、黏膜肌层、浆膜　　　　　　B.黏膜、肌层、浆膜

　C.黏膜、肌层、外膜　　　　　　　　D.黏膜、黏膜下层、外膜

　E.黏膜、黏膜下层、肌层

2.构成气-血屏障的结构应该除外

　A.Ⅰ型肺泡细胞　　　　　　　　　　B.肺泡上皮的基膜

　C.Ⅱ型肺泡细胞　　　　　　　　　　D.毛细血管的内皮细胞

　E.肺泡上皮和毛细血管内皮之间的结缔组织

3. 肺的呼吸部包括

    A. 肺泡、肺泡管、肺泡囊、细支气管

    B. 呼吸性细支气管、肺泡管、肺泡囊、肺泡

    C. 肺泡、肺泡管、终末细支气管、呼吸性细支气管

    D. 肺泡囊、肺泡管、细支气管、呼吸性细支气管

    E. 肺泡管、肺泡、肺泡囊、终末细支气管

4. 气管的黏膜上皮是

    A. 单层柱状上皮   B. 单层纤毛柱状上皮   C. 复层柱状上皮

    D. 假复层纤毛柱状上皮   E. 复层扁平上皮

5. 一个肺小叶的组成是

    A. 细支气管与其下属分支至肺泡

    B. 终末细支气管与其下属分支至肺泡

    C. 呼吸性细支气管与其下属分支至肺泡

    D. 肺泡管与其下属分支至肺泡

    E. 以上均不对

6. 许多肺泡共同的开口处为

    A. 支气管   B. 终末细支气管   C. 呼吸性细支气管

    D. 肺泡管   E. 肺泡囊

7. 参与气体交换的细胞是

    A. Ⅰ型肺泡细胞   B. Ⅱ型肺泡细胞   C. 尘细胞

    D. 心衰细胞   E. 内分泌细胞

8. 分泌表面活性物质的细胞是

    A. 克拉拉细胞   B. Ⅱ型肺泡细胞   C. 尘细胞

    D. 心衰细胞   E. Ⅰ型肺泡细胞

9. 关于终末细支气管的特征,哪项是**错误**的

    A. 上皮内无杯状细胞   B. 管壁有环形的平滑肌层

    C. 管壁无腺体和软骨   D. 管壁有肺泡开口,可进行气体交换

    E. 上皮为单层纤毛柱状

10. 关于Ⅰ型肺泡细胞的特征,哪项是**错误**的

    A. 肺泡表面大部分由Ⅰ型肺泡细胞覆盖

    B. 细胞呈扁平形,细胞质极薄

    C. 细胞质内细胞器少,但含有大量吞饮小泡

    D. 细胞表面有大量微绒毛,可扩大气体交换面积

    E. 无增殖能力

11. 关于Ⅱ型肺泡细胞的特征,哪项是**错误**的

    A. 细胞无分裂能力

    B. 能分泌表面活性物质

    C. 细胞质内有嗜锇性板层小体

    D. 细胞质内有发达的粗面内质网和高尔基复合体

    E. 细胞呈立方形或椭圆形,位于Ⅰ型肺泡细胞之间

12. 气管和支气管上皮内具有增殖分化能力的细胞是

    A. 纤毛细胞   B. 杯状细胞   C. 基细胞

    D. 刷细胞   E. 小颗粒细胞

13. 肺内支气管各级分支中,管壁内有明显环行平滑肌的管道主要是

    A. 段支气管和小支气管   B. 小支气管和细支气管

    C. 细支气管和终末细支气管   D. 终末细支气管和呼吸性细支气管

    E. 终末细支气管和肺泡管

14. 肺表面活性物质的主要成分和作用是

    A. 磷脂,提高肺泡表面张力   B. 磷脂,降低肺泡表面张力

    C. 糖蛋白,提高肺泡表面张力   D. 糖蛋白,降低肺泡表面张力

    E. 糖脂,保护肺泡上皮

15. 肺泡管的上皮是

    A. 假复层纤毛柱状上皮   B. 单层纤毛柱状上皮

    C. 单层柱状上皮   D. 假复层柱状上皮

    E. 单层扁平上皮或单层立方上皮

16. 细支气管上皮是

    A. 假复层纤毛柱状上皮   B. 单层纤毛柱状上皮

    C. 单层立方上皮   D. 假复层柱状上皮

    E. 单层扁平上皮

17. Ⅱ型肺泡细胞内可见到

    A. 嗜锇性板层小体   B. 黏原颗粒

    C. 黄色色素颗粒   D. 吞饮小泡

    E. 含铁血红素

18. 腔面被覆假复层纤毛柱状上皮,管壁有半环形软骨环的结构是

    A. 气管和支气管   B. 终末细支气管

    C. 呼吸性细支气管   D. 肺泡管

    E. 肺泡囊

四、多项选择题

1. 肺泡孔的特征是

    A. 相邻肺泡之间的小孔

    B. 每个肺泡有一个或多个肺泡孔

    C. 有平衡气压的作用

    D. 孔上有薄层隔膜

    E. 肺部感染时,病菌可通过肺泡孔扩散,使炎症蔓延

2. 气-血屏障的组成包括

    A. Ⅰ型肺泡细胞   B. 上皮基膜

    C. 连续性毛细血管内皮基膜   D. 毛细血管内皮

    E. 肺泡表面活性物质

3. 肺泡隔内含
A. 弹性纤维   B. 毛细血管网   C. 巨噬细胞
D. Ⅱ型肺泡细胞   E. 纤维细胞

4. Ⅱ型肺泡细胞的功能是
A. 吞噬尘埃等异物   B. 分泌表面活性物质
C. 分泌免疫活性物质   D. 增殖分化,修复破损的Ⅰ型肺泡细胞
E. 构成气–血屏障

五、问答题

1. 简述肺内导气部组成及管壁结构变化规律。
2. 简述气管壁的结构。
3. 简述肺呼吸部的组成和各部的结构特点。
4. 试述肺泡的组成、结构及功能。

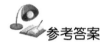 参考答案

一、名词解释

1. 肺泡隔:为相邻肺泡之间的薄层结缔组织,属于肺间质,内含丰富的毛细血管、弹性纤维及纤维细胞、肺巨噬细胞和肥大细胞等。

2. 肺巨噬细胞:由单核细胞演化而来,广泛分布于肺间质,在肺泡隔中最多,有的游走进入肺泡腔,是参与肺防御免疫功能的重要成分之一,具有活跃的吞噬功能。

3. 气–血屏障:位于肺泡与肺泡隔毛细血管之间,是肺泡与血液进行气体交换所必须通过的结构,包括肺泡表面活性物质层、Ⅰ型肺泡细胞与基膜、薄层结缔组织、毛细血管基膜与内皮。

4. 肺的导气部:指叶支气管、段支气管、小支气管、细支气管、终末细支气管;仅行使气体运送功能。

5. 肺的呼吸部:指呼吸性细支气管、肺泡管、肺泡囊及肺泡;可行使气体交换功能。

6. 肺小叶:由每条细支气管连同它的各级分支和所属的肺泡共同构成。

二、填空题

1. 鼻中隔上部、上鼻甲、鼻腔顶部
2. 基细胞、支持细胞、嗅细胞
3. 背侧、结缔组织、平滑肌束、弹性纤维构成的膜状韧带
4. 肺小叶、50~80
5. 段支气管、小支气管、细支气管、终末细支气管
6. 功能性血管、营养性血管
7. 肺泡孔、弹性纤维

三、单项选择题

1. D 2. C 3. B 4. D 5. A 6. E 7. A 8. B 9. D 10. D
11. A 12. C 13. C 14. B 15. E 16. B 17. A 18. A

四、多项选择题

1. ABCE   2. ABCDE   3. ABCE   4. BD

五、问答题

1. 肺内导气部包括叶支气管、段支气管、小支气管、细支气管和终末细支气管。随着管道的分支管径渐细,管壁变薄。

结构变化:①上皮由假复层纤毛柱状上皮,渐变为单层纤毛柱状上皮,至终末细支气管时变为单层柱状上皮。②杯状细胞、腺体和软骨片:由多变少,最后消失。③平滑肌由少变多,到终末细支气管变成完整的环形平滑肌。④黏膜皱襞从无到有,终末细支气管的黏膜皱襞明显。

2. 气管管壁从内向外分为黏膜层、黏膜下层和外膜。黏膜表面为假复层纤毛柱状上皮,杯状细胞较多,基膜较厚。黏膜下层为疏松结缔组织,内含较多的混合性气管腺。外膜由 C 形透明软骨环和疏松结缔组织形成,软骨环间有韧带相接,C 形软骨缺口处填充有结缔组织、混合腺、平滑肌束,构成气管膜部。

3. 肺呼吸部包括呼吸性细支气管、肺泡管、肺泡囊及肺泡。

呼吸性细支气管管壁上出现少量肺泡,具有换气功能。管壁上皮为单层立方上皮,上皮下有少量环形平滑肌纤维。在肺泡开口处,单层立方上皮移行为单层扁平上皮。

肺泡管管壁上有许多肺泡,自身管壁结构很少,切片上呈现为相邻肺泡开口之间的结节状膨大,膨大表面覆有单层立方或扁平上皮,内部有横切的环形平滑肌束。

肺泡囊为若干肺泡的共同开口处,相邻肺泡开口之间无平滑肌,故无结节状膨大。

肺泡为半球形的小囊,开口于呼吸性细支气管、肺泡管、肺泡囊,是肺进行气体交换的部位。肺泡壁由单层肺泡上皮组成。肺泡上皮由 I 型肺泡细胞和 II 型肺泡细胞组成。

4. 肺泡为多面形囊泡,是肺进行气体交换的场所。肺泡一面开口于肺泡囊、肺泡管或呼吸性细支气管,其余各面与相邻肺泡彼此相接,其间有少量结缔组织相隔成肺泡隔;相邻肺泡间有肺泡孔相通;肺泡壁很薄,表面覆盖以单层扁平上皮,基膜完整。

肺泡上皮由 I 型肺泡细胞和 II 型肺泡细胞组成。

(1) I 型肺泡细胞呈扁平状,并覆盖肺泡大部分内表面,细胞含核处略厚,其他部分很薄,胞质内含有许多小泡,内有细胞吞入的微小粉尘和表面活性物质,细胞能将它们转运到间质内清除。

(2) II 型肺泡细胞呈圆形或立方形,镶嵌于 I 型肺泡细胞之间,凸向肺泡腔,表面有短小的微绒毛,胞质内粗面内质网、高尔基复合体发达,还有高电子密度的分泌颗粒,颗粒内有许多板层小体,其主要成分有磷脂、蛋白质和黏多糖等。这些物质被释放到肺泡上皮表面后形成一层薄膜,称表面活性物质,有降低肺泡表面张力的作用。

第九章
泌尿系统

内容简要

1. 肾实质主要由肾单位和集合管组成。肾单位分为肾小体和肾小管,根据肾小体在皮质中的位置,可分为浅表肾单位和髓旁肾单位。

2. 肾小体由血管球和肾小囊共同构成。血管球为连于入球、出球微动脉间的有孔毛细血管襻,血管襻之间有球内系膜,内皮基底面除与血管系膜相接触的部位外,都有基膜。肾小囊壁层为单层扁平上皮,脏层为多突起的足细胞,突起间有裂孔,孔上有裂孔膜封闭。肾小体以滤过的方式产生原尿。滤过屏障为血管球毛细血管的血液滤入肾小囊腔形成原尿经过的结构,包括有孔内皮、基膜和足细胞裂孔膜。每条肾小管起始端为肾小囊,肾小管的末端与弓形集合管相接。

3. 肾小管分为近端小管、细段和远端小管,近端小管直部、细段和远端小管直部三者构成“U”形的髓襻。髓襻与集合管位于肾锥体和髓放线,肾小体和盘曲走行的肾小管位于皮质迷路和肾柱内。肾小管和集合管合称泌尿小管,由单层上皮围成,细段细胞为扁平状,其余为立方或柱状。泌尿小管各段与重吸收和分泌有关的微绒毛、侧突和质膜内褶的数量不同,光镜结构有异。原尿流经泌尿小管时,重吸收绝大部分水、营养物质和无机盐,进行离子交换,还排出某些代谢产物,形成终尿,经乳头孔排入肾小盏。近端小管是重吸收的主要场所,远曲小管和集合管的功能受醛固酮和血管升压素调节。

4. 在肾小体血管极,球旁细胞、致密斑和球外系膜细胞组成球旁复合体。球旁细胞分泌肾素,间质细胞可分泌前列腺素,肾小管周围的血管内皮细胞能产生红细胞生成素。

5. 膀胱壁分为黏膜、肌层和外膜 3 层,黏膜上皮为变移上皮,肌层为平滑肌。

学习目标

掌握:肾单位的组成及基本结构。

熟悉:滤过屏障的结构与功能。

了解:排尿管道的结构特点。

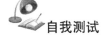自我测试

一、名词解释

1. 血管球　2. 肾单位　3. 致密斑　4. 滤过屏障　5. 球旁细胞　6. 直血管襻

二、单项选择题

1. 肾小囊的特点是

    A. 为双层囊, 血管球位于内层与外层之间

    B. 内层为立方上皮, 与近端小管相连

    C. 外层为扁平上皮, 包在毛细血管外面

    D. 在血管极处, 内层与外层相连续

    E. 不参与组成肾小体滤过膜

2. 下列哪项是肾脏滤过血液的部位

    A. 近曲小管　　　　　　B. 远曲小管　　　　　　C. 髓襻

    D. 肾小体　　　　　　　E. 集合管系

3. 除毛细血管有孔内皮外, 肾滤过膜还包括

    A. 肾小囊脏层　　　　　　　　　B. 基膜和肾小囊脏层

    C. 基膜和足细胞裂孔膜　　　　　D. 足细胞裂孔

    E. 基膜和足细胞裂孔

4. H-E 染色切片中肾近端小管曲部的细胞界限不清, 其主要原因是

    A. 细胞膜极薄　　　　　　　　　B. 细胞间质极少

    C. 细胞质嗜色性太弱　　　　　　D. 相邻细胞侧突互相嵌合

    E. 细胞膜易于溶解

5. 正常情况下, 肾小囊腔内的原尿包含

    A. 全部血浆成分

    B. 全部血液成分

    C. 除大分子蛋白质以外的血浆成分

    D. 除有机物以外的所有血浆成分

    E. 除红细胞以外的所有血液成分

6. 髓襻由下列哪项组成

    A. 近端小管和远端小管　　　　　B. 近端小管和细段

    C. 近端小管、细段和远端小管　　D. 近端小管直部、细段和远端小管

    E. 近端小管直部、细段和远端小管直部

7. 球旁复合体包括

    A. 球旁细胞和致密斑　　　　　　B. 球旁细胞、致密斑和极垫细胞

    C. 球旁细胞、致密斑和系膜细胞　D. 球外系膜细胞和致密斑

    E. 系膜细胞和致密斑

8. 与肾直血管襻伴行的是

    A. 集合管　　　　　　B. 近端小管直部　　　　C. 远端小管直部

    D. 肾单位襻　　　　　E. 髓襻升支

9. 肾内终尿形成的部位是
　　A. 肾盏　　　　　　　　B. 乳头管　　　　　　　　C. 远端小管直部
　　D. 远曲小管　　　　　　E. 肾盂

10. 近端小管上皮基部纵纹的构成是
　　A. 大量纵向的小管和小泡
　　B. 大量纵向的微管和微丝
　　C. 质膜内褶和纵向排列的杆状线粒体
　　D. 质膜内褶和纵向排列的粗面内质网
　　E. 许多侧突的分支

11. 肾毛细血管中,血流量大、压力高的是
　　A. 球内毛细血管　　　　B. 被膜下毛细血管　　　　C. 肾间质毛细血管
　　D. 球后毛细血管　　　　E. 髓质毛细血管

12. 与肾小管重吸收有直接关系的血管是
　　A. 球后毛细血管　　　　B. 出球微动脉　　　　　　C. 直小动脉
　　D. 直小静脉　　　　　　E. 球内毛细血管

13. 肾血液循环的特点,**错误**的是
　　A. 肾动脉粗而短　　　　　　　　B. 形成两次毛细血管网
　　C. 皮质血流量大于髓质　　　　　D. 入球微动脉比出球微动脉口径大
　　E. 直血管襻呈网状

14. 不在肾内产生的生物活性物质是
　　A. 肾素　　　　　　　　B. 前列腺素　　　　　　　C. 髓脂 I
　　D. 肾上腺素　　　　　　E. 红细胞生成素

15. 关于肾血管球的结构,**错误**的是
　　A. 有孔毛细血管　　　　　　　　B. 含球内系膜细胞
　　C. 与微动脉及微静脉相连　　　　D. 基膜较厚
　　E. 足细胞突起紧贴基膜外

16. 关于足细胞的结构,**错误**的是
　　A. 胞体凸向肾小囊腔　　　　　　B. 初级突起由胞体发出
　　C. 次级突起互相嵌合　　　　　　D. 突起间有裂孔膜
　　E. 裂孔的大小固定不变

17. 关于球内系膜细胞的叙述,**错误**的是
　　A. 位于毛细血管襻之间　　　　　B. 细胞器发达
　　C. 来源于平滑肌细胞　　　　　　D. 其突起可伸入肾小囊腔内
　　E. 参与基膜更新和修复

18. 关于集合管的叙述,**错误**的是
　　A. 多个直集合管汇成乳头管　　　　B. 每个直集合管与多个肾单位相连
　　C. 从皮质伸向髓质　　　　　　　　D. 无吸收和分泌功能
　　E. 为单层立方或柱状上皮

19. 下列哪项不能通过正常的滤过膜
　　A. 水　　　　　　　　　B. 葡萄糖　　　　　　　　C. 多肽

D. 大分子蛋白质　　　　　　E. 尿素

20. 关于近端小管的光镜结构,**错误**的是

　　A. 管壁厚　　　　　　　　B. 管径小,有刷状缘　　　　C. 细胞分界不清

　　D. 胞质嗜碱性　　　　　　E. 细胞基部有纵纹

21. 关于球旁细胞的结构,**错误**的是

　　A. 细胞呈立方形　　　　　　　　　B. 胞质弱嗜碱性

　　C. 分泌颗粒大小不等　　　　　　　D. 含少量的肌原纤维

　　E. 与内皮之间无弹性膜和基膜

22. 肾单位的组成是

　　A. 肾小体、肾小囊和肾小管　　　　　B. 肾小体和肾小管

　　C. 肾小体、肾小管和集合管系　　　　D. 肾小体、近端小管和远端小管

　　E. 肾小管和集合管系

23. 浅表肾单位的特点是

　　A. 肾小体较小,髓襻短　　　　　　　B. 肾小体较大,髓襻短

　　C. 肾小体较小,髓襻长　　　　　　　D. 肾小体较大,髓襻长

　　E. 以上都不是

24. 关于肾小体的叙述,正确的是

　　A. 由肾小囊和血管球组成　　　　　　B. 由足细胞和血管球组成

　　C. 即肾小球,位于髓放线内　　　　　D. 即血管球,位于皮质迷路内

　　E. 即血管球,位于肾柱内

25. 肾小管周围的毛细血管来自

　　A. 小叶间动脉　　　　　　B. 入球微动脉　　　　　　C. 出球微动脉

　　D. 直小动脉　　　　　　　E. 弓形动脉

26. 肾内血管胶体渗透压较高的血管是

　　A. 入球微动脉　　　　　　B. 球内毛细血管　　　　　C. 球后毛细血管

　　D. 小叶间静脉　　　　　　E. 弓形静脉

27. 直小动脉和直小静脉位于

　　A. 肾柱内　　　　　　　　B. 肾锥体内　　　　　　　C. 皮质迷路内

　　D. 髓放线内　　　　　　　E. 肾小叶之间

三、简答题

1. 试述肾小体的结构。

2. 请结合原尿形成的过程叙述肾小体。

3. 试述滤过膜的构成和功能。

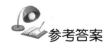 **参考答案**

一、名词解释

　　1. 血管球:是一团盘曲的毛细血管襻,与肾小囊共同组成肾小体。入球微动脉从血管极处伸入肾小囊内分支形成网状毛细血管襻,继而又汇成一条出球微动脉经血管

极处离开肾小囊,因此血管球是动脉性毛细血管网。血管球毛细血管属于有孔型,内皮外有基膜,肾小囊脏层足细胞突起和裂孔膜附在基膜上。由于入球微动脉管径比出球微动脉粗,故血管球毛细血管内的血压较一般毛细血管的高。血液流经血管球时,血液内大量水和小分子物质滤入肾小囊腔内成为原尿。

2.肾单位:是肾结构和功能的基本单位,由肾小体和肾小管组成。肾小体由肾小囊和血管球组成;肾小管根据结构和部位的不同分为近端小管、细段和远端小管。近端小管和远端小管又分为直部和曲部。近端小管直部、细段和远端小管直部三者共同构成"U"形的髓襻。根据肾小体在皮质中的位置不同,肾单位可分为浅表肾单位和髓旁肾单位两种。肾单位和集合管共同行使泌尿功能。

3.致密斑:是远端小管靠近肾小体侧的上皮细胞变高形成的一个椭圆形斑,此处上皮细胞呈高柱状,排列紧密,细胞核位近游离部。致密斑是一种离子感受器,能敏锐感受远端小管内滤液的 Na^+ 浓度变化,将信息传递给球旁细胞,促进其分泌肾素。

4.滤过屏障:又称滤过膜或血尿屏障,指肾小体以滤过方式形成滤液时,血浆内的物质从毛细血管进入肾小囊腔依次经过的有孔内皮、基膜和裂孔膜3层结构。这3层结构分别对大小不同的分子的滤过起限制作用。正常情况下,相对分子量7万以下的物质可通过滤过膜。

5.球旁细胞:是近肾小体血管极处的入球微动脉壁的平滑肌细胞转变而成的上皮样细胞,细胞呈立方形,胞质弱嗜碱性,有分泌颗粒。球旁细胞能分泌肾素,可使血液中的血管紧张素原转变为血管紧张素。血管紧张素可使小动脉平滑肌收缩,血压升高,使肾小体过滤作用增强;还可促进肾上腺皮质球状带分泌醛固酮,进而促进远曲小管和集合管重吸收 Na^+、排出 K^+。球旁细胞、致密斑与球外系膜细胞共同组成肾球旁复合体。

6.直血管襻:位于髓质内,呈襻状。由直小动脉和直小静脉构成,与髓襻相伴行,两者的协同关系在尿液浓缩中起重要作用。直小动脉为髓旁肾单位的出球微动脉发出的若干个直行分支,下行入髓质。直小静脉为直小动脉在髓质的不同深度返折直行向上而成,汇入小叶间静脉或弓形静脉。

二、单选题

1.D 2.D 3.C 4.D 5.C 6.E 7.B 8.D 9.B 10.C
11.A 12.A 13.E 14.D 15.C 16.E 17.D 18.D 19.D 20.D
21.D 22.B 23.A 24.A 25.C 26.C 27.B

三、简答题

1.肾小体(肾小球)位于皮质迷路和肾柱内,由肾小囊包裹血管球构成。

(1)血管球:是一团盘曲的毛细血管,由入球微动脉分支形成的网状毛细血管襻构成,毛细血管汇成出球微动脉。毛细血管为有孔型,多无隔膜,有利于血液中的小分子物质滤出。内皮有基膜。毛细血管之间有血管系膜(球内系膜),由球内系膜细胞和系膜基质组成。

(2)肾小囊:是肾小管起始部膨大凹陷形成的杯状双层囊,两层上皮之间为肾小囊腔,与近曲小管腔相通。外层(壁层)为单层扁平上皮,内层(脏层)细胞称足细胞。足细胞体伸出几支大的初级突起,从初级突起上再分出许多指状的次级突起,相邻初级突起发出的次级突起互相嵌合成栅栏状,紧贴在毛细血管基膜外面。突起之间的裂隙称裂孔,上有裂孔膜。

2.肾内形成原尿的结构是肾小体,肾小体呈球形,由血管球和肾小囊构成。血管球是肾小囊中的一团盘曲的毛细血管,由入球微动脉突入肾小囊内分支形成,继而又汇成一条出球微动脉离开肾小囊;血管球毛细血管是有孔的,孔上无隔膜;内皮外有基膜,基膜较厚,为具有 4~8 nm 孔径的分子筛。肾小囊是肾小管起始部膨大凹陷而成的杯状双层囊;其外层为单层扁平上皮,在尿极处与近端小管相连续;其内层细胞称足细胞,足细胞胞体发出初级突起,后者又发出许多次级突起,次级突起互相嵌合成栅栏状,贴在毛细血管基膜外;次级突起间有裂孔,裂孔上覆盖有裂孔膜。由有孔内皮、基膜和足细胞裂孔膜形成滤过屏障;由于入球微动脉管径比出球微动脉的粗、短,毛细血管内血压较高,故血液在流经血管球毛细血管时,大量的水和小分子物质可通过滤过膜进入肾小囊腔,形成滤过液,即原尿,而血细胞和血浆中的大分子物质不能滤过。

3.滤过膜指肾小体以滤过方式形成原尿时,血浆内的物质从毛细血管进入肾小囊腔依次经过的有孔内皮,基膜和裂孔膜三层结构。这三层结构分别对大小不同的分子的滤过起限制作用,其通透性取决于各层分子孔径以及滤过物质的电荷特性。正常情况下最终只能通过相对分子量 7 万以下的物质,其中又以带正电荷的物质易于通过。若滤过膜受损,则大分子蛋白质甚至血细胞可通过滤过膜,出现蛋白尿或血尿。

第十章
生殖系统

📖 内容简要

1. **生精小管** 睾丸实质有许多睾丸小叶,内有弯曲细长的生精小管(产生精子的部位)。生精小管由生精上皮构成。生精上皮由生精细胞和支持细胞组成。生精细胞包括精原细胞、初级精母细胞、次级精母细胞、精子细胞和精子。精原细胞分 A 型和 B 型。A 型细胞是干细胞,B 型细胞分裂分化为初级精母细胞。初级精母细胞经DNA 复制后,完成第 1 次减数分裂形成次级精母细胞。次级精母细胞不进行 DNA 复制,进行第 2 次减数分裂形成精子细胞。精子细胞经复杂的形态结构变化(精子形成)成为精子。精子形似蝌蚪,分头、尾两部分。由精原细胞发育为精子的过程称精子发生,整个过程约历时 64 d。每个 B 型精原细胞分裂所形成的生精细胞间存在细胞质桥。支持细胞基部贴附基膜,顶部为生精小管的管腔面,胞质含丰富的细胞器。相邻支持细胞间有紧密连接,构成血-睾屏障的主要结构。

2. **睾丸间质** 生精小管之间为睾丸间质,含睾丸间质细胞,间质细胞分泌雄激素。
附睾由输出小管和附睾管组成,其分泌物有利于精子功能的成熟。输精管壁由黏膜、肌层和外膜组成。精子在生精小管生成后,经精直小管、睾丸网、输出小管、附睾管、输精管和射精管最后从男性尿道排出。精子与附属腺和生殖管道的分泌物共同组成精液,每毫升精液含 1 亿～2 亿个精子。

3. **卵巢** 具有产生卵细胞和分泌女性激素的功能。卵巢实质分为皮质和髓质。皮质的主要结构为卵泡。卵泡由中央的卵母细胞和周围的卵泡细胞组成。卵泡发育一般经历原始卵泡、生长卵泡和成熟卵泡三个阶段,生长卵泡包括初级卵泡和次级卵泡。卵泡在发育过程中,其结构将发生一系列变化。成熟卵泡破裂,次级卵母细胞、透明带和放射冠从卵巢排出的过程称排卵。排卵后,卵巢形成黄体。黄体可分泌雌激素和孕激素以及松弛素(妊娠黄体)。黄体最终退化成为白体。

4. **输卵管** 由黏膜、肌层和浆膜组成。黏膜向管腔突出,形成纵行分支皱襞。

5. **子宫** 为产生经血和孕育胎儿的器官。子宫壁由外膜、肌层和内膜组成。内膜可分为功能层和基底层。一个典型的月经周期为 28 d,第 1～4 天为月经期,第 5～14 天为增生期,第 15～28 天为分泌期。子宫内膜的结构在增生期有"增生期改变",在分泌期有"分泌期改变"。子宫内膜的周期性改变与卵巢分泌的激素密切相关。
子宫颈的黏膜较厚,无螺旋动脉,也无周期性剥脱现象。子宫颈上皮的储备细胞易癌变。在宫颈外口处,单层柱状上皮与复层扁平上皮移行,为宫颈癌好发部位。

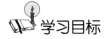学习目标

掌握:生精小管的结构与精子的发生;卵泡的发育成熟、排卵;子宫内膜的周期性变化。

熟悉:睾丸间质细胞的结构与功能;黄体的形成、功能与退化;乳腺的结构特点。

了解:前列腺的结构与功能;输卵管的结构特点;阴道的结构特点。

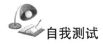自我测试

一、名词解释

1. 精子形成　2. 精子发生　3 血-睾屏障　4. 生长卵泡　5. 卵丘　6. 卵泡膜
7. 闭锁卵泡

二、单项选择题

1. 睾丸

　　A. 表面坚厚的纤维膜称鞘膜　　　　　　B. 睾丸纵隔由生精小管形成

　　C. 生精小管的上皮能产生精子　　　　　D. 实质可分为皮质和髓质

　　E. 生精小管经附睾管入附睾

2. 青春期开始后,生精小管由支持细胞和下列哪种细胞组成

　　A. 生精细胞　　　　　　B. 精原细胞　　　　　　C. 初级精母细胞

　　D. 次级精母细胞　　　　E. 精子细胞

3. 1 个 B 型精原细胞最终可形成多少个精子

　　A. 4 个　　　　　　　　B. 6 个　　　　　　　　C. 8 个

　　D. 12 个　　　　　　　E. 以上都不是

4. 精子的顶体由下列哪项形成

　　A. 细胞核　　　　　　　B. 粗面内质网　　　　　C. 滑面内质网

　　D. 高尔基复合体　　　　E. 线粒体

5. 在生精上皮内,DNA 含量为单倍体的细胞是

　　A. 精原细胞　　　　　　B. 初级精母细胞　　　　C. 次级精母细胞

　　D. 精子细胞　　　　　　E. 支持细胞

6. 精子发生是指

　　A. 精子细胞变态形成精子　　　　　　B. 精原细胞形成精子的过程

　　C. 初级精母细胞至精子形成的过程　　D. 生精细胞的两次成熟分裂

　　E. 以上都不是

7. 睾丸间质细胞属下列哪类细胞

　　A. 分泌黏液的细胞　　　　　　　　　B. 分泌类固醇激素的细胞

　　C. 分泌蛋白质激素的细胞　　　　　　D. 肌样细胞

　　E. 吞噬细胞

8. 连通生精小管和睾丸网的是
   A. 输出小管　　　　　　　B. 附睾管　　　　　　　C. 直精小管
   D. 输精管　　　　　　　　E. 以上都不是

9. 精子获得功能上成熟的部位是
   A. 生精小管　　　　　　　B. 直精小管　　　　　　C. 睾丸网
   D. 输出小管　　　　　　　E. 附睾管

10. 关于生精小管的描述,下列哪一项**错误**
    A. 位于睾丸实质的锥形小叶内　　　B. 为弯曲而细长的小管
    C. 为产生精子的场所　　　　　　　D. 进入睾丸纵隔,互相吻合成睾丸网
    E. 管壁上皮外有基膜

11. 关于附睾管的描述,下列哪一项**错误**
    A. 近端与输出小管相连　　　　　　B. 为假复层纤毛柱状上皮
    C. 上皮细胞有分泌功能　　　　　　D. 能储存精子
    E. 使精子获得运动能力

12. H-E 染色的生精小管切片,下列哪种细胞**不易**看到
    A. 精原细胞　　　　　　　　　　　B. 初级精母细胞
    C. 次级精母细胞　　　　　　　　　D. 精子细胞
    E. 精子

13. 关于生精细胞分裂的描述,下列哪一项**错误**
    A. 精原细胞以有丝分裂的方式增殖
    B. 精子细胞不再进行细胞分裂
    C. 1 个初级精母细胞经过 2 次减数分裂产生 4 个精子
    D. 1 个 A 型精原细胞必定分裂为 2 个 B 型精原细胞
    E. 2 次减数分裂中 DNA 仅复制 1 次

14. 关于精子细胞的描述,下列哪一项**错误**
    A. 是单倍体细胞　　　　　　　　　B. 胞体小、核圆
    C. 位于生精小管近腔面　　　　　　D. 由次级精母细胞分裂形成
    E. 经减数分裂后形成精子

15. 关于初级精母细胞,下列哪一项**错误**
    A. 由 B 型精原细胞分化形成
    B. 镶嵌在支持细胞侧面
    C. 其染色体核型为 46,XY,DNA 含量总是 4 倍体
    D. 可分裂为两个次级精母细胞
    E. 生精小管中常可见处于不同增殖阶段的初级精母细胞

16. 关于次级精母细胞,下列哪一项**错误**
    A. 大小与精原细胞差不多
    B. 染色体核型为 23,X 或 23,Y;DNA 含量为 2 倍体
    C. 切片中不易见到
    D. 完成 DNA 复制后即分裂成两个精子细胞
    E. 镶嵌在支持细胞侧面

17.关于支持细胞的功能,下列哪一项**错误**

    A.支持和营养生精细胞,合成雄激素结合蛋白

    B.参与构成血–睾屏障

    C.其微丝和微管收缩可使生精细胞向腔面移动

    D.可吞噬精子形成过程中脱落下来的胞质

    E.可分泌抑制素,抑制精子的运动。因此,精子必须到附睾中才有活动的能力

18.关于睾丸间质细胞,下列哪一项**错误**

    A.位于生精小管间,常成群分布

    B.细胞体积大,胞质嗜酸性强

    C.胞质中有大量脂滴

    D.含许多粗面内质网和发达的高尔基复合体

    E.可合成与分泌雄激素,促进精子发生

19.生精上皮中进行第 1 次减数分裂的是

    A.初级精母细胞   B.次级精母细胞   C.精子细胞

    D.精原细胞   E.精子

20.生精上皮中进行第 2 次减数分裂的是

    A.精原细胞   B.初级精母细胞   C.次级精母细胞

    D.精子细胞   E.精子

21.关于细胞染色体组型,下列哪一项**错误**

    A.受精卵:46,XY 或 46,XX   B.成熟卵细胞:23,X

    C.第 1 极体:23,X   D.精原细胞:23,XY

    E.精子:23,X 或 23,Y

22.一个初级精母细胞最终可生成几个精子

    A.4 个   B.8 个   C.16 个

    D.32 个   E.以上都不对

23.黄体形成与下列哪一项有关

    A.闭锁卵泡增殖分化   B.生长卵泡退化

    C.间质腺增殖分化   D.排卵后残留的卵泡壁增殖分化

    E.卵巢的间质细胞增殖分化

24.月经规则、周期为 28 d 的妇女,如本月 12 号来月经,排卵最有可能会在

    A.本月 22 号   B.本月 26 号   C.下个月 2 号

    D.下个月 7 号   E.下个月 10 号

25.卵泡腔最早出现于

    A.原始卵泡   B.初级卵泡   C.次级卵泡

    D.成熟卵泡   E.闭锁卵泡

26.卵巢排卵时释放出

    A.成熟卵细胞

    B.成熟卵细胞和透明带

    C.成熟卵细胞和透明带、放射冠

    D.成熟卵细胞和透明带、放射冠、卵泡液

E.以上都不是

27.子宫颈癌的好发部位是

A.子宫颈内口

B.子宫颈

C.子宫颈单层柱状上皮处

D.子宫颈复层扁平上皮处

E.子宫颈单层柱状上皮和复层扁平上皮交界处

28.卵巢排卵时,子宫内膜处于

A.月经期   B.增生早期   C.增生末期

D.分泌早期   E.分泌晚期

29.卵泡腔最早出现于

A.原始卵泡   B.初级卵泡   C.次级卵泡

D.成熟卵泡   E.闭锁卵泡

30.囊状卵泡包括

A.原始卵泡和初级卵泡   B.初级卵泡和次级卵泡

C.次级卵泡和成熟卵泡   D.除闭锁卵泡外的各级卵泡

E.以上都不是

31.卵泡膜的膜细胞具有下列哪类细胞的结构特征

A.分泌蛋白质激素细胞   B.分泌类固醇激素细胞

C.吸收细胞   D.感觉细胞

E.收缩细胞

32.闭锁卵泡是指

A.退化的卵泡   B.退化的次级卵泡   C.退化的成熟卵泡

D.退化的初级卵泡   E.退化的生长卵泡

33.关于次级卵泡的描述,下列哪一项错误

A.含初级卵母细胞   B.卵泡细胞可达6层   C.出现卵泡腔

D.透明带变薄或消失   E.放射冠是柱状的卵泡细胞

34.关于卵泡发育的描述,下列哪一项**错误**

A.可分原始卵泡、生长卵泡、成熟卵泡3个阶段

B.自青春期起,所有原始卵泡同步生长发育

C.每28 d通常只有1个卵泡成熟并排卵

D.大多数卵泡退化闭锁

E.卵泡退化可发生在发育的各阶段

35.关于初级卵泡结构的描述,下列哪一项**错误**

A.含初级卵母细胞   B.出现卵丘   C.透明带形成

D.形成卵泡膜   E.有基膜

36.子宫内膜功能层中**不存在**

A.基质细胞   B.子宫腺   C.螺旋动脉

D.基底动脉   E.结缔组织

37.关于子宫颈黏膜的描述,下列哪一项**错误**

　　A.由单层柱状上皮和固有层组成

　　B.上皮含分泌细胞、纤毛细胞和储备细胞

　　C.黏液稀薄,有利于精子通过

　　D.上皮细胞的活动受雌、孕激素调节

　　E.黏膜亦有周期性脱落

38.关于成熟卵泡,下列哪一项**错误**

　　A.很难得,一生中只有400个左右

　　B.成熟卵泡一旦形成,卵细胞就完成了第1次减数分裂

　　C.其颗粒层比次级卵泡的颗粒层薄

　　D.卵细胞可以是初级卵母细胞,也可以是次级卵母细胞

　　E.突向卵巢的表面

39.关于排卵,下列哪一项**错误**

　　A.排卵时,只排出次级卵母细胞

　　B.排卵受垂体分泌的激素影响

　　C.排卵受卵巢分泌的激素影响

　　D.每次排卵约相隔28 d

　　E.排卵在月经周期的第14天左右

40.关于黄体,下列哪一项**错误**

　　A.由排卵后残余的卵泡壁及其外的卵泡膜塌陷形成

　　B.有月经黄体与妊娠黄体之分

　　C.颗粒黄体细胞和膜黄体细胞共同合成和分泌孕激素

　　D.颗粒黄体细胞大、色浅,位于黄体中央

　　E.膜黄体细胞来自卵泡膜内层

41.关于输卵管,下列哪一项**错误**

　　A.黏膜形成许多纵行分支皱襞　　　B.壶腹部的皱襞最发达

　　C.上皮为单层柱状上皮　　　　　　D.上皮分泌物参与构成输卵管液

　　E.上皮无周期性变化

42.次级卵母细胞的第2次减数分裂完成于

　　A.排卵前,卵巢内　　　　　　B.受精前,卵巢外

　　C.排卵时,输卵管内　　　　　D.受精时,输卵管内

　　E.受精时,子宫腔内

43.初级卵母细胞完成第1次减数分裂是在

　　A.原始卵泡阶段　　　　　　B.初级卵泡阶段

　　C.排卵时　　　　　　　　　D.排卵前36~48 h

　　E.受精时

44.生长卵泡内的卵母细胞处于

　　A.第1次减数分裂前期　　　　B.第2次减数分裂中期

　　C.第1次减数分裂末期　　　　D.第2次减数分裂末期

　　E.第2次减数分裂前期

45.排卵前 12 h,成熟卵泡内的卵细胞是

    A.卵原细胞　　　　　　　　　　B.初级卵母细胞

    C.次级卵母细胞　　　　　　　　D.成熟卵细胞

    E.以上都不是

46.关于子宫内膜增生期的结构变化,下列哪一项**错误**

    A.上皮修复　　　　　　　　　　B.子宫腺增长,弯曲

    C.子宫腺腔扩大明显,含大量分泌物　D.结缔组织增生

    E.螺旋动脉增长、弯曲

47.关于月经期子宫内膜的结构变化,下列哪一项**错误**

    A.功能层剥脱出血 3 ~ 5 d　　　　B.基底层保留

    C.内膜功能层崩溃　　　　　　　D.子宫腺分泌停止,并全部脱落

    E.螺旋动脉持续收缩后扩张

三、问答题

1.试述睾丸间质细胞的结构及其功能。

2.试述支持细胞的结构及其功能。

3.试述从原始卵泡至成熟卵泡的发育过程及内分泌功能。

4.试述月经周期中子宫内膜的改变。

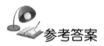参考答案

一、名词解释

1.精子形成:指精子细胞经历复杂的形态结构变化,由圆形逐渐转变为蝌蚪状精子的过程。

2.精子发生:从精原细胞发育成为精子的过程。

3.血-睾屏障:又称血-生精小管屏障,是位于生精小管腔与血液之间的结构。包括毛细血管内皮及其基膜、结缔组织、生精上皮基膜和支持细胞紧密连接。该屏障对保持生精小管内微环境的稳定有重要作用,有利于精子的发生。

4.生长卵泡:自青春期起,在腺垂体激素的影响下,原始卵泡开始周期性生长发育,这种生长发育的卵泡称生长卵泡,包括初级卵泡和次级卵泡。

5.卵丘:次级卵泡的卵泡腔扩大后,将初级卵母细胞、透明带及周围的卵泡细胞推到卵泡腔一侧,形成突入卵泡腔内的隆起,称卵丘。

6.卵泡膜:为包裹在卵泡细胞外的结缔组织膜。在次级卵泡和成熟卵泡,卵泡膜分化为内、外两层:卵泡膜内层细胞多(膜细胞,具有分泌类固醇激素细胞的超微结构特征),毛细血管丰富;卵泡膜外层细胞少,主要为胶原纤维和少量平滑肌。

7.闭锁卵泡:退化的卵泡称闭锁卵泡。

二、单项选择题

1.C　2.A　3.E　4.D　5.D　6.B　7.B　8.C　9.E　10.D

11.B　12.C　13.D　14.E　15.C　16.D　17.E　18.D　19.A　20.C

21.D　22.A　23.D　24.B　25.C　26.E　27.E　28.C　29.C　30.C

31. B　32. A　33. D　34. B　35. B　36. D　37. E　38. B　39. A　40. C
41. E　42. D　43. D　44. A　45. C　46. C　47. D

三、问答题

1. 间质细胞在光镜下呈圆形或多边形,核圆居中,胞质嗜酸性强;在电镜下具有分泌类固醇激素细胞的结构特点。从青春期开始,在黄体生成素作用下,睾丸间质细胞分泌雄激素。雄激素可促进精子发生和男性生殖器官发育,维持男性第二性征和性功能。

2. 支持细胞呈不规则高锥体形,从生精小管基底直至腔面。由于其各面镶嵌着各级生精细胞,故光镜下细胞轮廓不清,常以其核的形态加以辨认。支持细胞核呈椭圆形、三角形或不规则形,染色浅,核仁明显。电镜下,其胞质内含丰富的滑面内质网和一些粗面内质网,高尔基复合体发达,线粒体、溶酶体、微丝和微管等较多。相邻支持细胞侧面近基底部的质膜形成紧密连接,将精原细胞与其他生精细胞隔开。支持细胞的主要功能有:支持、保护和营养各级生精细胞;吞噬和消化精子细胞变形脱落的残余胞质;分泌雄激素结合蛋白,保持生精小管内有较高的雄激素水平,促进精子发生等。另外,支持细胞还参与构成血-睾屏障。

3. 卵泡发育的过程一般要经历原始卵泡、生长卵泡和成熟卵泡 3 个阶段。原始卵泡位于皮质浅层,体积小,数量多。卵泡中央为初级卵母细胞,周围是单层扁平的卵泡细胞。初级卵母细胞直到排卵前才完成第 1 次减数分裂。生长卵泡包括初级卵泡和次级卵泡 2 个阶段。初级卵母细周围的卵泡细胞增生,其细胞形态由扁平形变为立方形或柱状,细胞层数由单层逐渐变为复层。在初级卵母细胞与卵泡细胞之间出现透明带;周围的结缔组织亦逐渐分化形成一层膜,称卵泡膜。初级卵泡后期,其多层的卵泡细胞间开始出现一些大小不等的卵泡腔,称次级卵泡。卵泡腔内充满卵泡液。随着卵泡液的增多,初级卵母细胞、透明带及周围的一些卵泡细胞被推到卵泡腔一侧,形成卵丘。紧靠透明带的是放射冠。卵泡腔周围的数层卵泡细胞形成颗粒层,卵泡细胞改称颗粒细胞。在初级卵泡后期和次级卵泡时期,卵泡膜分化为内、外两层。内层细胞分化为多边形或梭形的膜细胞,具有分泌类固醇激素细胞的超微结构特点;外层主要为胶原纤维和少量平滑肌。次级卵泡发育的最后阶段是成熟卵泡。排卵前 36 ~ 48 h,初级卵母细胞恢复并完成第 1 次减数分裂,形成 1 个大的次级卵母细胞和 1 个很小的第 1 极体。

4. 自青春期始,在卵巢分泌的雌激素和孕激素作用下,子宫底部和体部的内膜功能层发生周期性变化,即每 28 d 左右发生一次内膜的剥脱、出血、增生和修复过程,这种周期性的变化称月经周期。每一月经周期指从月经来潮第 1 天起至下次月经来潮的前 1 d 止。在卵泡分泌的雌激素作用下,增生期的子宫内膜主要结构变化:①子宫内膜逐步增厚。②固有层的基质细胞分裂增殖,产生大量的纤维和基质。③子宫腺增多、增长并弯曲,到增生晚期,腺腔扩大。④螺旋动脉随子宫内膜的不断增厚而伸长、弯曲。分泌期的子宫内膜进一步增厚,主要的结构变化:①子宫腺进一步增多、增长并极度弯曲,腺细胞分泌功能旺盛,腺腔膨胀,其内充满大量糖原等营养物质。②螺旋动脉进一步伸长、迂曲。③固有层内组织液增多,呈现水肿。④部分基质细胞分化成前蜕膜细胞。卵巢排出的卵未受精,黄体退化,因其分泌的雌、孕激素骤减,子宫内膜功能层的螺旋动脉持续收缩,导致子宫内膜功能层发生缺血坏死。继而,内膜功能层崩溃,最后血液与坏死脱落的内膜组织一起经阴道排出,此为月经期。

第十一章
脉管系统

第一节　心血管系统

内容简要

1.心壁微细　从内向外依次分为心内膜、心肌层和心外膜。

（1）心内膜：由内皮和内皮下层组成，内皮下层可分内、外2层，外层称心内膜下层，在心室的心内膜下层中有心脏传导系统的分支。

（2）心肌层：主要由心肌纤维构成。

（3）心外膜：为浆膜，表面被覆间皮。

2.动脉　动脉管壁由内膜、中膜和外膜3层构成。

（1）内膜：由内皮和内皮下层组成。

（2）中膜：最厚，大动脉管壁中膜有数十层弹性纤维，故又称弹性动脉；中动脉中膜有10~40层环形平滑肌纤维，又称肌性动脉；小动脉和微动脉的中膜有数层平滑肌纤维环绕。

（3）外膜：由疏松结缔组织构成。

3.静脉　管壁也分内膜、中膜和外膜3层，但3层界限不如动脉明显。与伴行的动脉相比，静脉壁薄，腔大，平滑肌少。

4.毛细血管　管径最细、管壁最薄，分布最广，是物质交换的场所。毛细血管结构简单，主要由一层内皮和基膜组成。根据结构特点毛细血管分为以下3种。

（1）连续毛细血管：主要分布于结缔组织、肌组织、神经组织，是血液和组织液之间进行物质交换的主要部位。

（2）有孔毛细血管：内皮细胞有许多贯穿胞质的窗孔，主要存在于胃肠黏膜、某些内分泌腺和肾血管球等处。

（3）血窦：也称窦状毛细血管，管腔大而不规则，内皮细胞间隙较大，分布于肝、脾、骨髓和某些内分泌腺。

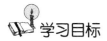 **学习目标**

掌握:心壁的结构特点。

熟悉:动脉血管、静脉血管的结构特点。

了解:毛细血管的结构及分类。

自我测试

一、名词解释

1. 血窦　2. 微循环　3. 直捷通路

二、单项选择题

1. 下列哪种纤维能合成心房钠尿肽

　　A. 心室肌纤维　　　　　B. 骨骼肌纤维　　　　C. 弹性纤维

　　D. 心房肌纤维　　　　　E. 平滑肌纤维

2. 心外膜的组成是

　　A. 脂肪组织　　　　　　B. 间皮　　　　　　　C. 间皮和结缔组织

　　D. 间皮和脂肪组织　　　E. 结缔组织和平滑肌

3. 组成心传导系的细胞实际是

　　A. 感觉上皮细胞　　　　B. 特殊的神经细胞　　C. 特殊的心肌细胞

　　D. 特殊的结缔组织细胞　E. 特殊的运动神经元

4. 心壁最外层所覆盖的一层细胞称

　　A. 内皮细胞　　　　　　B. 间皮细胞　　　　　C. 周细胞

　　D. 平滑肌细胞　　　　　E. 心肌细胞

5. 大动脉管壁的主要结构特点是

　　A. 弹性膜和弹性软骨多　　　　　B. 弹性纤维和胶原纤维多

　　C. 弹性纤维多　　　　　　　　　D. 弹性纤维和平滑肌纤维多

　　E. 胶原纤维多

6. 大动脉中膜的特征性结构是

　　A. 弹性膜　　　　　　　B. 弹性软骨　　　　　C. 平滑肌

　　D. 胶原纤维　　　　　　E. 基质

7. 哪些不是连续毛细血管的特征

　　A. 由连续的内皮细胞围成

　　B. 基膜完整

　　C. 胞浆中有许多吞饮小泡

　　D. 主要分布于肌组织和中枢神经系统等处

　　E. 内皮细胞上有许多贯穿细胞的孔,且孔有隔膜封闭

8. 引起大动脉被动回缩的主要结构是

　　A. 内皮下层　　　　　　B. 环行平滑肌　　　　C. 胶原纤维

D. 弹性膜   E. 基质

9. 中动脉中膜的特征性结构是

A. 弹性纤维   B. 胶原纤维   C. 弹性膜

D. 基质   E. 环行平滑肌

10. 血管内皮细胞的吞饮小泡的主要作用是

A. 分泌产物   B. 储存物质   C. 传递信息

D. 物质转运   E. 吞噬异物

11. 关于静脉的描述,正确的是

A. 管壁3层结构分界清楚

B. 腔较圆且比较规则

C. 都含有静脉瓣

D. 管壁较薄且3层分界不清,2 mm以上的静脉多有静脉瓣

E. 内弹性膜清楚

12. 毛细血管的构成是

A. 内膜、中膜和外膜   B. 内皮、基膜和平滑肌

C. 内皮和基膜   D. 内皮、基膜和周细胞

E. 内皮、基膜、周细胞和平滑肌

13. 下列何处内的毛细血管**无**明显的基膜

A. 肌组织   B. 胃肠黏膜

C. 肾血管球   D. 肺小叶

E. 脾红髓

14. 心肌膜的结构特征**不包括**

A. 心房肌和心室肌不相连   B. 大致分为内纵、中环、外斜3层

C. 左心室心肌膜最厚   D. 心肌纤维间有大量结缔组织

E. 有丰富的毛细血管

15. 关于连续毛细血管的描述,正确的是

A. 内皮不含核处极薄,基膜不完整

B. 管腔大而不规则

C. 内皮缺乏紧密连接

D. 通透性大,腔内常含有巨噬细胞

E. 内皮连续且有紧密连接,胞质含有吞饮小泡,基膜完整

16. 关于毛细血管的特征,下列叙述哪项正确

A. 连续毛细血管的内皮有孔,但基膜连续完整

B. 有孔毛细血管的基膜上有孔

C. 所有血窦的内皮均有孔,基膜均不连续或不存在

D. 某些内分泌腺中的毛细血管为血窦

E. 结缔组织中的毛细血管大多为有孔型

17. 微循环是指

A. 小动脉和小静脉之间的血液循环

B. 微动脉和微静脉之间的血液循环

C. 小动脉和毛细血管后微静脉之间的血液循环

D. 微动脉和毛细血管后微静脉之间的血液循环

E. 毛细血管和毛细血管后微静脉之间的血液循环

18. 在大动脉的描述中,**错误**的是

    A. 管壁弹性膜含量最多　　　　　　　　B. 外膜和内膜都含疏松结缔组织

    C. 外膜中有营养血管　　　　　　　　　D. 靠近心的血管都是动脉

    E. 管壁可以被动扩张

19. 关于毛细血管的描述,**错误**的是

    A. 表面积大、壁薄　　　　　　　　　　B. 管壁由 1～3 个内皮细胞围成

    C. 毛细血管基膜都是完整的　　　　　　D. 内皮和基膜间有周细胞

    E. 内皮细胞核常凸入腔内

20. 关于血管微细结构的描述,哪项**错误**

    A. 大动脉中膜含大量弹性膜

    B. 静脉外膜有较多纵行平滑肌束

    C. 小动脉也属于肌性动脉

    D. 多数中静脉壁内有内弹性膜

    E. 动脉壁内平滑肌细胞可产生结缔组织纤维与基质

21. 关于中动脉的描述,**错误**的是

    A. 除大动脉外凡是解剖学上有名称的动脉都是中动脉

    B. 平滑肌间彼此互不连接

    C. 内弹性膜显著

    D. 管壁内平滑肌丰富

    E. 通过管壁中的平滑肌舒缩调节器官的血流量

22. 与动脉相比,静脉**不具有**的特点是

    A. 三层膜分界明显　　　　　　　　B. 血容量比动脉大

    C. 管壁较薄,结缔组织成分较多　　D. 管壁结构差异较大

    E. 管壁含平滑肌和弹性组织较少

23. 连续毛细血管**不存在**于

    A. 肾小体　　　　　　B. 脑组织　　　　　　C. 肌组织

    D. 肺泡隔　　　　　　E. 胸腺皮质

24. 血窦**不存在**于

    A. 肝　　　　　　　　B. 肌组织　　　　　　C. 脾

    D. 骨髓　　　　　　　E. 某些内分泌腺

三、问答题

1. 试述心壁的组织结构。

2. 试述中动脉管壁的组织结构。

3. 联系功能比较大动脉、中动脉管壁中膜结构的异同。

4. 三类毛细血管各有哪些结构和功能特点?

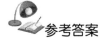参考答案

一、名词解释

1. 血窦：即窦状毛细血管，管腔大而不规则，内皮薄有孔，细胞间隙较大，基膜不完整或缺如，故通透性大，利于大分子物质甚至血细胞出入。

2. 微循环：微循环是指微动脉和微静脉间的血液循环，包括微动脉、毛细血管前微动脉和中间微动脉、真毛细血管、直捷通路、动静脉吻合和微静脉。其基本功能是实现血液与组织间的物质交换。

3. 直捷通路：直捷通路是中间微动脉的延续，直接与微静脉相通，是距离最短的毛细血管。在静息时，部分血液经此由微动脉直接注入微静脉。

二、单项选择题

1. D 2. C 3. C 4. B 5. C 6. A 7. E 8. D 9. E 10. D
11. D 12. D 13. E 14. D 15. E 16. D 17. B 18. D 19. C 20. D
21. B 22. A 23. A 24. B

三、问答题

1. 心壁由心内膜、心肌膜和心外膜组成。

(1) 心内膜：由内皮和内皮下层组成。内皮为单层扁平上皮。内皮下层由结缔组织构成，可分为内外2层：内层薄，为致密结缔组织；外层靠近心肌膜，也称心内膜下层，由疏松结缔组织构成，其中含小血管和神经。心室的心内膜下层含有心传导系的分支。

(2) 心肌膜：主要由心肌构成，心肌纤维多集合成束，肌束间有较多的疏松结缔组织和丰富的毛细血管。心肌纤维呈螺旋状排列，大致可分为内纵、中环、外斜3层。

(3) 心外膜：是浆膜心包的脏层，为浆膜。覆盖在心外面，由一层间皮和疏松结缔组织构成。心外膜中含血管、神经和脂肪组织。

2. 中动脉管壁结构典型，分为明显的3层。

(1) 内膜：很薄，近管腔面，依次分为内皮、内皮下层和内弹性膜。内皮为单层扁平上皮，内皮下层含少量胶原纤维、弹性纤维和少许纵行平滑肌，内弹性膜由弹性蛋白构成，膜上有许多小孔。中动脉的内弹性膜很明显，为内膜和中膜的分界。

(2) 中膜：很厚，主要由 $10\sim40$ 层环行平滑肌组成，平滑肌之间有一些弹性纤维和胶原纤维。中膜平滑肌细胞还可产生胶原纤维、弹性纤维和基质。

(3) 外膜：厚度与中膜相近，由较疏松的结缔组织组成，其中含营养血管、淋巴管和神经。在外膜与中膜交界处，有的中动脉还有由弹性纤维构成的外弹性膜。

3. 大动脉中膜含大量弹性膜和弹性纤维，因此属于弹性动脉；大动脉依靠其弹性扩张和回缩能力，将心的间歇性射血转变为血管中持续的血流。中动脉中膜主要含平滑肌纤维，属于肌性动脉。中动脉平滑肌发达，在神经的支配下收缩和舒张，可调节分配到身体各部和各器官的血流量。

4. 毛细血管分连续毛细血管、有孔毛细血管和血窦3类。

(1) 连续毛细血管：内皮细胞连续，基膜完整，是连续毛细血管在血液和组织液之间进行物质交换的主要方式；主要分布于结缔组织、肌组织和中枢神经系统等处。

（2）有孔毛细血管：内皮细胞连续，基膜完整，内皮细胞有许多贯穿胞质的窗孔，易化了血管内外中、小分子物质的交换；主要存在于胃肠黏膜、某些内分泌腺和肾血管球等处。

（3）血窦：也称窦状毛细血管，管腔大而形状不规则，内皮细胞间隙较大，基膜不完整或缺如，易化了大分子物质或血细胞出入血液；分布于肝、脾、骨髓和某些内分泌腺。

第二节　淋巴系统

内容简要

1. 淋巴组织　分为弥散淋巴组织和淋巴小结 2 类。

（1）弥散淋巴组织：常见毛细血管后微静脉，是淋巴细胞从血液进入淋巴组织的重要通道。

（2）淋巴小结：小结中央染色浅，称生发中心。

2. 淋巴器官　分为中枢淋巴器官和周围淋巴器官。中枢淋巴器官包括胸腺和骨髓，是淋巴干细胞分化发育成 T 或 B 细胞的场所；发育较早，不断向周围淋巴器官输送淋巴细胞，并决定周围淋巴器官的发育程度。周围淋巴器官包括淋巴结、脾和扁桃体等，接受中枢淋巴器官输入的淋巴细胞，是进行免疫应答的主要场所。

（1）胸腺：胸腺表面覆有薄层结缔组织构成的被膜，被膜伸入胸腺实质，把胸腺实质分隔成许多分隔不全的小叶；小叶周边为皮质，深部为髓质。胸腺皮质部阻挡血液中的大分子物质进入胸腺的结构，称血-胸腺屏障。胸腺是培育和选择 T 细胞的重要器官。

（2）淋巴结：淋巴结的表面为薄层致密结缔组织构成的被膜，被膜伸入实质形成小梁，淋巴结实质分周边部的皮质和中央部的髓质。皮质位于被膜下方，分为浅层皮质、副皮质区和皮质淋巴窦 3 部分；髓质位于淋巴结深部，由髓索及其间的髓窦组成。淋巴结的功能为滤过淋巴液和参与免疫应答。

（3）脾：脾的表面覆有较厚的被膜，被膜伸入脾内形成许多分支的小梁，脾实质分白髓、边缘区和红髓。白髓为密集的淋巴组织，由动脉周围淋巴鞘和淋巴小结构成。边缘区位于白髓和红髓交界处，是脾捕获抗原，识别抗原和诱发免疫应答的重要部位。红髓位于白髓和边缘区的周围、被膜下方及小梁的周围，由脾索及脾血窦组成。

学习指导

掌握：淋巴结的结构特点、功能。

熟悉：脾的结构特点、功能。

了解：淋巴组织的分类；胸腺的结构特点、功能。

笔记栏

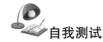自我测试

一、名词解释

1. 血-胸腺屏障　2. 淋巴细胞再循环

二、单项选择题

1. 中枢淋巴器官特点之一是
   A. 较周围淋巴器官发生晚
   B. 均以网状纤维和网状细胞为支架
   C. 形成初始 T 细胞
   D. 淋巴细胞增殖不受抗原直接影响
   E. 出生前结构功能尚未发育完善

2. 胸腺的功能
   A. 只分泌胸腺素等激素　　　　　　B. 产生 B 细胞和胸腺素等
   C. 产生 T 细胞和胸腺素等　　　　　D. 只产生 T 细胞
   E. 以上都不是

3. 摘除新生小鼠胸腺后,导致血液中减少的细胞是
   A. 单核细胞　　　　　　　　　　　B. 中性粒细胞
   C. T 细胞　　　　　　　　　　　　D. B 细胞
   E. 嗜酸性粒细胞

4. 胸腺与淋巴结相比其结构特点是
   A. 以网状组织为支架　　　　　　　B. 淋巴细胞主要集中于髓质
   C. 淋巴细胞形成小结　　　　　　　D. 淋巴细胞形成髓索
   E. 淋巴细胞为 T 细胞

5. 属于淋巴结皮质的结构是
   A. 淋巴小结、弥散淋巴组织、皮质淋巴窦
   B. 淋巴索、副皮质区、皮质淋巴窦
   C. 髓索、弥散淋巴组织
   D. 被膜、淋巴小结、副皮质区
   E. 弥散淋巴组织、淋巴窦、髓窦

6. 淋巴结内毛细血管后微静脉主要分布于
   A. 浅层皮质　　　　　B. 淋巴小结　　　　　C. 副皮质区
   D. 皮质与髓质交界处　　E. 髓质

7. 组成淋巴小结的细胞主要是
   A. B 细胞　　　　　　　B. T 细胞　　　　　　C. 浆细胞
   D. 网状细胞　　　　　　E. 巨噬细胞

8. 淋巴结副皮质区内最主要的细胞是
   A. 单核细胞　　　　　　B. B 细胞　　　　　　C. 巨噬细胞
   D. 网状细胞　　　　　　E. T 细胞

9. 能分化成浆细胞的是

    A. 网状细胞   B. T 细胞   C. B 细胞

    D. 肥大细胞   E. 单核细胞

10. 再循环的淋巴细胞进入淋巴结的主要途径是

    A. 毛细血管后微静脉   B. 淋巴结小动脉

    C. 输入淋巴管   D. 被膜下窦

    E. 以上都不是

11. 下列关于淋巴结的叙述,哪一项是**错误**的

    A. 位于淋巴回流的通路上   B. 多沿血管成群分布

    C. 实质分皮质和髓质   D. 髓质内有毛细血管后微静脉

    E. 可滤过淋巴液

12. 下列哪一个**不是**周围淋巴器官

    A. 淋巴结   B. 腭扁桃体   C. 脾

    D. 胸腺   E. 咽扁桃体

13. 淋巴细胞由血液进入脾内淋巴组织的主要部位是

    A. 脾小体   B. 动脉周围淋巴鞘   C. 边缘区

    D. 髓索   E. 髓窦

14. 当新生小鼠摘除胸腺后,淋巴结发生的主要变化是

    A. 淋巴小结消失   B. 副皮质区萎缩   C. 淋巴索细而不发达

    D. 淋巴窦变窄   E. 以上均不是

三、问答题

1. 试述胸腺的组织结构及功能。

2. 试述淋巴结的结构及功能。

3. 试述淋巴细胞再循环的途径及意义。

4. 试述脾的结构及功能。

5. 细菌侵入皮下或黏膜后,怎样被机体清除?

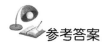参考答案

一、名词解释

1. 血-胸腺屏障:胸腺皮质内毛细血管及其周围结构具有阻挡血液内大分子物质进入胸腺的作用,称血-胸腺屏障。

2. 淋巴细胞再循环:周围淋巴器官和淋巴组织内的淋巴细胞可经淋巴管进入血流循环于全身,又可通过毛细血管后微静脉再回入淋巴器官或淋巴组织内,如此周而复始的循环,称淋巴细胞再循环。

二、单项选择题

1. D 2. C 3. C 4. E 5. A 6. C 7. A 8. E 9. C 10. A

11. D 12. D 13. C 14. B

三、问答题

1. 胸腺表面覆有薄层结缔组织被膜,被膜伸入胸腺实质形成小叶间隔,把胸腺实质分隔成许多分隔不全的小叶,小叶周边为皮质,深部为髓质。胸腺实质以胸腺上皮细胞为支架,间隙内含有大量的淋巴细胞、巨噬细胞,胸腺内的淋巴细胞又称胸腺细胞。髓质上皮性细胞多而分布密集,淋巴细胞少而分布稀疏,髓质内含有胸腺小体,是胸腺结构的重要特征。

功能:①形成初始 T 细胞;②胸腺上皮细胞分泌胸腺素和胸腺生成素等。

2. 淋巴结的表面有薄层致密结缔组织构成的被膜,被膜伸入实质形成小梁,淋巴结实质分为周边部的皮质和中央部的髓质。皮质分为浅层皮质、副皮质区及皮质淋巴窦(包括被膜下窦和小梁周窦)三部分;浅层皮质主要结构为淋巴小结,为 B 细胞区;副皮质区为大片弥散淋巴组织,主要由 T 细胞聚集而成;髓索由密集的淋巴组织构成,互相连接成网,主要含有浆细胞、B 细胞和巨噬细胞;淋巴窦壁由薄的内皮构成,窦内有许多巨噬细胞。髓质由髓索及其间的髓窦(髓质淋巴窦)组成。

功能:①滤过淋巴液;②参与免疫应答。

3. 淋巴细胞在周围淋巴器官和淋巴组织内,可经淋巴管进入血流循环于全身,又可通过毛细血管后微静脉再回入淋巴器官或淋巴组织内,如此周而复始的循环即淋巴细胞再循环。淋巴细胞再循环不仅增加了淋巴细胞识别抗原的机会,而且使分散在全身各处的淋巴细胞成为统一体,从而加强全身淋巴器官和淋巴组织间的信息互通,使机体免疫系统成为有机整体。

4. 脾的表面覆有结缔组织被膜,被膜较厚,表面覆有间皮,内含较多的平滑肌。脾实质分为白髓、边缘区和红髓三部分。白髓散在分布,为密集的淋巴组织,由动脉周围淋巴鞘和淋巴小结(脾小体)构成。红髓约占脾实质的2/3,由脾索和脾血窦组成。边缘区位于白髓和红髓交界处,是脾捕获抗原、识别抗原和诱发免疫应答的重要部位。

功能:①滤血,脾内滤血的主要部位是脾索和边缘区;②造血,胚胎期能产生各种血细胞,骨髓造血后,主要产生淋巴细胞;③参与免疫应答。

5. 细菌侵入皮下或黏膜后,很容易通过毛细淋巴管的内皮间隙进入淋巴循环,回流入淋巴结,当淋巴液缓慢地流经淋巴窦时,巨噬细胞可清除其中的异物。

第十二章
人体胚胎学概要

内容简要

一、胚胎早期发育过程

$\begin{cases} 精子 \\ 卵子 \end{cases}$ 受精卵→卵裂、桑葚胚、胚泡形成→植入→内、外胚层,胚盘形成

→三胚层形成与初步分化→胚体形成与胚层分化

二、胎盘的结构及功能

构成:由丛密绒毛膜和母体基蜕膜构成。

胎盘小叶:15~20 个。

胎盘隔:基蜕膜形成,胎盘隔之间的腔隙称绒毛间隙,内充满母体血液,绒毛浸入血中。

胎盘屏障:由绒毛内毛细血管内皮及基膜、绒毛表面滋养层细胞及基膜、两层基膜间的结缔组织构成。

功能:物质交换。

分泌激素:人绒毛膜促性腺激素、雌激素、孕激素、人绒毛膜生长激素。

学习指导

学习方法:胚胎学结构复杂,名词繁多,胚胎的动态发育千变万化、抽象难懂,学习时应认真预习,课堂集中注意力,课后及时归纳总结复习,提高学习效果。

掌握:受精、卵裂、植入、胎盘的概念;受精的意义。

熟悉:蜕膜,胎膜的组成,胎盘屏障的作用。

了解:胚泡的形成及三胚层的形成。

自我测试

一、名词解释

1.卵裂　2.植入　3.蜕膜　4.受精　5.胚盘　6.胎膜　7.脐带　8.胎盘

二、填空题

1.由受精卵至胎儿成熟分娩,需历时约_____ d。

2.胎膜包括_____、_____、_____、_____、_____。

3.蜕膜可分为_____、_____和_____三部分。

4.胎盘是由胎儿的_____与母体的_____共同组成的圆盘形结构。

5.胎盘分泌的激素主要为:_____、_____和_____。

6.精子和卵子分别产生于:_____和_____。

三、单项选择题

1.受精卵细胞的早期分裂过程称

　A.第一次成熟分裂　　　　B.第二次成熟分裂　　　C.卵裂

　D.卵裂球　　　　　　　　E.桑葚胚

2.胚泡植入子宫内膜完成一般为

　A.受精后 2~3 d　　　　B.受精后 5~6 d　　　　C.受精后 6~7 d

　D.受精后 11~12 d　　　E.受精后 21 d

3.早孕诊断中,检测孕妇尿中

　A.雌激素　　　　　　　　B.黄体素　　　　　　　C.催乳素

　D.人绒毛膜促性腺激素　　E.孕激素

4.宫外孕最常发生于

　A.腹腔　　　　　　　　　B.输卵管　　　　　　　C.卵巢

　D.肠系膜　　　　　　　　E.子宫阔韧带

5.植入后子宫内膜称

　A.基膜　　　　　　　　　B.胎膜　　　　　　　　C.蜕膜

　D.内膜　　　　　　　　　E.羊膜

6.受精部位多在

　A.子宫　　　　　　　　　B.输卵管子宫部　　　　C.输卵管峡部

　D.输卵管壶腹部　　　　　E.输卵管伞部

7.临床常用胚胎龄约为

　A.34 周　　　　　　　　B.36 周　　　　　　　　C.38 周

　D.40 周　　　　　　　　E.42 周

8.受精卵的细胞分裂为

　A.有丝分裂　　　　　　　B.无丝分裂　　　　　　C.非有丝分裂

　D.第一次成熟分裂　　　　E.第二次成熟分裂

9.形成脊索的结构是

　A.原条　　　　　　　　　B.原结　　　　　　　　C.原凹

D. 原沟   E. 神经沟

10. 关于胚泡,哪一项**错误**
    A. 受精后第 4 天胚泡进入子宫腔
    B. 表面是一层扁平细胞,称滋养层
    C. 胚泡中央的腔称胚泡腔
    D. 聚集在胚泡一侧的细胞团称极端滋养层
    E. 聚集在胚泡一侧的细胞团称内细胞团

11. 关于合体滋养层的描述中,哪一项**错误**
    A. 由胚泡滋养层发育而成
    B. 细胞界限不清楚
    C. 能直接分化形成胚外中胚层
    D. 合体滋养层的内面有细胞滋养层
    E. 能产生人绒毛膜促性腺激素

12. 人二胚层胚盘的结构是
    A. 上层为外胚层,下层为中胚层
    B. 上层为中胚层,下层为内胚层
    C. 上层为卵黄囊的底,下层为羊膜腔的顶
    D. 上层为羊膜腔的底,下层为卵黄囊的顶
    E. 上层来自细胞滋养层,下层来自合体滋养层

13. 后神经孔未闭合可形成
    A. 无脑儿   B. 独眼畸形   C. 无眼
    D. 无耳   E. 脊髓裂、脊柱裂

14. 造血干细胞来源于
    A. 羊膜的胚外中胚层   B. 卵黄囊的胚外中胚层
    C. 卵黄囊的胚外内胚层   D. 胚盘的中胚层
    E. 胚胎时期的肝血窦

15. 胎儿诞生时,剪断脐带后从切口流出的血液是
    A. 胎儿的动、静脉血   B. 母体的动脉血和胎儿的静脉血
    C. 胎儿的动脉血和母体的静脉血   D. 胎儿和母体的动、静脉血
    E. 母体的动、静脉血

四、多项选择题

1. 单卵双胎
    A. 性别相同   B. 性别不同   C. 遗传基因相同
    D. 体重相同   E. 外貌酷似

2. 外胚层分化形成
    A. 神经系统   B. 骨骼   C. 肌肉
    D. 皮肤的表皮   E. 真皮

3. 胎盘组成是
    A. 壁蜕膜   B. 基蜕膜   C. 包蜕膜
    D. 丛密绒毛膜   E. 平滑绒毛膜

4. 胚泡结构包括

    A. 桑葚胚　　　　　　　　B. 滋养层　　　　　　　　C. 胚泡腔

    D. 内细胞群　　　　　　　E. 放射冠

5. 着床条件包括

    A. 雌、孕激素的正常分泌　　　　　　B. 胚泡发育良好

    C. 胚泡适时达到子宫腔　　　　　　　D. 透明带准时脱落

    E. 子宫内环境正常

6. 先天性畸形的发生原因是

    A. 染色体畸变　　　　　　B. 基因突变　　　　　　　C. 环境因素

    D. 药物作用　　　　　　　E. 遗传与环境相互作用

五、判断题

1. 人类为二倍体,生殖细胞为单倍体细胞。

2. 胚盘靠近滋养层侧的上胚层为立方细胞,靠近胚泡腔侧的下胚层为柱状细胞。

3. 葡萄胎为滋养层细胞的良性病变,不会恶变。

4. 致畸敏感期为胚期 3 ~ 8 周。

5. 同卵双生儿性别相同。

六、问答题

1. 简述受精的概念及部位。

2. 简述植入的概念和植入后子宫内膜的变化。

3. 胎盘的功能是什么?

4. 简述胎儿出生后血液循环的变化。

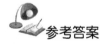 参考答案

一、名词解释

1. 卵裂:受精卵不断进行细胞分裂,称卵裂。

2. 植入:胚泡逐渐埋入子宫内膜的过程称植入。

3. 蜕膜:植入时的子宫内膜处于分泌期,植入后血液供应更丰富,腺体分泌更旺盛,基质细胞变肥大,富含糖原和脂滴,内膜进一步增厚。子宫内膜的这些变化称蜕膜反应,此时的子宫内膜称蜕膜。

4. 受精:精子与卵子结合形成受精卵(合子)的过程叫受精。

5. 胚盘:胚胎的内胚层、外胚层紧密相贴,形成的圆盘状结构。

6. 胎膜:胎儿的附属结构,包括绒毛膜、羊膜、卵黄囊、脐带等,胎儿娩出后即与胎儿脱离。

7. 脐带:连于胎儿部和胎盘之间的索状结构,内有脐动脉和脐静脉。

8. 胎盘:由胎儿的丛密绒毛膜和母体子宫的基蜕膜形成的盘状结构,主要执行胎儿和母体的物质交换。

二、填空题

1. 266

2. 绒毛膜、羊膜、卵黄囊、尿囊、脐带

3. 基蜕膜、包蜕膜、壁蜕膜

4. 丛密绒毛膜、基蜕膜

5. 人绒毛膜促性腺激素、人绒毛膜生长激素、孕激素和雌激素

6. 睾丸、卵巢

三、单项选择题

1. C 2. D 3. D 4. B 5. C 6. D 7. D 8. A 9. B 10. D
11. C 12. D 13. E 14. B 15. A

四、多项选择题

1. ACE 2. AD 3. BD 4. BCD 5. ABCDE 6. ABCDE

五、判断题

1. √ 2. × 3. × 4. √ 5. √

六、问答题

1. 受精是精子穿入卵子形成受精卵的过程。受精一般发生在输卵管壶腹部。

2. 胚泡逐渐埋入子宫内膜的过程称植入,又称着床;植入时的子宫内膜处于分泌期,植入后血液供应更丰富,腺体分泌更旺盛,基质细胞变肥大,富含糖原和脂滴,内膜进一步增厚。

3. (1)物质交换:胎儿通过胎盘从母血中获得营养物质、氧气和抗体等,排出代谢废物和二氧化碳等。

(2)内分泌:①人绒毛膜促性腺激素;②人绒毛膜生长激素;③孕激素和雌激素。

4. ①脐静脉(腹腔内的部分)闭锁,成为由脐部至肝的肝圆韧带。②脐动脉大部分闭锁成为脐外侧韧带,仅近侧段保留成为膀胱上动脉。③肝的静脉导管闭锁成为静脉韧带。④卵圆孔关闭。⑤动脉导管闭锁成为动脉韧带。